의지 보조기 재료학

조문선 · 양성환 · 손병창
장인수 · 이진복 · 오유성

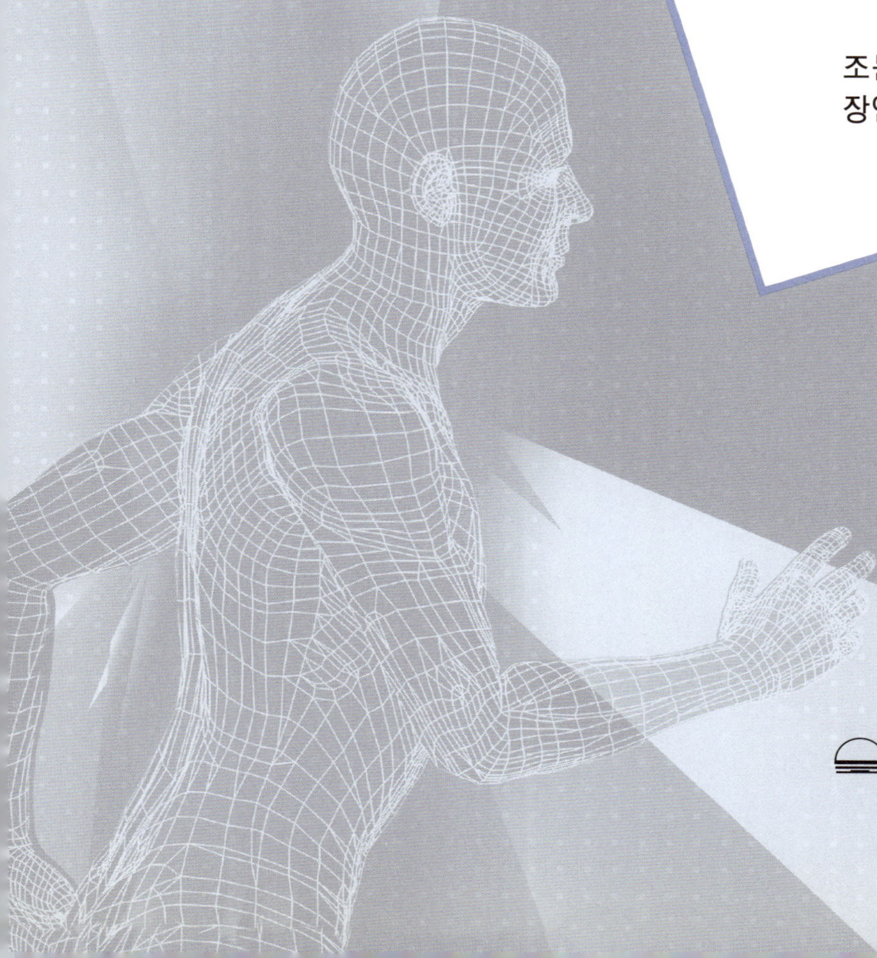

도서출판 동화기술

머리말

그간 변변한 교재 하나 없이 의지·보조기 재료학 분야를 강의해 온 지도 벌써 10년이 지난 것 같습니다. 이는 여러 학문분야가 융합되어 있는 의지·보조기 분야의 특성상 의지·보조기 재료학이라는 분야를 잘 정립하는 것이 쉽지 않기 때문이기도 할 뿐만 아니라, 이 분야가 의지·보조기 분야의 국가 자격증이 신설되면서 새로이 개척되는 분야이기 때문입니다.

그동안 강의 교재가 없어 몇 개의 책을 가지고 강의를 하기도 하고, 내용을 별도로 정리한 소책자를 가지고 강의를 하는 등 강의를 하는 사람이나 강의를 듣는 사람 모두에게 많은 어려움이 있었던 것이 사실입니다. 이러한 사정을 감안하여 강의를 하면서 틈틈이 쌓아 두었던 자료와 노하우를 바탕으로 의지·보조기 재료 분야의 교재를 펴내고자 합니다. 처음으로 내놓는 교재이니만큼 많은 면에서 부족함이 많지만 이 교재를 사용하시는 분들이 많은 조언과 질책을 해 주신다면 조금씩 그 완성도를 올려갈 수 있지 않을까 기대해 봅니다.

본 교재는 학부과정에서의 한 학기의 강의 분량을 바탕으로 구성되었습니다. 물론 중간에 심화 학습에서 다루어져야 할 혹은 별도의 과목으로 분리해서 다루어져도 좋을 만한 내용도 일부 포함되어 있어 이를 한 학기에 다 다룬다는 것이 어려울 수도 있습니다. 하지만, 이 교재를 가지고 공부를 하는 학생들에게 보다 다양한 읽을거리를 제공하기 위해 가급적 다양한 내용을 수록하고자 노력하였습니다.

끝으로 이 교재가 의지·보조기 재료학 분야를 공부하는 학생들이나 강의하시는 분들에게 미약하나마 도움이 되기를 바라며, 많은 조언과 질책을 기다리고자 합니다.

Contents

차 례

Chapter

02 재료의 성질 45

Chapter 1

물질의 구조

1.1 서론
1.2 의지·보조기 재료의 필요조건
1.3 의지·보조기 재료의 기초
1.4 원자의 구조
1.5 원소로부터 재료의 형성
1.6 결합구조
1.7 금속의 결정구조
1.8 금속의 성질
1.9 세라믹의 성질
1.10 폴리머의 성질
1.11 복합재의 성질

1.1 서론

20세기 초까지 사용된 보장구의 재료는 의지의 재료로 주로 사용된 목재나 금속, 보조기용 재료로 사용된 석고, 가죽, 섬유재료 등이 대부분이었다. 이는 재료에 대한 기본 지식의 부족과 함께 많지 않은 보장구의 수요로 인하여 이에 대한 연구나 개발이 활성화되지 못한 데에 기인한다. 이러한 상황은 제2차 세계대전을 거치면서 촉발된 보장구에 대한 대규모 수요와 같은 기간 축적된 재료 및 가공법에 대한 지식 및 기술의 발전과 함께 일대 전기를 맞이하게 된다. 특히, 이 기간에 등장한 고분자재료와 각종 합성재료의 발전은 오늘날과 같은 경량이면서도 내구성이 뛰어난 보장구의 탄생배경이 되었다. <그림 1-1>에서 현재 사용되고 있는 의지와 보조기를 살펴보면 금속, 폴리머, 고무, 섬유, 피혁 등 지금까지 인류가 개발하고 사용해온 대부분의 재료가 모두 사용되고 있음을 알 수 있다.

의지·보조기 분야는 일반적인 산업제품 대비 높은 부가가치로 인해 신소재가 가장 먼저 적용되는 분야 중 하나이며, 최근 들어서는 <그림 1-2>와 같은 골융합형 임플란트나 생체 매립형 의지의 개발로 인해 의지·보조기의 재료가 생체와 접촉하는 수준에서 체내에 삽입, 매립하는 수준의 재료로까지 그 범위가 더욱 광범위해지고 있는 실정이다. 의지·보조기를 연구, 개발, 제작하기 위해서는 새로운 재료에 대한 이해가 필수적인데 시시각각 쏟아져 나오는 신소재는 그 종류도 많고, 기존 재료를 변형한 재료도 많아 이를 전부 이해한다는 것은 불가능에 가깝다. 따라서, 본 교재에서는 이를 위해 현재 사용되고 있고 지속적으로 출시되고 있는 상용재료들에 대한 세부적인 이해보다는 재료의 물성에 대한 원리에 초점을 맞추어 살펴봄으로서 지속적으로 개발되는 새로운 소재에 대한 물성을 이해하는데 기초를 닦는데 그 역점을 두고자 하였다.

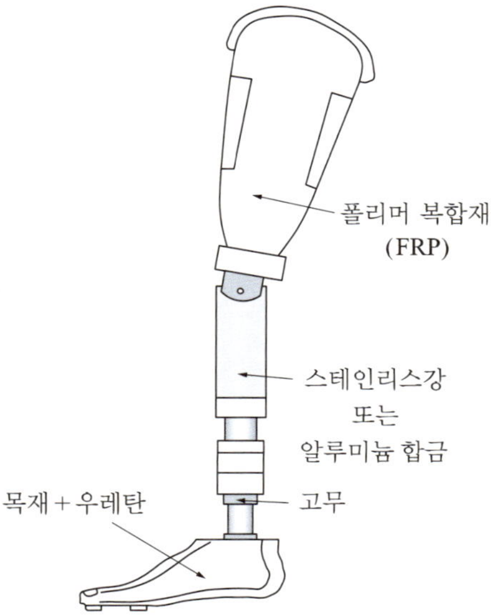

골격형 의지

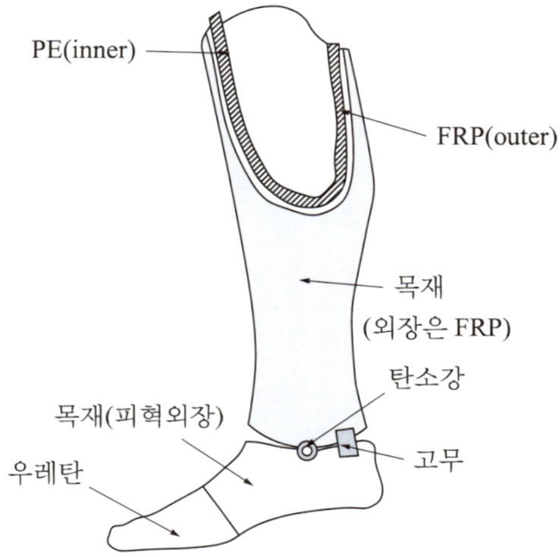

외골격식 의지

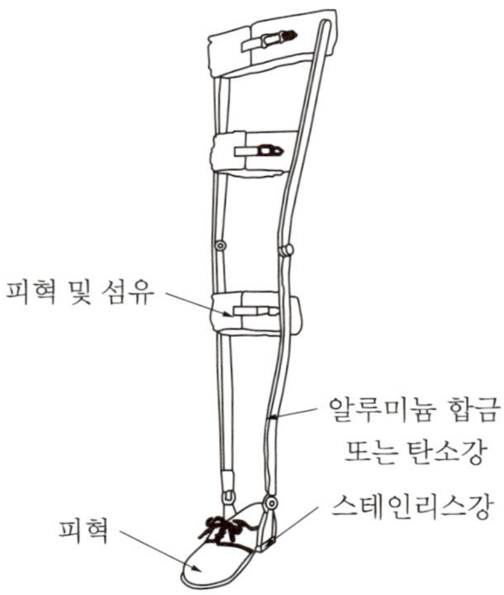

장하지 보조기(KAFO)

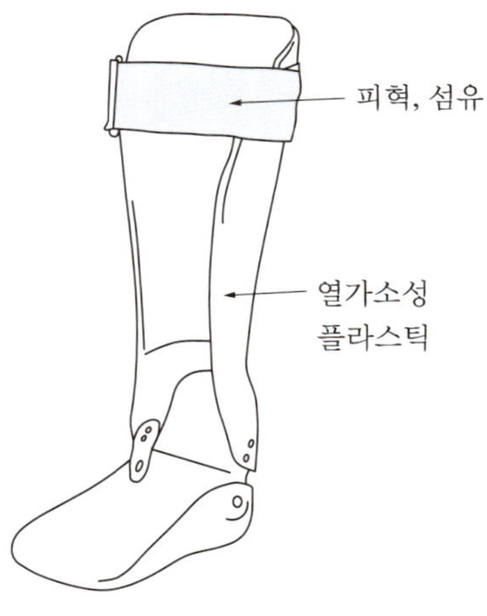

발목 보조기(AFO)

그림 1-1 의지·보조기의 재료(예)

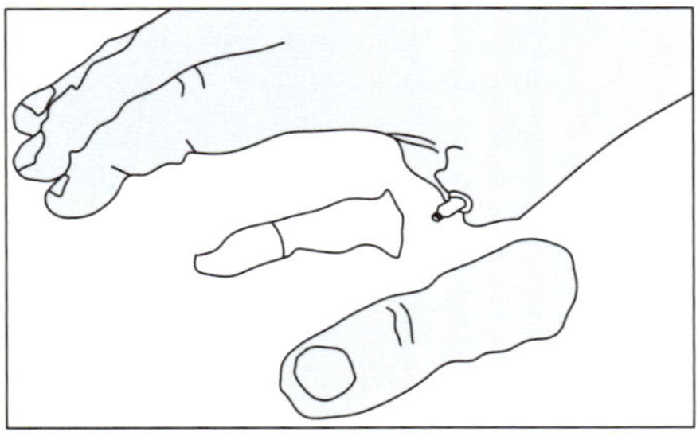

(a) 골융합 임플란트

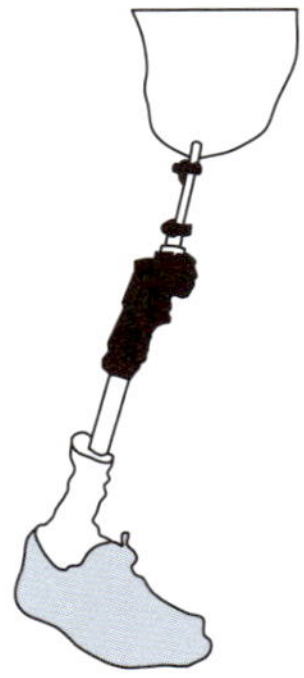

(b) 골융합 대퇴의지

그림 1-2 골융합형 의지(예)

1.2 의지·보조기 재료의 필요조건

의지·보조기는 인체에 접촉하여 사용하거나 인체의 일부를 대체하여 사용되기 때문에 일반적인 공업용 재료가 가져야 하는 조건 이외에도 많은 필요조건들이 있다. 예를 들어 소켓 등과 같이 피부와 접촉되는 부분의 경우 생체적합성이 우수해야 하며, 의지의 골격 같은 부분은 부하를 직접 받는 작용을 하기 때문에 일정 수준 이상의 하중을 견뎌야 하는 등의 필요조건을 가지고 있다. 다음은 이러한 필요조건들을 설명하기 위한 기본적인 용어들이다.

1. 강도(strength)

재료가 지지하거나 유지할 수 있는 최대 외부하중을 의미하며, 하중이 많이 작용하는 하지 의지 및 하지 보조기가 가져야 하는 가장 중요한 필요조건 중의 하나이다.

2. 경도(stiffness)

하중이 작용할 때 구부러지거나, 압축이 되는 정도를 나타내는 물성치로, 의지의 골격이나 골절 보조기와 같이 외부적인 안정성이 중요한 경우엔 경한 재질을 선택해야 하며, 대퇴의지용 소켓과 같이 유연성이 필요한 경우에는 유연한 재질을 선택해야 한다.

3. 내구성(durability) 또는 피로저항(fatigue resistance)

작동 중에 반복되는 하중에 견디는 재료의 성질로, 작용하는 하중이 비록 크지 않더라도 재료에 반복적으로 작용할 경우 재료의 파괴 위험성이 증대된다. 의지·보조기의 수명과 관련하여 재료가 가져야 할 가장 중요한 조건 중의 하나로, 특히 이종(異種)의 재질이 만나는 부위에 문제가 되는 것으로 알려져 있다.

4. 밀도(density)

재료의 단위 부피당 무게로 정의되며, 의지·보조기 사용 시 소요되는 에너지의 정도를 결정하는 가장 큰 요인이다. 즉, 적은 에너지가 소요되는 저밀도 재질을 사용하는 것이 의지·보조기 재료로서는 적합한 듯 보이나, 결국 재료가 가져야 하는 강도나 내구성 등을 고려하여 최적의 밀도를 가진 재질을 사용하는 것이 재료 선택의 관건이라고 할 수 있다.

5. 내식성(corrosion resistance)

화학적 부식에 견딜 수 있는 정도이며, 부식을 방지하기 위해서는 습기를 차단해야 하나, 많은 의지·보조기는 열을 발산하는 경우가 많기 때문에, 발한(perspiration)이 문제가 된다. 또한, 하지 보조기를 사용하는 환자의 경우에는 요실금 문제 발생가능성도 있기 때문에 이에 대한 고려도 필수적이라 할 수 있다.

6. 가공성(ease of fabrication)

재료를 얼마나 쉽게 가공할 수 있는지에 대한 정도를 나타내는 특성으로 재료가 쉽게 절삭이 되는지, 크랙 등의 발생이 없어 용접이 쉽게 되는지, 구부리는 등의 소성가공이 쉬운지 등을 대표하는 특성이라고 할 수 있다. 예를 들어 다이아몬드와 같이 강한 재료의 경우에는 재료 자체가 가지는 경도로 인해 가공성이 떨어진다고 할 수 있다.

1.3 의지·보조기 재료의 기초

의지·보조기 재료는 형성과 반응 그리고 결합에서 물리적, 화학적 법칙을 따른다. 한 원소의 성질을 가진 가장 작은 알맹이가 원자이고 기계재료의 기본이 되며, 모든 재료들은 서로 다른 모양과 형태로 결합한 원소로 구성된다. <그림 1-3>에서 보여주는 것처럼 의지·보조기 재료들은 크게 유기재료와 무기재료로 나뉠 수 있다. 유기재료는 구조의 기본 성분으로 탄소를 포함하고 대부분 생물체로부터 유래된다. 예를 들면 석유류와 플라스틱류들은 유기재료인데, 이는 원유가 수백만 년 전에 살았던 생물의 잔류물질이고 모든 식물과 동물은 그 자체가 유기물이기 때문이다. 무기물은 무생물로부터 유래된 것으로 모래, 암석, 물, 금속과 불활성 가스 등이 있다. 재료학의 입장에서는 무기재료들은 주로 금속공학과 세라믹공학에서 다루며, 유기재료들은 고분자공학에서 다루지만, 의지·보조기 재료에서는 두 분야를 모두 다루며, 본 교재에서도 함께 다루었다.

이러한 재료들을 설명하기 위해서는 먼저 재료들을 구성하는 기본 성분인 원소들을 살펴볼 필요가 있다. 물론 새로운 소재를 연구 개발하는 것이 아니라, 기본적으로는 기성 제품을 선택하여 제작하는 입장이기 때문에 원자나 전자 같은 것들을 직접적으로 알 필요는 없다. 그러나, 이미 잘 알려진 재료가 아닌 신소재의 재료를 사용하고자 한다면 재료의 성질을 추정할 수 있는 능력을 갖추어야 하고, 그러한 능력을 갖추기 위해서는 재료의 미시적인 성질을 이해하고 있어야 한다. 본 교재에서는 이러한 미시적인 능력을 갖추기 위한 최소한의 지식을 학습하고자 한다.

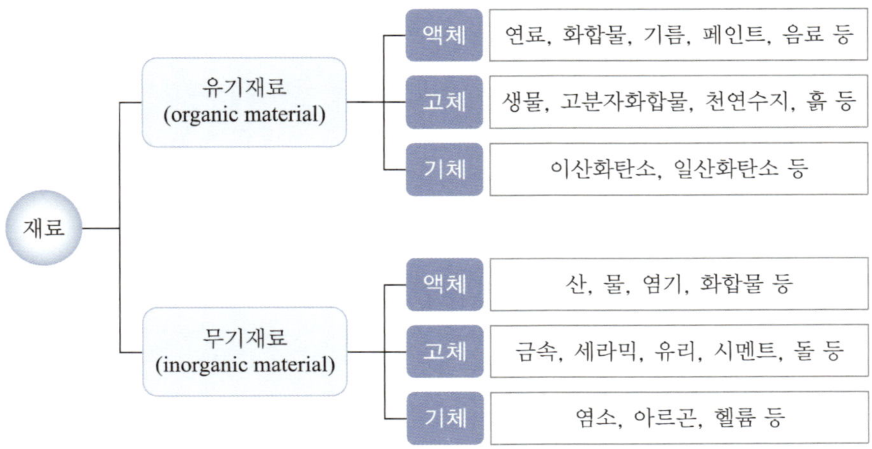

그림 1-3 재료의 분류

1.4 원자의 구조

1. 원자모형

새로운 제품을 만들거나, 이미 만들어진 제품의 특성을 파악하기 위해서는 해당 제품을 대상으로 한 여러 가지 시험을 해야 한다. 이와 같은 시험은 완성된 제품의 특성을 가장 정확하게 파악할 수 있는 방법이지만, 완성되기까지는 해당 제품의 특성을 파악하는 불가능하며 가공방법이나 형태에 따라 그 특성이 달라지는 난점을 가지고 있다. 따라서, 많은 학자들은 제품이 완성되기 전에 그 제품의 특성을 파악할 수 있는 방법을 연구하였으며, 그러한 방법의 일환으로 제품을 구성하고 있는 재료자체의 특성에 대해 관심을 가져왔다.

그러면, 재료의 특성은 어떻게 결정될까? 고대의 학자들은 재료의 근원적인 특성을 파악하기 위하여 재료를 더 이상 자를 수 없는 최소한의 단위로 잘라 재료의 특성을 설명하려고 노력하였다. 최근에 들어서는 전자현미경 등의 발달로 원자수준까지의 관찰까지도 가능하지만, 예전까지 실제 관찰이 불가능하였기에 많은 학자들은 실제 재료의 특성을 설명할 수 있도록 원자의 구조를 가정하여 원자모형을 수립하였다. <그림 1-4>에 이러한 원자모형을 나타냈으며, 이러한 원자모형은 새로운 관찰기구의 발명 및 과학기술의 발달과 더불어 조금씩 수정되었다. 양자역학의 발전과 함께 현대의 원자모형은 전자가 입자의 성질과 함께 에너지파와 비슷한 성질을 가진 것으로 설명하고 있다.

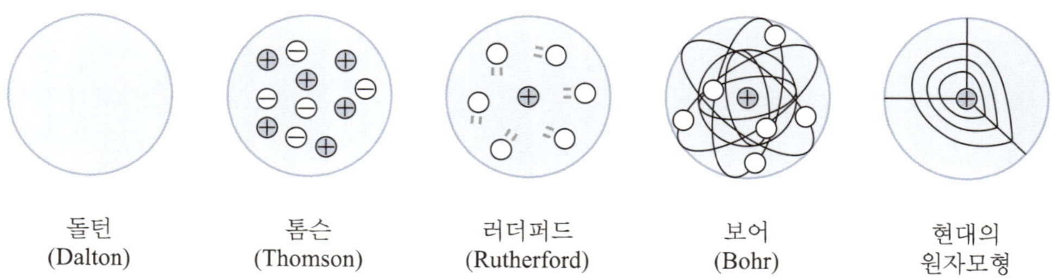

그림 1-4 원자모형의 개념도

(1) 원자모형

① 돌턴의 모형(1807년)

돌턴은 '원자'는 더 이상 쪼갤 수 없는 입자라고 정의하고 구형의 단순한 원자모형을 제시하였다. 그러나 후에 원자를 구상하는 입자들이 발견되면서 돌턴의 모형이 수정되었다.

② 톰슨의 모형(1904년)

전자를 발견한 톰슨이 제안한 모형으로, 톰슨은 원자가 (+)전하를 띠고 있는 균일한 구이며, (−)전하를 띤 전자들이 듬성듬성 원자에 박혀있다고 생각했다. 이 모형은 원자의 전기적 성질의 일부를 설명할 수 있었지만 러더퍼드의 α입자 산란 실험을 통해 이 모형의 문제점이 드러나게 되었다.

③ 러더퍼드의 모형(1911년)

α입자 산란 실험을 통해 원자핵의 존재를 발견한 러더퍼드는 (+)전하를 띠는 양성자들이 원자핵 안에 빽빽하게 들어있고, 그 주위를 전자가 돌고 있는, 마치 행성이 태양 주위를 도는 것과 같은 모형을 제시했다. 러더퍼드의 모형에 따르면 원자 질량의 대부분은 아주 작은 부피의 원자핵이 차지하고 있으며 원자의 대부분은 비어 있다. 러더퍼드의 모형은 자신의 α입자 산란 실험 결과와 잘 맞아 떨어지지만, 전자 궤도의 안정성을 설명할 수 없었다.

④ 보어의 모형(1913년)

수소 원자의 불연속적인 스펙트럼을 관찰하고 그것을 토대로 만든 모형으로, 전자는 일정한 궤도에서 원운동을 하며, 각 궤도는 연속적이지 않고 띄엄띄엄 떨어져 존재한다고 생각하였다. 그리고 전자가 궤도를 옮길 때에는 에너지의 출입이 뒤따른다고 설명하였다. 보어의 모형은 이전의 모형들과는 달리 양자 이론을 바탕으로 하였으며, 현대적 원자모형에 많은 영향을 끼쳤다.

⑤ 현대적 모형

슈뢰딩거와 같은 학자들이 양자 역학을 토대로 하여 제시한 모형으로 특정 전자의 위치와 운동을 정확하게 기술하는 것은 불가능하며 어느 공간에서 전자가 발견될 확률을 알 수 있을 뿐이라는 이론을 바탕으로 수립한 모형이다. 그래서 이러한 확률을 계산하여 원자 내에서의 확률 분포를 구름처럼 나타내었고, 때문에 이를 전자구름 모형이라 한다.

2. 원자의 구조

현대의 원자구조는 <그림 1-4>와 같이 전자구름 모형으로 설명하고 있으나, 원자모형의 설명을 위해서는 보어(Bohr)의 모형으로 설명하는 것이 더 용이하므로, 이 모형을 기준으로 원자의 구조를 설명하면 다음과 같다.

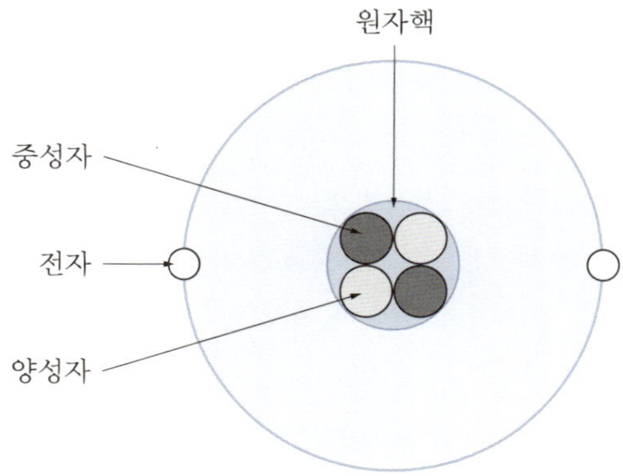

그림 1-5 원자의 구조(He원자)

원자는 <그림 1-5>와 같이 양전하를 띤 원자핵을 중심으로 음전하를 띤 전자(electron)가 빠른 속도로 운동하고 있는 구조로 되어 있다. 원자핵은 양전하를 띤 양성자(proton)와 중성자(neutron)로 구성되어 있으며, 주위를 동일한 수의 전자가 운동하고 있다. 전자수는 양성자수와 동일하고 전자와 양성자의 전하량은 같으므로 원자는 전기적으로 중성을 띠게 된다.

표 1-1 원자의 전하량, 전하비, 질량

입 자	전하량(C)	전하비	질 량	질량비
양성자	$+1.6 \times 10^{-19}$	+1	1.6726×10^{-24}	1
중성자	0	0	1.6750×10^{-24}	1
전 자	-1.6×10^{-19}	−1	9.1095×10^{-29}	1/840

학자들의 연구에 의해 약 90개의 원소가 천연물로서 지각에 존재하고, 핵분열이나 핵융합의 결과로 새로운 물질이 생성됨을 발견하였다. 이와 같은 발견의 결과로 대부분의 화학교과서에서는 109개의 원소를 나열하고 있으나, 합성한 원소들까지 포함하면 전체의 원소수는 120개 가량이 있는 것으로 알려져 있다.

이렇게 자연적 혹은 합성의 방법으로 생성된 물질의 성질은 어떻게 분류하는 것이 좋을까? 학자들은 자연계에 존재하는 가장 작은 원소인 수소원자를 원자번호 1번으로 하여, 다른 원소들은 모두 수소원자의 원자 "크기"와 비교하여 원자번호를 부여하였는데 "원자번호"는 실제 원자핵의 양자수와 일치한다. 전자수는 양자의 수와 동일하므로, 실제 원자번호만큼의 전자가 존재하나, 중성자의 수는 원자번호와 같지 않다. 따라서, 동일한 원자번호를 가지면서도 중성자수가 다른 원소가 존재할 수 있으며, 이와 같은 원소를 동위원소(同位元素, isotope)라고 한다. 이와 같은 동위원소를 설명하기 위하여 양자수와 중성자수를 합산하여 질량수라고 지칭하는데, 동위원소는 원자번호는 같으나 질량수는 다른 원소라고 정의할 수 있다. 예를 들면, 자연계에 존재하는 산소는 대부분이 8개의 양성자와 8개의 중성자를 가지는 질량수 16인 원자핵으로 이루어져 있으나, 9개의 중성자를 가지는 질량수 17인 것과 10개의 중성자를 가지는 질량수 18인 것도 혼재하고 있다. 마찬가지로 질소에는 11과 15의 질량수를 갖는 2종의 동위원소가 있고, 우라늄도 234, 235, 238의 질량수를 갖는 3종의 동위원소의 혼합물이 일체가 된 것으로서 자연계에 존재한다. 원자핵의 바깥궤도를 도는 전자의 수는 원자번호와 같으므로 동위원소는 모두 같은 수의 궤도전자를 가진다. 천연으로 존재하는 화학원소의 종류는 약 90종이며, 이에 대하여 천연의 동위원소는 약 300종이나 된다. 따라서 이것을 평균해 보면, 한 원소당 3종의 동위원소를 갖는 것이 되지만, 실제로는 주석(10개), 카드뮴(8개)과 같이 많은 동위원소를 갖는 것도 있고, 또 베릴륨, 플루오르, 나트륨, 비스무트와 같이 천연으로는 동위원소가 없고 단 1종의 원자로 이루어져 있는 것도 있다.

3. 전자의 궤도

현대 원자모형에 따르면 전자는 <그림 1-6>의 보어 모형에서와 같이 일정한 궤도를 가지고 운동하는 것이 아니라, 전자가 그 궤도로 운동할 확률이 높을 뿐이라고 설명하고 있다. 현대의 원자모형은 보어가 제시한 원자모형을 기초로 하고 있으므로 보어 원자모형을 이용하여 전자의 규칙을 설명하면 다음과 같다.

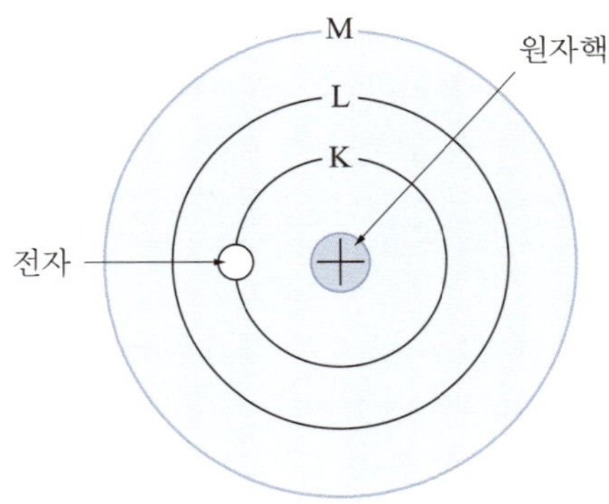

그림 1-6 보어의 원자모형

(1) 전자는 궤도와 궤도내의 외곽을 차지하는 원자와 관련되어 있다. 전자는 오직 특정한 에너지 값만을 가지며, 이러한 허용된 에너지를 에너지 수준(energy level) 혹은 준위(state)로 생각할 수 있다. 이러한 준위의 에너지는 연속적으로 변하지 않으며, 따라서, 준위는 일정한 에너지 간격으로 분리되어 있다.

(2) 궤도에서 전자의 정확한 위치는 전자의 에너지(주양자수) n, 궤도의 형태(양자의 각운동량) l, 궤도의 방위(자기양자수) m_e와 전자의 선회(선회양자수) m_s에 관련된 네 개의 양자수로 정의된다. 또한 보어 에너지 수준은 전자 부각(subshell)으로 세분되며, 양자수는 각 부각 내에 존재하는 준위를 지칭한다. 전자각 주각(shell)은 주양자수(principal quantum number) n으로 표시하며, 1부터 시작하는 정수이다. 흔히 이러한 각은 K, L, M, N, O 등의 알파벳으로 표시하는데, 이는 <표 1-2>에서와 같이 각각 $n = 1, 2, 3, 4, 5$ …에 해당한다. 네 개의 양자수 중 이러한 주양자수만이 보어 모형과 관련이 있는데, 원자핵의 위치로부터 전자가 떨어진 거리와 연관이 있다.

(3) 어떠한 경우에도 두 개의 전자가 같은 양자수를 가지지 않는다. 즉, 그들은 동시에 같은 위치에 있을 수 없다.

(4) 두 전자가 같은 궤도에 존재할 때 그들의 선회는 쌍으로 이루어져야 한다.

(5) 주어진 궤도에 있는 전자의 수는 $2n^2$이고 여기서, n은 주양자수이다.

표 1-2 전자 주각과 부각의 전자준위

주양자수	주 각	부 각	준위의 개수	전자의 개수	
				부각당	주각당
1	K	1s	1	2	2
2	L	2s	1	2	8
		2p	3	6	
3	M	3s	1	2	18
		3p	3	6	
		3d	5	10	
4	N	4s	1	2	32
		4p	3	6	
		4d	5	10	
		4f	7	14	

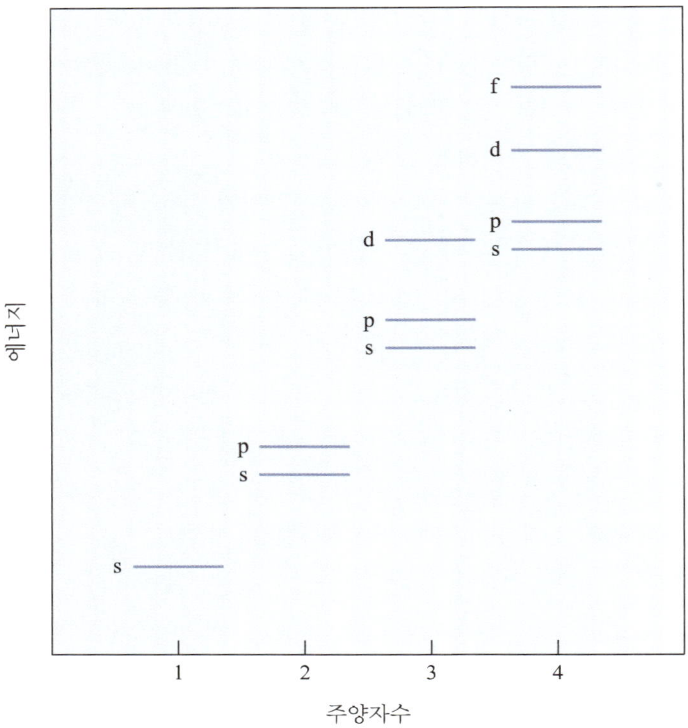

그림 1-7 주각과 부각의 상대적 에너지를 나타낸 개략도

(6) 두 번째 양자수 l은 부각을 나타내며, s, p, d, f와 같이 소문자로 나타낸다. 또한, 이러한 부각의 수는 주양자 n의 수에 의해 제한을 받는다. 각 n값에 대해 허용되는 부각을 <표 1-2>에 나타내었다.

(7) 원자가 화합물을 형성하기 위하여 상호작용을 할 때 전자는 부분적으로 차지한 궤도보다는 오히려 빈 궤도를 찾아간다.

<표 1-2>는 주각과 부각의 에너지를 나타낸 도표이다. 이 도표를 보면 주양자수가 작을수록 낮은 에너지 값을 가진다는 것을 발견할 수 있다. 예를 들면 1s 준위의 에너지 값은 2s 준위보다 작으며, 2s 준위는 3s 준위보다 낮다. 준위에 전자가 채워지는 원리는 파울리의 배타 원리(Pauli's exclusion principle)가 적용된다. 즉, 하나의 준위에 최대 스핀방향이 각각 다른 두 개 이하의 전자가 채워지고, 그 이상의 전자는 수용할 수 없다는 원리이다. 그러므로, s, p, d, f 부각에는 총 2, 6, 10, 14개의 전자가 채워질 수 있다. 원자 내의 가능한 모든 준위에 전자가 채워지지 않을 수도 있으며, 낮은 에너지를 가지는 전자각(주각)과 부각의 준

위로부터 각 준위에 스핀방향이 다른 두 개의 전자로 채워진다. 원자가 전자(valence electron)는 최외각에 채워진 전자를 의미하며, 이러한 원자가 전자들은 원자군과 분자를 이루는 원자간의 결합에 참여하며, 고체의 물리적, 화학적 성질을 결정하는 중요한 역할을 한다.

두 개의 전자를 1s 궤도에 채우고 있는 헬륨과 최외각의 s와 p 부각이 8개의 전자에 의해 완전히 채워진 네온, 아르곤, 크립톤의 경우에는 '안정된 전자배위'를 가지게 되는데, 이러한 원소들은 일반적으로 화학적으로 반응성이 작은 불활성 기체로 존재한다. 채워지지 않는 최외각 궤도를 가지고 있는 원자는 전자를 얻거나 버려서 혹은 다른 원자와 전자를 공유함으로써 안정된 전자배위를 가지려고 한다.

4. 주기율과 주기율표

이와 같은 수많은 원자번호를 가진 원소들을 어떻게 분류할 수 있을까? 1869년 러시아의 과학자 멘델레예프(Mendeleev)는 원소들을 원자량 순으로 배열해 본 결과 일정한 규칙을 가지고 비슷한 원소들이 등장하는 것을 발견하였다. 멘델레예프는 이러한 규칙에 따라 원소들을 배열하여 표를 작성하였으며, 이를 원소의 주기율표라고 명명하였다.

멘델레예프는 최외각 전자의 수가 동일한 원소를 같은 열(row)에 배치하고, 동일한 최외각 껍질을 가지고 있는 원소를 행(column)에 배치하는 방법을 써서 원소를 분류하였다. 멘델레예프가 작성한 주기율표를 <그림 1-8>에서 살펴보면, 최외각 전자수에 따라 1～18족으로 분류하였으며 18족에 해당하는 He, Ne, Ar, Kr 등은 완전히 채워진 전자각을 가진 가장 안정된 원소로 비활성 원소로 분류된다. 17족과 18족은 안정된 전자 배위 구조에서 각각 한 개나 두 개의 전자가 채워지지 않는 금속이다. 1족(알칼리 금속)과 2족(알칼리 토금속)에 해당하는 Li, Na, K, Rb, Be, Mg, Ca 등은 안정된 구조보다 각각 한 개나 두 개 많은 전자수를 가진다. 3～11족에 속하는 세 개 주기의 원소는 천이 금속(transition metal)이라고 하며, 이들 원소는 부분적으로 채워진 d궤도를 가지고, 또한 더 높은 궤도에 한 개나 두 개의 전자를 가지고 있다.

주기율표에서 볼 수 있듯이 거의 모든 원소는 금속에 속한다. 이들 원소는 그들의 원자가 전자를 외부로 방출하고 양이온이 되려는 성질이 있어 이를 전기 양전성(electropositive) 원소라고 하며, 이와 반대로 주기율표의 우측에 존재하는 원소는 전기 음전성(electronegative) 원소라고 한다. 즉, 전기 음전성 원소는 쉽게 전자를 받아들여 음이온을 형성하거나, 때로는 다른 원소와 전자를 공유하려는 경향이 있다.

	1족	2족	3족	4족	5족	6족	7족	8족	9족	10족	11족	12족	13족	14족	15족	16족	17족	18족
1주기	1 H																	2 He
2주기	3 Li	4 Be											5 B	6 C	7 N	8 O	9 F	10 Ne
3주기	11 Na	12 Mg											13 Al	14 Si	15 P	16 S	17 Cl	18 Ar
4주기	19 K	20 Ca	21 Sc	22 Ti	23 V	24 Cr	25 Mn	26 Fe	27 Co	28 Ni	29 Cu	30 Zn	31 Ga	32 Ge	33 As	34 Se	35 Br	36 Kr
5주기	37 Rb	38 Sr	39 Y	40 Zr	41 Nb	42 Mo	43 Tc	44 Ru	45 Rh	46 Pd	47 Ag	48 Cd	49 In	50 Sn	51 Sb	52 Te	53 I	54 Xe
6주기	55 Cs	56 Ba	57 La	72 Hf	73 Ta	74 W	75 Re	76 Os	77 Ir	78 Pt	79 Au	80 Hg	81 Tl	82 Pb	83 Bi	84 Po	85 At	86 Rn
7주기	87 Fr	88 Ra	89 Ac	104 Rf	105 Db	106 Sg	107 Bh	108 Hs	109 Mt	110 Uun	111 Uuu	112 Uub	113 Uut	114 Uuq	115 Uup	116 Uuh	117 Uus	118 Uuo

란탄계족	58 Ce	59 Pr	60 Nd	61 Pm	62 Sm	63 Eu	64 Gd	65 Tb	66 Dy	67 Ho	68 Er	69 Tm	70 Yb	71 Lu
악티늄족	90 Th	91 Pa	92 U	93 Np	94 Pu	95 Am	96 Cm	97 Bk	98 Cf	99 Es	100 Fm	101 Md	102 No	103 Lr

금속 양쪽성 준금속 비금속

그림 1-8 원소의 주기율표

1.5 원소로부터 재료의 형성

재료의 상당부분은 혼합된 형태, 합금형태, 화합물, 혼합물(두 가지 이상의 물질이 물리적으로 결합된) 형태를 띠고 있다. 이 원소들의 화합물질은 고체, 액체 혹은 기체가 될 수 있다. 우리의 관심은 고체를 만드는데 사용되는 원소들에 집중된다. 많은 고체들은 화학적 반응에 의하여 형성된 것으로, 화합물의 성질을 가지는 가장 작은 부분을 분자라고 한다. 보통 분자들은 원자들끼리 정확한 비율로 구성된 원자를 포함하고 있다. 즉, 반응물질의 원자수는 반응된 물질의 원자수와 같아야 한다. 화학결합과 결합의 경향을 지배하는 많은 물리적, 화학적 법칙이 있는데, 대부분의 반응에 적합한 가장 단순한 규칙은 원자들이 그들의 최외각 전자(가전자)가 8개의 전자를 가져야 완성될 수 있는 방법으로 결합하는 경향이 있다. 예를 들어 <그림 1-9>에서 볼 수 있듯이, 물 분자에서 수소는 한 개의 가전자를 가지고 산소는 6개의 가전자를 가진다. 그들이 두 개의 수소와 한 개의 산소비로 결합될 때 이들 원자들은 가전자를 공유하고 안정된 외각전자를 채우게 된다. 산소원자의 가전자는 공유결합에 의해 안정한 상태로 완료되고, 이 때 두 개의 수소원자를 가지게 된다. 주기율표에서 보여주는 전자의 형태는 원자가 화합물을 형성하기 위하여 어떻게 결합하는지를 예측하는데 사용될 수 있다. 항상 이렇게 간단하지 않지만, 기본적으로 원자나 원자그룹의 가전자는 새로운 물질의 결합과 형태의 경향을 결정해 준다.

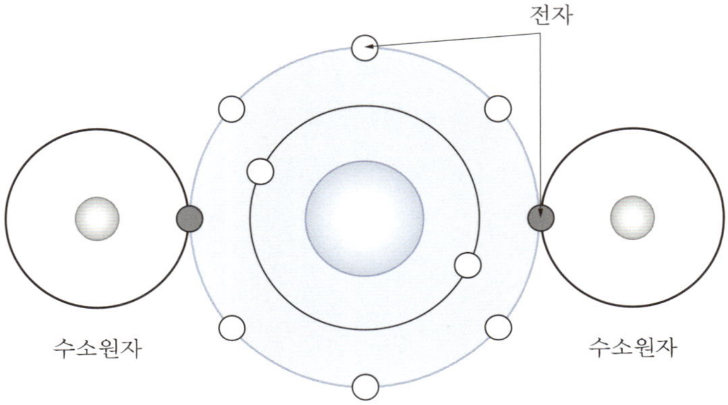

그림 1-9 물 분자(H_2O)의 결합형태

1.6 결합구조

물체가 결합하는 구조는 1차(primary) 혹은 화학(chemical)결합과 2차(secondary) 혹은 물리적(physical) 결합으로 나누어 설명할 수 있다. 1차 결합은 이온(ionic), 공유(covalent), 금속(metallic)결합으로, 각 결합은 최외각 전자들에 의해 이루어지며 결합의 방식은 구성 원자들의 전자구조에 의해 결정된다. 일반적으로 이 세 종류의 결합은 불활성 기체와 같이 최외각 전자가 완전히 채워져 있는 안정된 전자구조를 가지려는 경향에서 기인한다고 볼 수 있다. 다수의 고체재료에서는 2차 혹은 물리적 힘과 에너지가 존재할 수 있는데, 이는 1차 결합에 비해서는 약하나 재료의 물성에 영향을 준다.

1. 1차 결합

(1) 이온결합(ionic bonding)

금속과 비금속원소간의 화합물에서 나타나는 결합으로, 가장 쉽게 설명되고 시각화 될 수 있는 결합이다. 비금속원소는 주기율표의 우측 끝 부분에 위치하고, 금속원소의 전자는 비금속원소에 최외각 전자를 쉽게 제공함으로써 이루어지는 결합이다. 이 결합을 통해 금속은 양전하가 되고 비금속은 음전하가 되어 최외각 전자가 "안정된 전자 배위"를 가지는 이온상태로 결합되는 형태로, 쿨롱 인력에 의해 결합된다. 전자 하나를 얻거나, 잃은 원자를 이온(ion)이라고 하는데, 이 결합 형태는 단단하고 낮은 전기전도도를 가지며, 취성(brittle)의

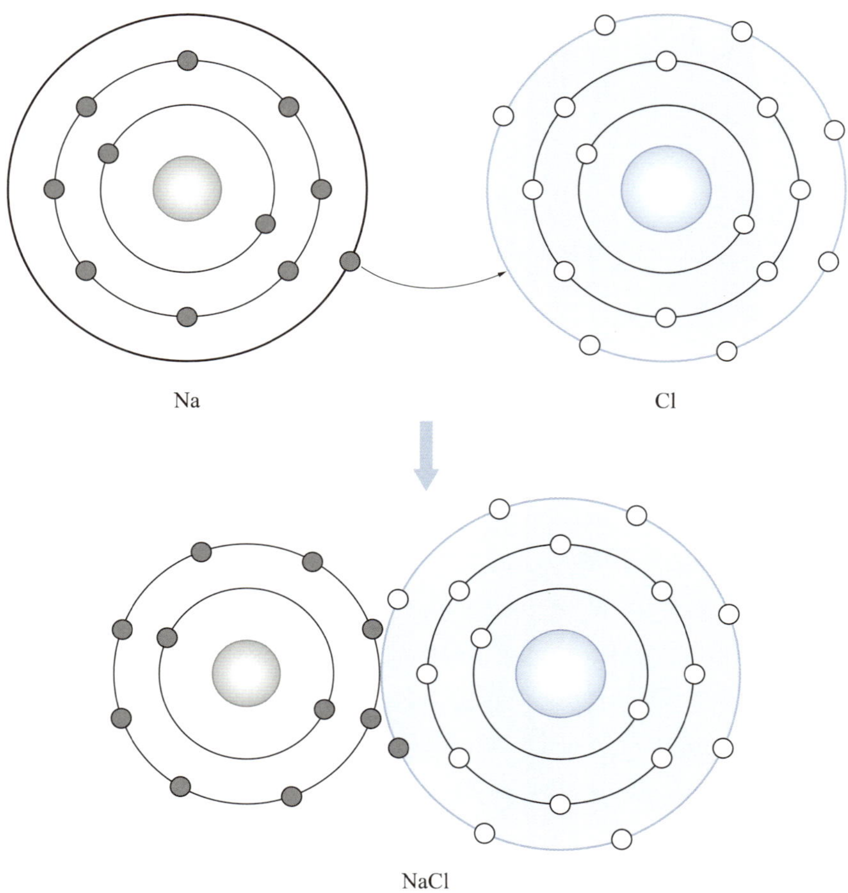

그림 1-10 이온결합의 예(NaCl)

성질을 가진다. 염화나트륨은 대표적 이온결합 재료로 나트륨은 외각의 한 개 전자를 염소원자에게 주고 네온(Ne)과 같은 전자구조를 가지며, 이러한 전자 공급에 의해 염소이온은 음전하를 가지게 되며 아르곤(Ar)과 동일한 전자구조를 가지게 된다.

이온결합은 방향성이 없어, 결합의 세기가 이온의 모든 방향에 대해서 같다. 또한 이온재료가 안정되기 위해서는 모든 양이온은 3차원적으로 음이온과 근접해 있어야 한다. 세라믹 재료의 주된 결합 형태가 바로 이온결합이다.

(2) 공유결합(covalent bonding)

두 인접한 원자가 전자를 서로 공유하며 안정된 전자 배위를 이루며 결합하는 형태이다. 공유결합 하는 두 원자에서는 적어도 하나의 전자가 결합에 참여하고 있으며, 공유된 전자는 두 원자 모두에 속해 있다고 볼 수 있다. 공유결합의 한 예로 메탄(CH_4)분자의 결합 형태를 <그림 1-11>에 나타내었다. 이 결합에서 탄소원자는 네 개의 최외각 전자를 가지고, 수소원자는 한 개의 최외각 전자를 가지고 있다. 각각의 수소원자는 하나의 전자를 공유함으로서 헬륨(He)의 전자 배위를 가지게 된다. 탄소는 네 개의 최외각 전자를 가지고, 각각의 전자는 수소와 공유함으로써 총 여덟 개의 외각 전자를 가지게 되어 네온의 전자구조와 같게 된다. 공유결합은 이온결합과는 다르게 결합의 방향성을 가진다. 즉, 각 원자의 상대적인 위치(방향)는 전자를 공유하는 방향으로 존재하게 된다. 각각의 원자에 가능한 공유결합의 개수는 최외각 전자의 개수에 의해 정해진다. 만약 N개의 최외각 전자를 가지고 있다면, 최대 $8-N$만큼의 공유결합을 가질 수 있다. 예를 들어, 염소의 경우 $N=7$이기 때문에 $8-N=1$이 되므로, 염소원자는 다른 원자와 오직 한 개의 공유결합을 할 수 있다. 마찬가지로 탄소의 경우 $N=4$이므로 탄소원자는 $8-N=4$, 즉 네 개의 전자를 공유할 수 있다. 다이아몬드는 각각의 탄소원자가 다른 네 개의 탄소원자와 공유결합을 하는 3차원적인 결합구조를 가지고 있다. 이와 같이 원자는 최외각 전자가 8개가 될 때까지 잃거나 얻으려고 하는데 이를 '옥텟규칙(octet rule)' 또는 '8전자 규칙'이라고 한다.

공유결합은 매우 단단하고 높은 용융점(3,350℃)을 가지는 다이아몬드처럼 매우 강한 결합력을 가지거나, 270℃에서 용융하는 비스무트(Bi)와 같이 매우 낮은 결합력을 가지고 있다. 폴리머의 기본구조는 탄소원자가 긴 사슬로 연결된 전형적인 공유결합의 특성을 가지고 있는데, 이는 각 원자당 가능한 네 개의 결합에서 두 개가 서로 공유결합의 형태로 연결되어 있다. 또한, 일반적으로 남은 두 개의 결합은 다른 원자와 공유하는 공유결합의 형태이다.

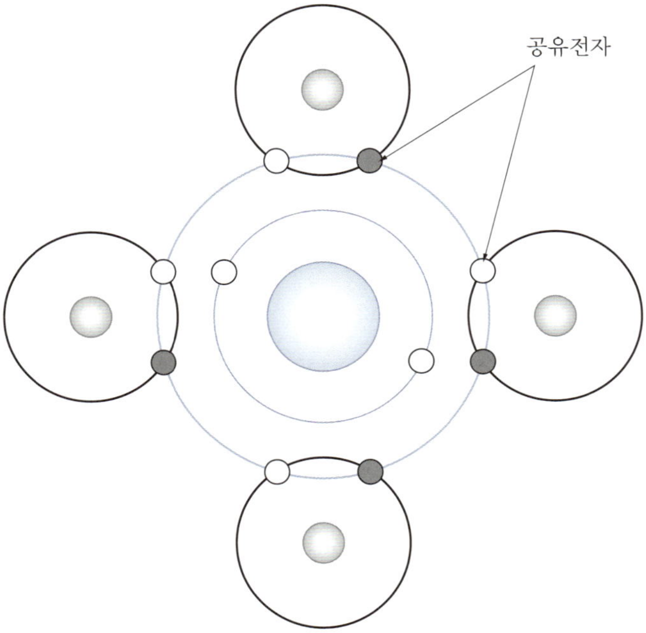

그림 1-11 공유결합의 예(CH_4)

(3) 금속결합(metallic bonding)

금속재료는 고체상에서 최외각 전자가 자유롭게 이동하여 이온 코어(비내각 전자와 원자핵)를 응집시켜 결합하는 방식으로 정전기적 인력에 의한 결합방식이다. 금속재료는 한 개나 두 개 또는 최대 세 개까지의 최외각 전자를 가지고 있는데, 이 모형에 의하면 고체상에서 이러한 최외각 전자는 특정한 한 원자에 구속되어 있지 않고 금속내부를 비교적 자유롭게 돌아다닌다. 이러한 전자는 금속 전체에 속해 있다하여 이를 '전자바다'나 '전자구름'에 비유하기도 한다. 남은 비외각 전자와 원자핵은 이온 코어(ion core)라고 불리며, 각 원자당 외각 전자와 같은 양의 양전하를 가진다. 자유전자는 양전하의 이온 코어가 서로 정전기적으로 밀어내는 것을 막아주며, 이러한 이유로 인해 금속결합은 방향성이 없다는 특성을 가지게 된다. 또한, 이러한 자유전자들은 이온 코어를 서로 뭉치게 하는 '접착제'와 같은 역할을 한다. 이러한 금속결합 원소는 1족과 2족 원소가 대표적이며, 실제로 모든 금속은 금속결합을 하고 있다고 말할 수 있다. 금속결합은 금속 내에 존재하는 자유전자의 이동으로 전기 및 열의 전도성이 우수한 것이 특징이며, 소성변형, 전위, 전도성의 성질을 가지게 된다.

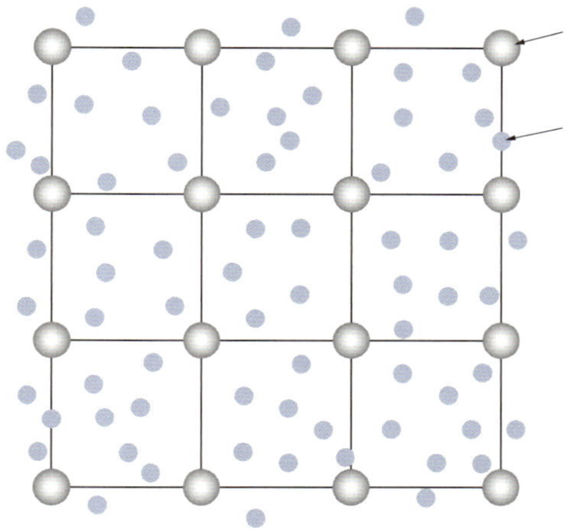

그림 1-12 금속결합의 예

2. 2차 결합 혹은 반데르발스결합(secondary, van der waals bonds)

2차 결합 또는 물리적 결합은 1차 혹은 화학적 결합에 비해 약하다. 결합에너지는 보통 10 kJ/mol 정도이다. 2차 결합은 실제로 모든 원자와 분자 사이에 존재한다. 그러나 이러한 결합의 효과는 전술한 세 종류의 1차 결합이 함께 존재할 때는 가려진다. 2차 결합은 안정된 전자 배위를 가지고 있는 불활성 기체나 공유결합의 분자와 분자 사이에서 볼 수 있는데, 이러한 2차 결합력은 원자나 분자의 쌍극자(dipole)에서 나온다. 원자나 분자에서 양전하와 음전하가 근접하게 분리 위치할 때는 언제나 전기적 쌍극자(electric dipole)가 존재하는데, 결합은 한 쌍극자의 양전하 끝 부위와 인접한 쌍극자의 음전하 끝 부위 사이에 작용하는 쿨롱 인력에 기인한다. 어떤 분자에서는 비대칭적인 양극과 음극 영역 분포에 의해 영구적인 쌍극자 모멘트가 존재하는데, 이러한 분자를 극성 분자(polar molecule)라고 부른다. 극성 분자는 인접한 비극성 분자에서 쌍극자를 유도할 수 있고, 이 두 분자간에 인력을 만들어낼 수 있다. 반데르발스힘은 또한 인접한 두 극성 분자사이에도 존재하는데, 이러한 결합에너지는 유도 쌍극자에 의해 만들어진 결합에 비해 상당히 크다. 2차 결합 중 가장 강한 결합력을 가지는 수소결합은 극성 분자 결합의 특수한 경우이다. 이는 수소가 불소(HF), 산소(H_2O), 질소(NH_3)와 공유결합 하는 분자간에 존재한다. H-F, H-O, H-N 결합에서 수소전자는 다른 원자와 공유한다. 따라서, 수소원자 부위는 전자에 의해 차폐되어 있지 않은 양자에 의해 양극성을 가진다.

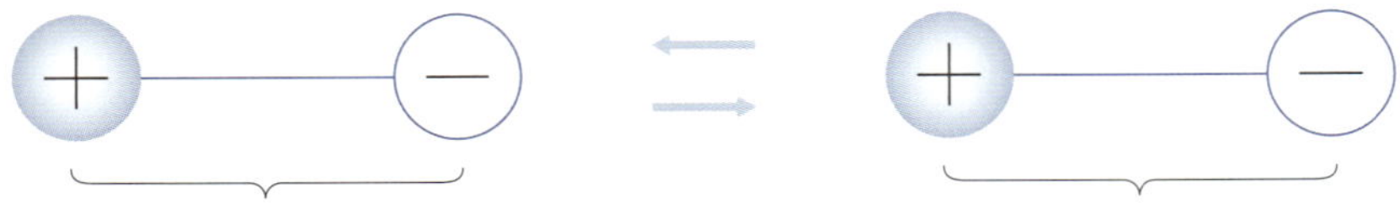

그림 1-13 쌍극자간의 반데르발스결합

1.7 금속의 결정구조

고체재료는 원자나 이온간의 배열의 규칙에 따라 구분될 수 있다. 결정질(crystalline)재료는 긴 범위의 원자간에 반복적 혹은 주기적인 배열이 존재하며, 응고에 의해 원자들이 규칙적인 3차원적 패턴을 형성하며 위치하게 되고, 원자는 최인접 원자와 결합하게 된다. 모든 금속재료와 대부분의 세라믹재료, 또 일부 폴리머재료는 통상적으로 응고상태에서 결정구조를 형성한다. 이와 같이 원자가 규칙적으로 배열되어 있는 것을 결정체라 하는데, 금속은 크고 작은 많은 다결정체(poly crystal)로 되어 있으며, 그 개개의 결정체를 결정립(grain)이라 한다. 결정립과 결정립의 경계를 결정립계(grain boundary)라 하며, 한 개의 결정립을 X선으로 관찰하면 원자들이 규칙적으로 배열되어 있는 것을 볼 수 있는데 이를 공간격자(space lattice) 또는 결정격자(crystal lattice)라 한다. 공간격자는 단위격자로 구성되어 있다.

결정질 고체의 여러 성질은 재료내의 원자나 이온, 분자의 배열방식, 즉 결정구조에 의해 결정된다. 이와 같은 결정구조는 비교적 간단한 구조를 가지는 금속에서부터 세라믹과 폴리머에서 볼 수 있는 극히 복잡한 구조에 이르기까지 실로 다양하다. 결정구조는 원자(혹은 이온)를 일정한 지름을 가지는 구로 모형화하여 설명하는 것이 이해가 쉬운데, 이러한 접근방식을 원자구 모형(atomic hard sphere model)이라고 한다. 또한, 결정구조에서 격자(lattice)라는 용어가 사용되는데, 여기서 격자는 원자의 위치에 해당되는 점을 3차원적으로 배열한 것을 의미한다. 금속의 결정구조는 본질적으로 결합의 방향성이 없으며, 최인접 원자의 개수나 위치에 대한 제약은 없다. 이러한 특성에 의해 금속의 결정구조에서는 최인접 원자의 개수가 많고 높은 원자 조밀도를 가진다.

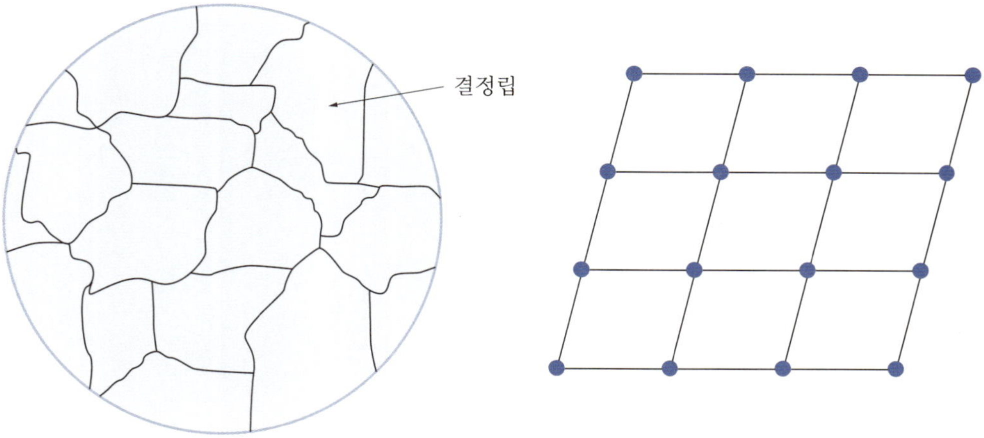

(a) 다결정체 (b) 공간격자

그림 1-14 다결정체와 공간격자

1. 금속의 결정

금속의 결정구조를 원자구 모형 개념으로 나타내면 <그림 1-14>와 같다. 이 경우 모든 원자는 동일한 종류로 금속의 결정구조는 다음과 같이 크게 입방정계, 정방정계, 육방정계로 분류할 수 있다.

(1) 입방정계(cubic system)

정육면체의 형태로 단순격자(simple lattice), 체심입방격자(Body-Centered Cubic, BCC), 면심입방격자(Face-Centered Cubic, FCC)의 형태를 보인다. 전체 공간 중 원자가 차지하는 공간의 비율을 충진율(Atomic Packing Factor, AFP)이라고 하는데, 충진율이 높다는 것은 같은 공간내의 원자의 밀도가 더 높음을 의미한다. 금속은 다른 재료에 비해 높은 충진율을 가지고 있다. 입방정계 중 체심입방격자(BCC)의 충진율은 0.68(68%)인데 반해, 면심입방격자(FCC)의 충진율은 0.74(74%)로 격자구조에 따라 충진율이 달라진다. 금속재료의 경우 철과 같은 몇몇 금속들은 온도에 따라 격자구조가 바뀌는 특징을 보이는데, 이러한 성질을 이용하여 열처리 등을 하기도 한다.

① 체심입방격자(BCC)

금속의 결정구조에서 많이 볼 수 있는 중요한 입방구조 중 하나이며, 8개의 모서리와 입방격자의 중심에 하나의 원자가 위치한 구조이다. 체심과 모서리 원자는 입방의 대각선상에서 서로 접촉하고 있으며, 단위격자 길이 a와 원자 반지름 R은 다음과 같은 관계를 가진다.

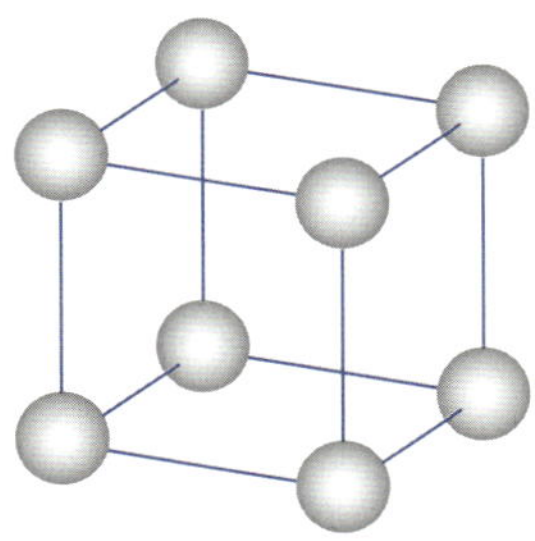

(a) 단순입방격자(simple cubic)

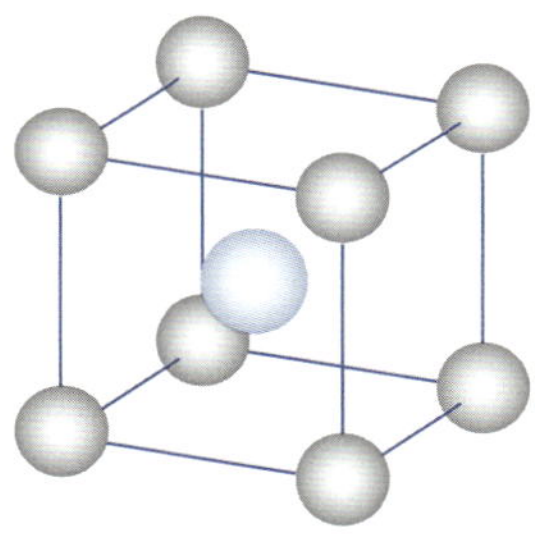

(b) 체심입방격자(body-centered cubic)

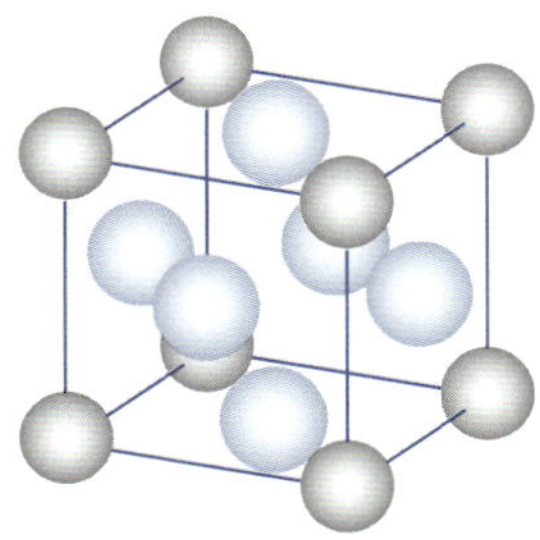

(c) 면심입방격자(face-centered cubic)

그림 1-15 입방정계 결정격자

$$a = \frac{4R}{\sqrt{3}}$$

크롬, 철, 텅스텐 등과 같이 <표 1-3>에 열거된 금속들이 체심입방격자 구조를 가진다. 각 체심입방격자의 단위격자에는 2개의 원자가 있다. 8개의 모서리 원자는 1개의 원자에 해당되므로, 단위격자 내에서 원자구가 차지하는 부피 분율인 원자 충진율(atomic packing factor(APF))은 다음과 같다. 즉,

$$\text{APF} = \frac{\text{한 단위격자의 원자부피}}{\text{총 단위격자의 부피}}$$

체심입방격자의 충진율은 다음과 같다.

$$\text{APF} = \frac{2 \times (4\pi/3)R^3}{a^3} = \frac{2 \times (4\pi/3)R^3}{(4R/\sqrt{3})^3} = 0.68$$

이와 같이 충진율은 0.68로 면심입방격자(FCC)의 0.74에 비해 다소 작은 것을 볼 수 있다.

② 면심입방격자(FCC)

많은 금속의 결정구조는 정육면체 형태의 단위격자를 가지고, 원자는 정육면체의 모서리와 면의 중심에 위치한다. 이러한 구조를 면심입방격자 구조라고 한다. 이러한 결정구조를 가지는 금속에는 동, 알루미늄, 은, 금 등이 있다. <그림 1-15(c)>의 모형을 살펴보면 구 또는 이온 코어는 면의 대각선으로 서로 접하게 되어, 정육면체의 변의 길이 a와 원자의 반지름 R은 다음과 같은 관계를 가지게 된다.

$$a = 2R\sqrt{2}$$

면심입방격자의 결정구조에서 각 모서리의 원자는 8개의 인접 단위격자에 의해 공유되며, 면심의 원자는 2개의 단위격자에 의해 공유되므로, 1/8과 6개 면심원자의 1/2에 해당하는 총 4개의 원자가 단위 입방격자에 속하게 된다. 단위격자는 모서리 원자의 중심을 잇는 입방의 부피를 가진다. 따라서, 충진율은 다음과 같게 된다.

$$\text{APF} = \frac{4 \times (4\pi/3)R^3}{a^3} = \frac{4 \times (4\pi/3)R^3}{(2R\sqrt{2})^3} = 0.74$$

면심입방격자의 구조에서 원자 충진율은 0.74이며, 이는 같은 원자구를 쌓는 가능한 방법 중 가장 높은 값의 충진율이다.

(2) 정방정계(tetragonal system)

직육면체의 형태, 단순격자(simple lattice), 체심격자(body-centered lattice) 형태를 띠고 있다. 정방정계 결정격자는 입방정계 격자를 한 방향으로 늘려놓은 것과 같은 모양이며, 따라서, 아랫면은 정사각형의 모양을 가지게 된다.

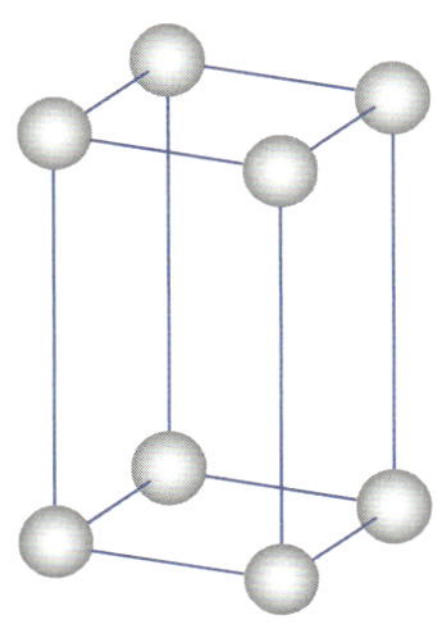

(a) 단순정방격자 (simple tetragonal)

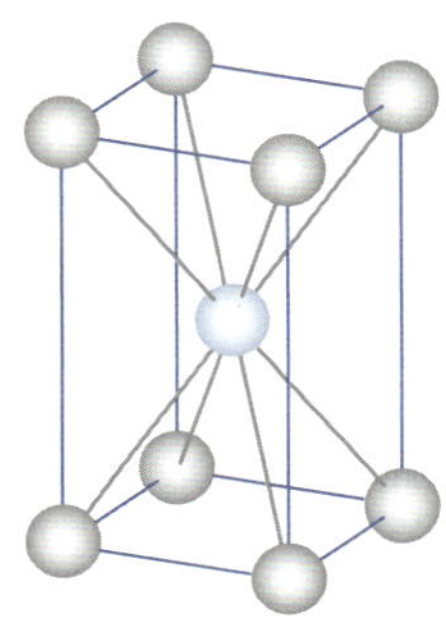

(b) 체심정방격자 (body-centered tetragonal, BCT)

그림 1-16 정방정계 결정격자

(3) 육방정계(hexagonal system)

정육각형 기둥의 형태로 단위격자의 상부면과 하부면은 육각형을 이루며, 이들은 면 중심의 원자를 둘러싸고 있다. 또 다른 면은 3개의 원자를 포함하고 있으며, 상부와 하부면의 중간에 위치한다. 이러한 중간 면의 원자는 인접한 두 면과 인접하고 있다. 이와 같은 구조를 조밀육방격자(hexagonal close packed, HCP)라고 하며, 조밀육방격자의 단위격자 내에는 12개의 상부, 하부 원자의 1/6과 면 상에 위치한 2개 원자의 1/2, 중간 면에 위치한 3개의 원자가 단위격자에 속하게 된다. 조밀육방격자의 충진율은 면심입방격자와 같은 0.74로, 카드뮴, 마그네슘, 타이타늄, 아연 등의 금속이 실온에서 조밀육방격자의 구조를 가지고 있다.

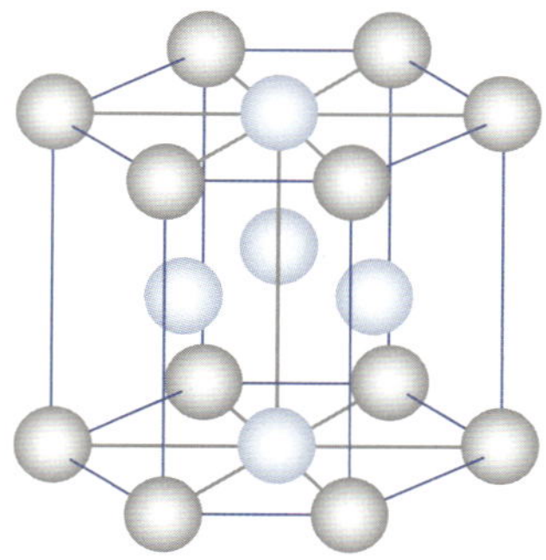

그림 1-17 조밀육방격자(Closed-packed Hexagonal)

강과 같은 몇몇 금속들은 구성원소의 변화 없이 온도 등에 따라 결정구조가 바뀌기도 하는데, 이와 같은 성질을 이용하여 금속의 열처리 등이 이루어지기도 한다. 순금속은 대개 면심입방, 체심입방, 조밀육방의 3개 종류 중 하나에 속한다. 니켈, 동, 알루미늄 등 대부분의 금속이 면심입방격자의 결정구조를 가지며, 이러한 구조를 가지는 금속은 전연성(malleability)이 극히 크다. 또한, 강, 텅스텐, 몰리브덴 등과 같은 체심입방격자의 금속은 면심입방격자에 비해서 전연성이 작다. 조밀육방격자의 마그네슘, 아연 등은 상대적으로 가공성이 작다.

표 1-3 금속의 결정구조

결정구조	금 속
체심입방격자(BCC)	리튬(Li), 나트륨(Na), 칼륨(K), 몰리브덴(Mo), 크롬(Cr), 텅스텐(W), α철
면심입방격자(FCC)	칼슘(Ca), 니켈(Ni), 구리(Cu), 은(Ag), 납(Pb), 알루미늄(Al), γ철
면심정방격자(FCT)	인듐(In)
조밀육방격자(HCP)	마그네슘(Mg), 아연(Zn), 카드뮴(Cd), 타이타늄(Ti), 지르코늄(Zr)

액체상태의 금속은 비결정체이기 때문에, 원자들은 공간사이의 거리에 관계없이 자유롭게 움직인다. 원자들이 가지고 있는 내부에너지들은 정전기적 인력으로 인해 원자들끼리 충분히 가깝게 접근하는 것을 방지하고 있다. 액체상태의 금속이 냉각되면 이러한 내부에너지를 잃어버리게 되고, 원자들은 점점 더 느리게 움직이게 된다. 그러다 일정한 온도에 다다르면 원자들은 금소의 전형적인 격자 형태로 배열하게 되는데, 이렇게 배열되기 시작하는 온도를 어는점(freezing point)이라고 한다. 금속에서 열이 빠져나가면 결정들은 각각의 센터를 중심으로 성장해나가게 되면서 결정구조를 형성하게 된다.

2. 금속의 변태

고체에서 액체, 액체에서 기체로 변화하는 것과 같은 결정격자의 변화 또는 자기의 변화 등을 통칭하여 변태(transformation)라고 한다. 이와 같은 변화는 고체 범위 내에서도 존재하는데, 다이아몬드와 흑연의 두 가지 형태로 존재하는 순 탄소와 같이 동일한 원소가 여러 가지 모양으로 그 집합상태를 변화시키는 것을 의미한다. 이와 같이 동일한 원소가 가지는 다른 모양의 고체를 동소체(allotrophy)라고 하며, 이러한 변화를 동소변태라고 한다.

(1) 동소변태(allotropic transformation)

X선 연구에 의하면 동소변태는 고체에 있어서 원자배열이 변화함으로써 일어난다. 예를 들어 철(Fe)은 α철, γ철, δ철의 3종류의 동소체가 있으며, 순철의 경우 상온에서는 α철(BCC)의 형태를 가지나, 910℃에서 γ철(FCC)이 되고 1,400℃가 되면 δ철(BCC)로 변태한다. 원자배열이 변화하는 것은 원자내부에서 그것에 해당한 만큼의 변화가 있는 것이 아니라, 원자표면의 음전자 즉, 화학적으로 말하는 친화전자의 배치변화에 의한 것으로 알려져 있다. 그러므로 동소변태와 변태를 나타내는 원소의 주기율표상의 위치와는 밀접한 관계가 있다. <표 1-4>에 금속의 동소변태와 변태점을 나타냈다.

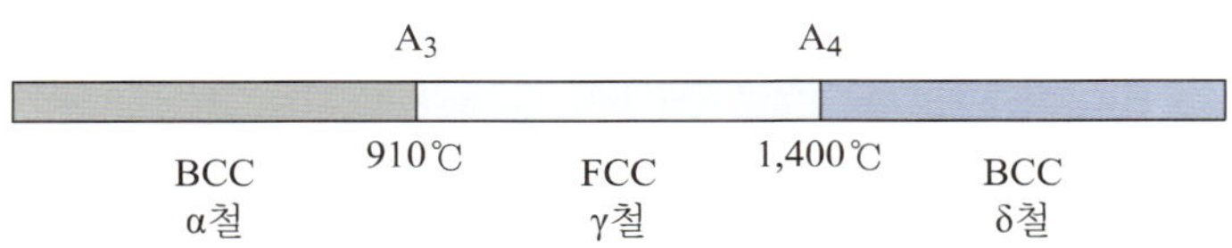

그림 1-18 철의 동소변태와 변태점(순철)

표 1-4 금속의 동소변태와 변태점

원 소	코발트(Co)	철(Fe)	타이타늄(Ti)	주석(Sn)
동소체의 결정구조	(α)HCP (β)FCC	(α)BCC (γ)FCC (δ)BCC	(α)HCP (β)BCC	(회)BCT (백)다이아몬드입방
변태점(℃)	417	910 1,400	234	16

동소변태 시에는 BCC 결정구조를 가지는 α철이 FCC 결정구조를 가지는 γ철보다 밀도가 작다. 즉, γ철이 α철보다 좀 더 밀집된 원자배열을 하고 있다. 그러므로, 순철을 상온으로부터 가열하면 체적이 팽창하다가 910℃에서 α철에서 γ철로 변태하면서 갑자기 체적이 수축하게 된다. 그 이후 다시 계속 체적팽창을 일으키다가 1,390℃에서 재차 BCC구조인 δ철로 변태하면서 급격한 체적팽창을 일으키게 된다. 반대로 1,390℃ 이상의 온도로부터 냉각시키면 위 과정이 역으로 나타나게 된다.

(2) 자기변태(magnetic transformation)

앞서 설명한 동소변태는 격자배열의 변화에 의해서 일어나는 것이나, 배열변화없이 원자내부에 어떤 변화가 일어나기도 한다. 예를 들어 순철의 경우는 변태점(768℃, 퀴리점)에서는 원자배열에는 변화가 없고, 자기의 크기에 변화를 일으켜 강자성체로부터 상자성체로 자기변태를 한다. 이와 같은 자기변태는 전자의 스핀 방향성의 변화에 의하여 일어나는 현상이다. 동소변태와 자기변태는 금속내부에서 생기는 변태이므로, 변태점을 경계로 하여 성질이 변한다. <그림 1-19>와 같이 동소변태는 성질의 변화가 일정한 온도에서 급격히 불연속적으로 일어나지만, 자기변태는 일정한 온도범위 내에서 점진적이고 연속적인 변화가 일어난다. <표 1-5>에 금속의 자기변태를 나타내었다.

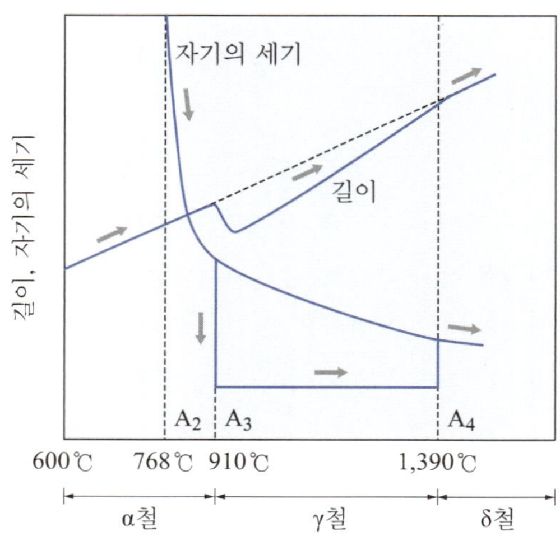

그림 1-19 Fe의 변태에 의한 길이와 자기의 변화

≫ 표 1-5 금속의 자기변태점

원소, 화합물	철(Fe)	니켈(Ni)	코발트(Co)	Fe_3C	Fe_3O_4	Fe_4N
자기변태점(℃)	768	368	1,150	215	580	480

1.8 금속의 성질

화학에서 금속은 1, 2, 3의 가전자(valence)를 가지는 원소로 정의된다. 그러나 금속은 결정을 만드는 원자들 사이의 결합성질에 의해 정의되는 것이 가장 좋다. 금속들은 전자의 기지(matrix)에 의하여 함께 묶여 있는 원자들로 이루어진 고체로 정의될 수 있다. 각개의 원자에 소속되어 있는 전자들은 금속의 결정이나 조각의 체적 내에서 자유로이 움직일 수 있는데 이것이 금속이 전기적 양도체가 되는 원인이 된다. 즉, 전류의 흐름은 전자의 유동을 의미한다. 금속이 다른 물질과 구분되는 또 다른 성질은 금속이 가지는 전성(소성변형 할 수 있는 능력), 불투명성(전자기지에서 광전자를 흡수하여 빛이 통과할 수 없음)과 변형강화능력이다.

1. 전위(dislocation)

금속에 외력을 가하면 금속을 구성하는 결정립은 다소 변화한다. 외력이 크지 않다면 변형은 탄성적이므로 외력을 제거하면 원래의 상태로 되돌아간다. 만약 외력이 금속의 탄성한도 이상으로 크게 되면 변형은 영구적으로 남게 되는데 이와 같은 변형을 소성변형(plastic deformation)이라고 한다. 이러한 소성변형은 결정립의 일부분이 다른 부분에 대해 이동하는 현상이다. 즉, 원자간에 미끄러짐(slip)이 발생하는 결과로써 일어나게 되는데, 금속의 공간격자 중의 원자배열은 미끄러짐 현상에 중요한 인자로서 작용한다.

결정고체에 원자단위로 하중이 가해질 때 원자를 떼어놓으려는 경향이 있다. 만약 원자사이의 결합이 매우 강하다면 결정은 <그림 1-20>과 같이 찢어지면서 분리된다. 금속과 다른 결정재료에서 원자 간의 결합은 찢어지는 것이 아닌 미끄러짐(slip)을 유발할 수도 있다.

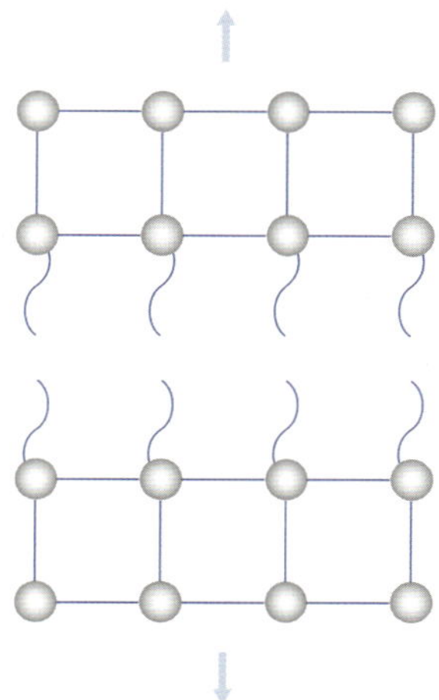

그림 1-20 취성재료의 찢어짐 손상

원자의 면이 상호미끄럼이 일어날 때 결정의 고정면과 미끄러진 면 사이의 경계선을 전위(dislocation)라고 부른다. 이러한 미끄러짐은 면간거리가 가장 큰 면군에서 잘 일어나는데, 이는 면간거리가 큰 면간에서의 원자간 응집력이 가장 약하며, 원자밀도가 최대인 면은 포함되어 있는 원자 상호간에 있어서 원자간의 거리가 짧기 때문에 잡아당기는 힘이 강하다는 사실로 설명할 수 있다. 원자가 밀접한 면은 미끄러짐에 대한 저항이 크며, 반대로 큰 평행면간의 원자들은 거리가 멀어서 약한 이유로 미끄러지기 쉽게 된다. 금속이 변형될 경우에 금속의 결정구조를 이루는 원자들은 여러 기구에 의한 변형에 따라서 재정렬되는데 그 중 전위의 이동이 중요한 변형 메커니즘(기구)이다. 이러한 전위로 인한 소성변형 메커니즘이 <그림 1-21>에 도식적으로 나타나 있다. 처음에 미끄러짐을 시작한 면은 미끄러짐이 시작되면서 저항이 증가하여 더 이상 미끄러짐이 일어나지 않도록 방해하게 된다. 이로 인해 미끄러짐이 시작된 면의 미끄러짐이 더 이상 진행되지 않게 되면, 응력은 다음 평행면에 대해서 점차 증대하여 그 다음 면에서 점차 미끄러짐을 시작하게 된다. 이러한 평행면의 누진적인 미끄러짐이 금속의 소성변형을 일으키는 요인이라고 할 수 있다. 연한 금속은 미끄러짐이 일어나기 쉬운 까닭에 변형저항이 거의 일어나지 않는다. 다시 말하면 금속의 경도는 미끄러짐이 저지당했을 때 증대된다. 따라서, 결정립 조직이 미세할수록, 결정립계의 길이가 클수록 미끄러짐의 저항이 커지며 경도도 커지는 것이다.

전위는 응고과정에서 결정의 부정합에 의해 만들어질 수 있으며, 소성변형과 같은 외부응력에 의해서도 생겨난다. 또 원자들의 부정합이 되는 상의 변형과정에서도 일어나며 합금원소의 첨가에 의한 원자부정합 결과의 원인이 되기도 한다. 금속재료의 사용자에게 전위의 중요성은 금속 내에서 전위의 상호작용이 금속을 강하게 만드는 주요 수단이라는데 있다. 즉, 금속이 전위에 의해 변형될 때 전위가 만나는 경계가 많으면 많을수록 금속은 더 강해진다.

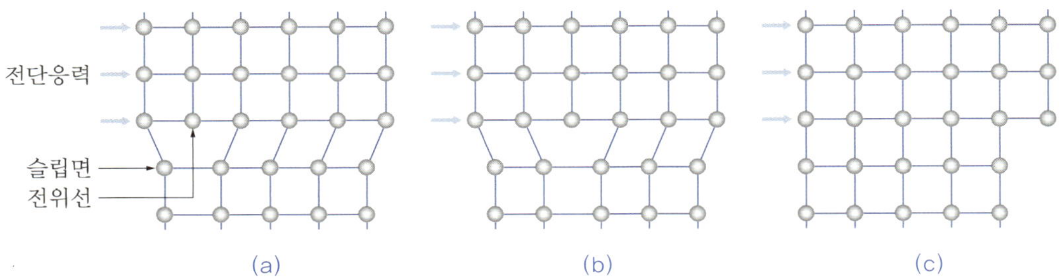

그림 1-21 금속의 소형변형 메커니즘

2. 금속의 강화 메커니즘(mechanism)

금속은 다음과 같은 방법에 의해 강화될 수 있다.

첫째, **고용체 강화**

합금을 만들기 위해 불순물 원자를 순수한 금속에 첨가할 경우 합금원소의 원자크기가 원래 금속의 원자보다 상당히 클 경우 이 큰 원자들이 전위의 이동을 막고 그에 따라 금속은 강하게 되는 원리이다(그림 1-22(a)).

둘째, **기계가공을 통한 강화**

대장간에서 하는 망치질과 같이 금속에 힘을 가함으로써 금속내의 전위를 만들고, 이렇게 만들어진 전위는 서로가 결정경계로 상호작용을 하여 전위의 이동을 방해하는 방법으로 금속의 강도가 강화되는 메커니즘을 가지고 있다(그림 1-22(b)).

셋째, **석출 강화**

이 방법은 비철금속들을 경화시키는데 사용된다. 적합한 합금원소를 선택함으로써 열처리에 의해 금속 격자 내에 합금원소들이 뭉쳐지게 만들고, 이렇게 뭉쳐진 합금원소의 원자들은 원자의 부정합을 유발하고 전위이동에 장애물의 역할을 하며, 그에 따라 금속이 강화된다(그림 1-22(c)).

넷째, **담금질 강화**

금속의 강화기구에서 가장 중요한 것으로 금속의 동소변태를 이용하는 것이다. 금속을 변태온도까지 온도를 올렸다가 급냉함으로써 격자 내에 원자변형을 유발시켜 강도를 강화시켜주는 방법이다. 뒤틀린 격자와 원자 사이에 끼어들어간 고용체 원자는 전위의 이동을 방해하게 되며, 상온에서 보다 충진율이 올라감으로 인해 금속은 강화되게 된다(그림 1-22(d)).

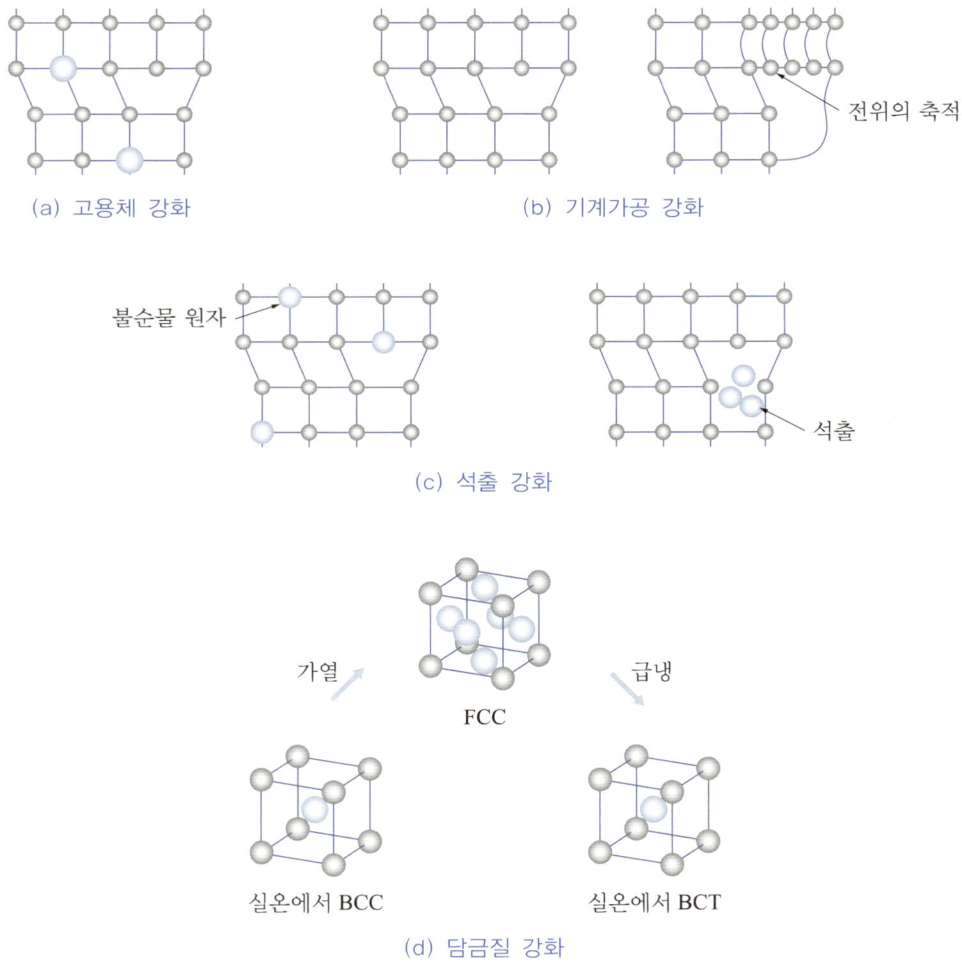

그림 1-22 금속의 강화 메커니즘

1.9 세라믹의 성질

기본화학적인 용어로서 비금속원소는 5, 6, 7의 가전자를 가진다. 4의 가전자를 가지는 원소는 준금속이라 부르고 때로는 금속과 같이 작용하거나 또는 비금속처럼 작용하기도 한다. 가전자를 8개 가지는 원소는 불활성이다. 그들은 불활성 가스처럼 다른 원소와 결합하려는 경향이 거의 없다. 세라믹은 "한 가지 혹은 그 이상의 금속이 비금속원소와 결합되어 있는 것"으로 정의될 수 있다. 금속에서 결합이 전자운에 의한 것과 다르게 세라믹은 보통 인근 원자 사이에 매우 강한 공유결합이나 이온결합을 한다. <그림 1-23>에서 보여주는 것

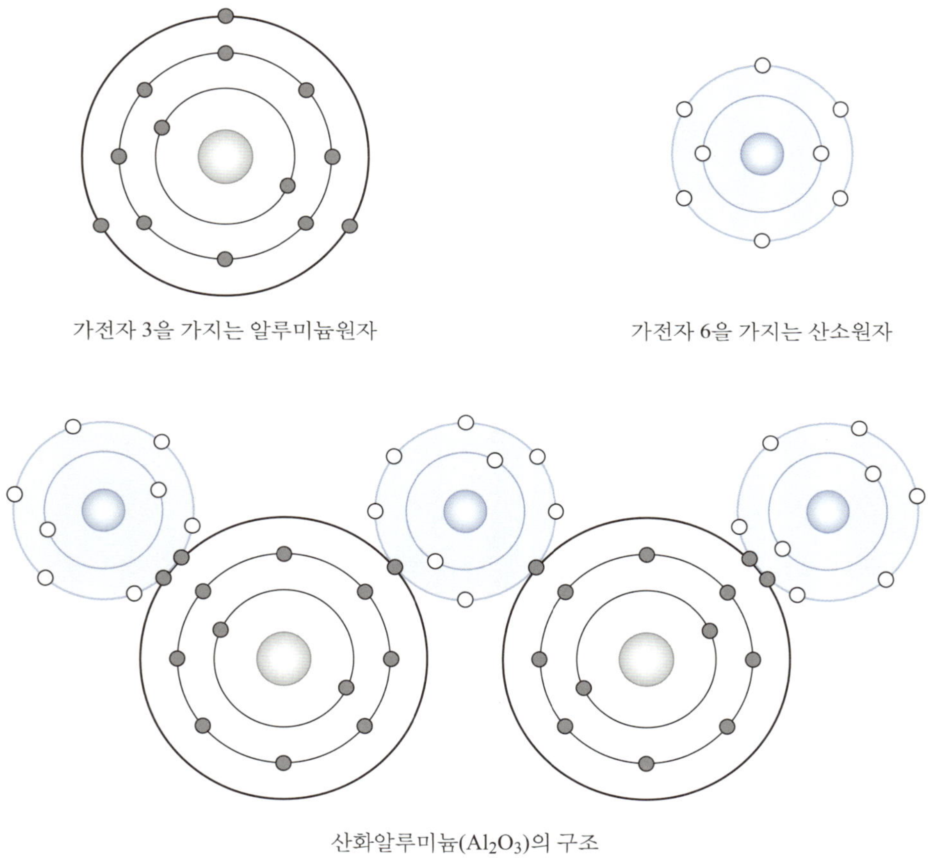

그림 1-23 산화알루미늄(Al_2O_3)의 구조

처럼 산화알루미늄은 세 개의 산소원자와 화합하여 형성되고 두 개의 알루미늄원자들은 전자를 공유함으로써 원자가 최외각에 8개의 전자를 가지는 금속과 같이 되어 있다. 이렇게 전자를 공유한 상태로 이루어진 것을 공유결합이라고 부른다.

하나의 이온(ion)은 전자 하나를 잃거나 얻은 원자를 말한다. 이온결합에서 한 원자의 최외각 전자(가전자)가 다른 원자로 이동되고 관련된 원자들은 두 개의 반대로 충전된 이온 사이의 정전기적 인력에 의해 단단히 결합되어 있다. 이온결합과 공유결합은 이웃 원자끼리 매우 강하게 결합한다. 그래서 이렇게 결합된 세라믹 결정은 매우 여린 경향이 있어, 인장하중을 가하면 결정이 찢어지는 경향으로 파단되며, 전위 움직임이나 원자간의 미끄럼에 의한 변형은 잘 일어나지 않는다. 강한 결합을 가지는 이들의 분명한 또 다른 특징은 높은 경도, 화학적 불활성과 전기절연성이다. 세라믹은 전자들이 결합에서 서로 묶여져 있고 결정내에서 전자들이 자유로이 이동할 수 없으므로 전기적 절연성을 가진다. 세라믹은 다른 원소를 첨가하여 더 강하게 할 수도 있으나 그 결과는 항상 단정할 수는 없다.

1.10 폴리머의 성질

폴리머는 플라스틱을 포함한 고분자재료를 통칭하는 용어로 그리스어인 많은, 여러 개의 뜻을 가진 'poly'와 부품을 의미하는 'meros'가 합성되어 만들어진 것이다. 고분자 화합물은 되풀이 되는 긴 사슬(chain)의 분자로 구성된 물질이다. 대부분의 경우에 탄소원자가 사슬의 골격(유기물질)을 형성한다. 되풀이 되는 분자에 속해 있는 원자는 강하게 결합(보통 공유결합)되어 있고 골격분자에 결합된 분자사이의 결합은 좀 약한 2차 결합 혹은 공유와 비슷한 결합으로 되어 있다. 가장 흔한 고분자화합물인 폴리에틸렌은 에틸렌분자가 반복되어 구성된 것으로, '옥텟규칙'을 사용하면 탄소원자는 불포화 전자결합을 가진다. 만약 에틸렌분자가 <그림 1-24>에서 보여주는 것처럼 서로 이웃하여 붙어 있으면 중심 분자에 있는 탄소원자의 공유결합은 만족될 것이다. 이것이 이 재료가 긴 사슬을 형성하는 경향을 가지는 이유이다. 즉 탄소와 탄소끼리는 공유결합을 만족시킨다. 사슬이 길어지고 엉키게 되면 그들은 3차원 대칭성을 잃게 되고 X선으로 분석할 때 비결정성으로 나타난다. 그래서 몇 개의 고분자화합물에서 사슬의 배열을 일정하게 하여 결정성을 가지는 경우도 있으나 다른 것은 대부분 그렇지 않다.

긴 사슬로 된 폴리머는 대부분의 세라믹이나 금속보다 더 약하다. 왜냐하면 분자의 사슬은 반데르발스결합이라고 부른 좀 약한 정전기적인 힘만으로 서로서로 결합되어 있기 때문이다. 하중을 받을 때 긴 사슬의 분자는 서로 간에 미끄러진다. 고분자재료의 강화는 사슬의 움직임을 억제하고 충전재, 사슬의 교차결합, 사슬의 가지 생성 등에 의한 기술로 만들고 있다.

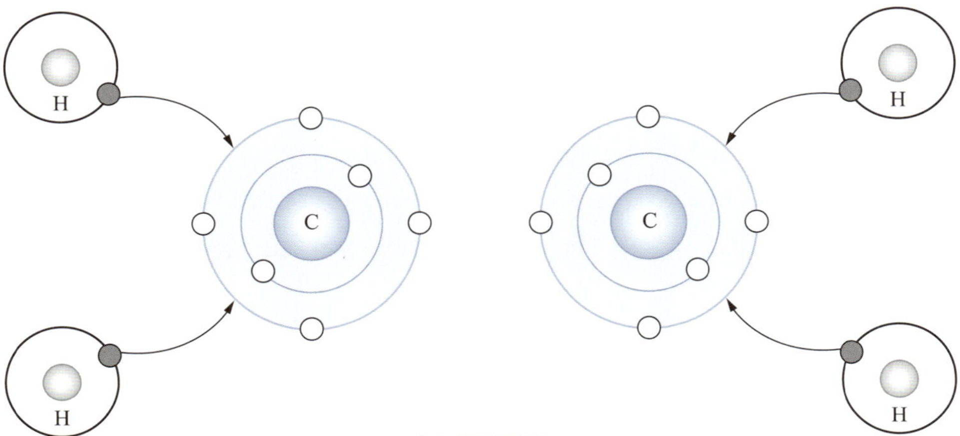

(a) 원자구조

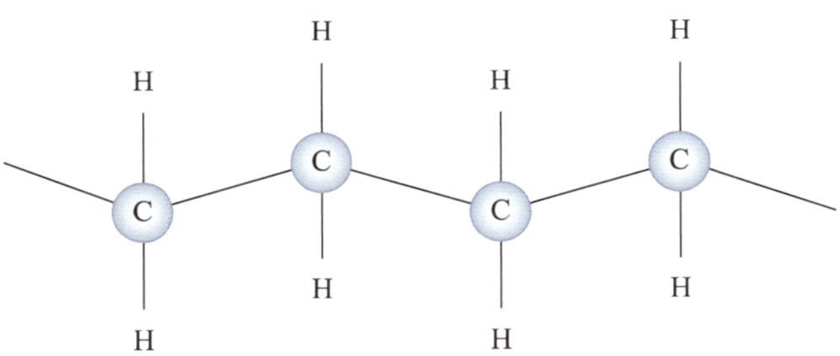

(b) 물리적 구조

그림 1-24 폴리에틸렌의 구조

1.11 복합재의 성질

복합재는 그 구성하는 재료 그 자체가 스스로 갖지 않는 성질을 가진 각각의 재료를 두 개 혹은 그 이상 결합시킨 것이다. 자연은 생물체에서 먼저 복합재로 만들었다. 나무는 접착제와 연한 리그닌(목질소)에 의해 섬유소가 서로 달라붙어 있는 복합재이다. 기계재료에서 복합재는 코팅, 내부첨가제와 접착제에 의해 형성된다. 중요한 금속복합재의 용도는 탱크 같은 무기의 장갑용 재료이다. 온도를 일정하게 조절하는 장치는 철과 같은 낮은 열팽창을 가지는 재료에 높은 열팽창계수의 구리 같은 재료를 압연 결합하여 만드는데, 복합재가 가열될 때 열팽창계수의 차이로 휘어져서 전기접촉이 되도록 만든 것이다. 합판도 일종의 복합재로 볼 수 있는데, 이는 길이방향보다 횡방향이 더 약한 목재를 서로 엇갈려 접착시켜 횡방향 강도의 약점을 보완하기 위한 목적으로 사용된다. 현재 가장 중요한 복합재는 높은 강도를 가지지만 균열에 민감한 세라믹재료나 폴리머가 함께 결합되어 있는 것이다. 이런 계통에서 가장 흔한 예는 유리섬유(섬유가 보강된 플라스틱)이다.

유리섬유는 매우 강하지만 균열이 있으면 쉽게 파단되는데, 폴리에스터 수지에 이 섬유를 섞어 준다면 섬유는 손상으로부터 보호되고 폴리에스터가 작용하중을 유리섬유로 이전시키게 되어 그들의 단단함과 강도가 이용될 수 있다. 더 발전된 복합재는 흑연이나 붕소섬유를 사용하기도 하는데, 이 섬유들은 매우 단단하고 강하지만 아울러 매우 가볍다. 복합재에서 보강에 의한 강화효과는 보강해 주는 방향과 하중의 방향에 의해 지배를 받는다.

폴리에스터 이외의 적합한 복합모재로는 폴리이미드, 에폭시와 알루미늄이나 구리 같은 금속도 사용된다. 기계재료로써 복합재료는 금속 세라믹과 폴리머의 순수한 재료계통보다 더 강하고 단단하여 부식저항을 가지는 것으로 거의 무한한 잠재력을 제공한다.

Memo

Chapter 2

재료의 성질

2.1 재료의 성질

이번 장에서는 재료의 특성을 표현하기 위한 여러 가지 성질들에 대해 알아보고자 한다. 재료는 그 쓰임새에 따라 주(main)가 되는 특성이 있다. 예를 들면, 특정 구조물의 방수재료로 사용되는 재료라면 그 재료의 화학적 성질 중 투습성이 중요한 요소가 될 것이고, 고층빌딩의 뼈대로 사용되는 재료라면 기계적 성질 중 강도가 그 무엇보다도 중요한 요소가 될 것이다. 이 장에서는 이렇듯 재료의 특성을 표현하기 위한 여러 가지 성질들이 어떻게 정의되는지 살펴보고, 그러한 성질들이 가지는 의미를 살펴보고자 한다.

재료의 특성은 크게 화학적 성질, 물리적 성질, 기계적 성질 등으로 나누어 설명할 수 있다. 각각의 성질은 아래와 같은 의미를 가진다.

1. 화학적 성질

① 재료의 구조, 일반원소에 의한 조성에 관련된 재료의 특성
② 대개 화학실험에서 측정되며, 육안으로는 관찰이 어렵다.
③ 화학적 성질을 측정하려면 보통 대상재료를 변형시키거나 분해하여야 한다.
④ 조직(composition), 미세조직(microstructure), 결정조직(crystal structure), 입체 특이성(stereospecificity), 내식성(corrosion resistance)

2. 물리적 성질

① 여러 가지 다른 형태의 에너지와 물질로 이루어진 재료의 상호작용에 관계된 재료의 특성
② 밀도, 색깔, 비중 등

3. 기계적 성질

① 힘이 어떤 재료에 주어졌을 때 나타나는 재료의 특성
② 재료의 탄성 혹은 비탄성 반응과 관계
③ 강도, 경도 등 하중을 지탱하고, 충격을 흡수하며 마모에 강한 부품을 만들어 내는 용도에서 재료의 적합성을 표시하는데 주로 사용

2.2 화학적 성질

1. 조성(composition)

조성은 물질을 이루는 원소 또는 원소들의 화학적 조성과 그들의 상대적인 비율로 정의된다. 의지·보조기용 재료의 경우 신소재의 제품들이 지속적으로 출시되고 있고, 그 제품 대부분이 새로운 상품명으로 나오고 있어 그 특성의 파악이 쉽지 않다. 그런 경우 제품의 상품명보다는 소재의 조성을 살펴보면 그 특성을 유추해 볼 수 있을 뿐 아니라, 이를 이용한 의지·보조기의 제작도 보다 수월하게 할 수 있다. 보통 의지·보조기용 재료로 사용되는 상용 제품의 상품명만으로는 해당 재료가 어떤 특성을 가지고 있는지 유추하기 쉽지 않으나, 조성을 살펴보면 그 특성의 유추가 가능하다. 예를 들면 상품명 'Plastazote(Zotefoams, UK)'라는 소재는 그 조성을 살펴보면 폴리에틸렌 폼을 기반으로 만들어진 재료라는 것을 알 수 있는데, 이는 해당 재료가 폴리에틸렌을 발포가공한 제품으로 폴리에틸렌의 일반적인 특성과 유사하게 나타남을 의미한다.

2. 미세조직(microstructure)

미세조직이란 현미경을 통해 관찰할 수 있는 연마되고 부식된 재료의 상의 형태로, 이 성질은 약품처리 등에 따른 재료의 반응을 이해하는 주요한 수단이 되며, 부품이 제대로 작동하지 못할 때 그 이유를 밝히는 도구가 되기도 한다.

3. 결정구조와 입체특이성

결정구조란 원소의 구조를 지칭하며, 재료가 가지는 강도와 같은 물리적 성질, 분해, 결합과 같은 화학적 성질 모두에 영향을 미치는 특성이다. 즉, 동일한 조성, 동일한 원소로 구성된 재료라고 하더라도, 그 재료가 어떤 식으로 배열되어 있고, 어떤 방법으로 결합되었는지에 따라 재료의 특성이 크게 차이가 나게 된다. <그림 2-1>에서와 같이 재료가 체심입방격자(body centered cubic, BCC) 형태의 결정구조를 가지고 있는지, 아니면 재료가 면심입방격자(face centered cubic, FCC) 형태의 결정구조를 가지고 있는지에 따라 단위부피당 입자의 밀도 등의 차이로 인해 그 특성이 달라지게 된다. 그 예로서 같은 탄소강이라고 하더라도 체심입방격자의 형태를 가진 탄소강과 면심입방격자의 형태를 가진 탄소강은 그 특성이

다르며, 그 결정구조는 열처리를 통하여 바꿀 수 있다. 이와 같은 원리는 대장간에서 풀무질을 통해 강의 강도를 증가시키는 등의 사례를 통해 살펴 볼 수 있다. 또한 입체특이성은 <그림 2-2>의 폴리머 분자와 같이 3차원적인 구조를 가지는 재료의 결정구조를 의미한다.

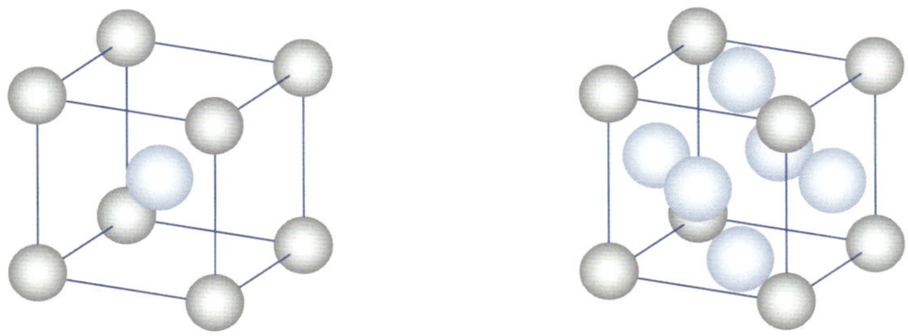

(a) 체심입방격자(BCC) (b) 면심입방격자(FCC)

그림 2-1 재료의 결정구조

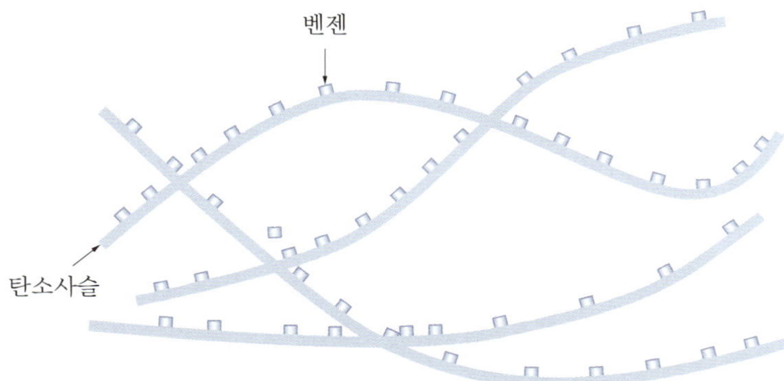

그림 2-2 폴리머 분자의 입체특이성

4. 내식성

부식은 액체 또는 가스에 표면이 침식되어 재료가 소모되는 현상이다. 금속재료의 경우 표면에 접하는 분위기 중에 수분이 있느냐 없느냐에 따라 건부식(dry corrosion)과 습부식(wet corrosion)으로 나뉜다. 건부식은 분위기 중에 습기가 없는 가스에 의한 산화, 황화와 같이 기체의 작용에 의해 일어나는 부식이며, 습부식은 산이나 알칼리에 의해 전기화학적 반응으로 발생하므로 전기화학부식(electro-chemical corrosion)이라고 하는데, 부식의 대부분은 이 습부식에 의해 일어난다.

일반적으로 금속은 비금속 중에 단독으로 존재하는 것은 불가능하며 언제나 화합물을 만드는데, 이 상화작용의 성질을 화학적 친화력(chemical affinity)이라고 한다. 건조한 상태의 상온에서 금속체 표면은 화학적 친화력에 의하여 공기 중 산소와 접촉하여 치밀하고 안전한 산화물 피복을 만들지만, 수분이 있으면 수분이 이 피복을 파괴하여 화학작용을 일으키게 된다. 상온에 있어서의 부식은 주로 습식이고 수분이 있어서 발생한다. 대기 중에서의 부식은 전기화학적 부식으로 이산화탄소가 부식의 주원인이 되며, 해안지방에서는 대기 중의 염분, 공업지대의 황화수소, 아황염가스 및 암모니아 등이 부식을 촉진한다. 동, 니켈, 알루미늄, 납 등은 최초의 부식에 의하여 표면에 치밀한 막을 형성하여 내부를 보호하므로 부식은 내부로 침입하지 않으나, 철이나 강에서는 흡습성의 산화피복을 생성하여 이것이 오히려 부식을 진행시킨다.

재료의 화학적 성질이라는 측면에서의 부식은 비단 이와 같은 금속재료의 "녹"에 국한하지 않고, 염기성 화학물질이나, 산성 화학물질로 인한 재료의 열화현상, 플라스틱과 같은 재료의 햇빛에 대한 노출로 인한 열화현상까지도 포함하여 부식이라고 정의한다. 따라서, 재료의 내식성이란 환경에 의한 재료의 열화현상에 대응하는 재료의 성질로 정의할 수 있으며, 재료의 내구성에 큰 영향을 미치는 주요한 특성으로 작용하게 된다.

2.3 물리적 성질

1. 물리적 특성

(1) 밀도(density)

단위부피당 물체의 무게

(2) 비중(specific gravity)

어떤 물질의 질량과 이것과 동일한 부피를 가진 물의 질량과의 비율이다. 비중은 온도와 기체의 경우 압력에 따라 달라지며, 대부분의 경우 밀도와 같은 개념으로 생각해도 무방하다.

$$비중 = \frac{재료의\ 질량(무게)}{재료와\ 같은\ 부피의\ 물의\ 질량(무게)}$$

≫ 표 2-1 각종 재료의 비중

재 료	비 중	재 료	비 중
백금	21.56	주강	7.848
금	19.316	알루미늄	2.699
납	11.363	아연	7.133
은	10.517	망간청동	8.200
동	8.622	알루미늄청동	7.7
황동	8.109	타이타늄	4.54
청동	8.735	알루미늄	2.7
주철	7.209	마그네슘	1.74

(3) 용융점, 응고점

물질은 열을 가하면 고체로부터 액체로 변태하게 되는데 이를 용융이라고 하며, 용융된 물질을 냉각하면 고체로 변태하는데 이를 응고라고 한다. 단일 물질로 이루어진 재료는 일정온도에서 용융 또는 응고하지만 합성재료는 용융 또는 응고를 개시하여 완료할 때까지 조성에 의하여 수십도의 온도차이가 생기기도 한다. <표 2-2>에 몇 가지 금속재료의 용융점을 표시하였다.

≫ 표 2-2 각종 금속재료의 용융점

재 료	용융점(℃)	재 료	용융점(℃)
백금	1,755	주철	1,275
금	1,063	주강	1,490
은	960.5	놋쇠	945
동	1,083	청동	900
주석	231.8	양은	1,000

(4) 퀴리온도(Curie temperature)

물질이 자성을 잃는 온도로 퀴리점이라고도 한다. 원자의 열에너지가 자기모멘트의 결합에너지와 일치하는 온도로, 이 온도 이상의 온도에서는 자기모멘트가 결합하지 못하여 상자성 성질을 갖게 된다. 명칭은 발견자인 프랑스의 물리학자 P.퀴리의 이름에서 딴 것이다.

(5) 포와송비(Poisson's ratio)

재료에 생긴 가로변형[횡변형]과 세로변형[종변형]과의 비로 프랑스인 S.D.포와송이 이론적으로 연구하여 발견하였다. 재료에 어느 한 방향으로 단순한 수직변형력을 작용시키면, 그 방향에 세로변형 ϵ이 생김과 동시에 그것과 수직인 방향에 반대 부호인 가로변형 ϵ'가 생긴다. 즉, 재료가 인장에 의하여 길이방향으로 늘어나면 단면의 가로/세로 방향으로는 줄어들고, 압축에 의하여 길이방향으로 줄어들면 단면의 가로/세로 방향으로는 늘어난다. 이때 재료가 균질한 재료(homogeneous material)이고 등방성(isotropic material)이면 길이방향의 인장 또는 압축효과에 의한 단면의 가로/세로 방향 변형률은 같다. 또, 인장과 압축에 관계없이 길이방향 변형률과 단면의 가로/세로 방향 변형률은 각 재료마다 고유의 비례관계를 가지게 되는데, 이를 포와송비라고 하고 그리스 문자 ν로 표시한다.

$$\nu = -\frac{\text{단면의 가로 또는 세로 방향 변형률}}{\text{길이방향}} = -\frac{\epsilon_y \text{ 또는 } \epsilon_z}{\epsilon_x}$$

위 식에서 앞의 음의 부호(−)는 포와송비를 언제나 양의 값(+)으로 만들기 위해 주어졌다. 즉, 길이방향으로 늘어날 때는 단면의 가로/세로 방향으로는 줄어들고, 길이방향으로 줄어들 때에는 단면의 가로/세로 방향으로는 부풀어져 늘어나기 때문에 변형률의 부호는 항상 반대로 발생하게 된다.

재료의 포와송비는 $0<\nu<0.5$의 범위 내에 존재하고, 보통의 재료는 $0.25<\nu<0.35$ 사이의 값을 가진다. 코르크는 $\nu=0$에 가까운 값으로 체적변화가 가장 크고, 고무는 $\nu=0.5$에 가까운 값으로 체적변화가 거의 없으며, 금속재료에서는 약 0.3 정도의 값을 가진다. 실제로 $\nu>0.5$인 재료는 체적변화가 음의 값으로 인장의 경우에 체적이 줄어들고, 압축의 경우에는 체적이 늘어나는 물리적 의미를 가지므로 물리적으로는 현존하지 않는 재료에 속한다.

2. 열적 특성

(1) 열팽창계수(coefficient of thermal expansion)

일반적으로 열을 가하면 물질은 팽창하고, 냉각하면 수축하게 되는데, 열팽창계수는 온도의 상승에 따른 재료의 팽창, 수축의 정도를 나타내는 물리량이다. 온도 t℃에 t'℃로 온도가 올라갈 때 길이 l인 봉이 l'로 팽창했다고 하면, 열팽창계수는 다음과 같이 정의된다.

$$\text{열팽창계수} = \frac{l'-l}{l(t'-t)}$$

즉, 열팽창계수는 단위길이의 봉을 1℃ 올릴 때, 팽창한 길이와 원길이에 대한 비율에 해당된다. 이 물리량은 성질이 다른 두 재료를 접합시켜 열을 가하거나 재료의 일부분만이 열을 받는 경우에 중요하게 취급된다. 예를 들어 알루미늄을 철에 부착할 경우, 알루미늄의 열팽창계수는 철의 2배에 달하기 때문에 그 물체는 뒤틀리게 된다.

(2) 열전도도(thermal conductivity)

1℃의 온도차가 있을 때 1 cm^2의 단면을 통하여 1초간에 전도되는 열량으로 열전달의 용도로 재료를 사용하려고 할 때 중요하게 고려해야 할 물리량이다. 열교환기, 히트 파이프, 플라스틱 성형틀 등의 설계에 있어서 중요한 인자로 사용될 수 있다.

(3) 열변형 온도

일정한 힘을 받는 폴리머가 일정한 정도의 굴곡(구부러짐)을 보이는 온도이다. 폴리머를 고온에서 사용하고자 할 때 중요하게 고려해야 할 물리량이다.

(4) 비열(specific heat)

일정 질량의 어떤 물체의 온도를 1(섭씨나 화씨)도 올리는데 필요한 열량과 동일질량의 물을 1도 올리는데 필요한 열량의 비이다.

(5) 수분흡수율

통제된 조건하에서 일정한 시간동안 폴리머를 물속에 넣었을 때 무게의 증가(백분율로 표시)율로 체적에 대한 틈새의 크기를 까다롭게 요구하는 부분에 있어서 중요한 선택요건이다.

3. 전기적 특성

(1) 전기저항률(electric resistivity)

재료별 전기저항 전도를 비교하기 위한 물성치로, 저항률(resistivity), 비저항(specific elec

-trical resistance)이라고도 한다. 단위면적, 단위길이당 저항의 비로 정의된다. 플라스틱 등의 분야에서는 부피저항률, 부피 고유저항률이라는 개념도 사용되는데, 이는 절연성능을 논할 때 재료의 내부를 흐르는 전류에 더해 표면을 흐르는 전류의 기여가 더 커서, 표면 저항률과 구분하기 위해 사용한다. 도체의 저항을 R, 단면적을 A, 길이를 L이라고 하면, 전기저항률 ρ는 다음과 같이 정의된다.

$$\rho = \frac{AR}{L}$$

<표 2-3>에 주요 금속의 전기저항률이 정리되어 있다.

표 2-3 주요 금속의 전기저항률 (단위: $\mu\Omega \cdot$cm)

재 료	전기저항률	재 료	전기저항률
은	1.59	백금	10.6
동	1.68	주석	10.9
금	2.44	탄소강(1010)	14.3
알루미늄	2.82	타이타늄	42.0
텅스텐	5.60	스테인리스강	69.0
아연	5.90		
니켈	6.99		
철	10.0		

2.4 기계적 성질

기계적 성질이란 의지·보조기 재료가 가져야 할 가장 중요한 특성으로, 힘이 작용했을 때 재료가 가지는 특성을 통칭하는 성질이다. <표 2-4>와 같이 강도, 가공성(성형성), 강성, 인성, 연성 등의 특성을 지칭한다. 재료에 힘이 작용할 때 재료는 그 정도의 차이는 있지만 변형이 일어나게 되고 또한 재료자체에 큰 응력을 받게 된다. 또한, 무른 재료의 경우 긁힘이 일어나기 쉽고, 도자기와 같이 아주 단단한 재료일 경우에는 조그마한 충격에도 파손이 쉽게 일어나게 된다. 이와 같은 재료의 기계적 성질은 기본적으로는 재료에 힘을 가한 뒤, 가한 힘에 의한 재료의 반응을 살펴보는 것으로부터 그 특성을 파악할 수 있다. 이 중 주요한 개념들에 대해 살펴보면 다음과 같다.

표 2-4 기계적 성질

기계적 성질

강 도 (strength)	성형성 (formability)	강 성 (stiffness)	인 성 (toughness)	연 성 (ductility)
· 인장	· 연신율	· 탄성계수	· 충격강도	· 경도
· 항복	· 단면수축률	· 휨계수	· 노치민감도	· 내마모성
· 압축	· 휨반경		· 임계응력	· 피로강도
· 유연성			· 집중계수	
· 전단				
· 크리프				
· 응력파괴				

1. 인장강도(tensile strength)

인장하는 힘에 저항하는 재료의 최대강도를 인장강도라고 한다. 재료의 강도는 단위면적 당 하중 즉, 응력으로 표기한다.

2. 단면수축률(reduction ratio of area)

재료에 인장하중을 가해주게 되면 힘이 작용한 방향으로는 길이가 늘어나게 되지만, 힘이 작용한 방향의 수직방향으로는 그 단면적이 작아지게 된다. 단면수축률은 단면적의 변화율로 원단면적을 A, 변형후의 단면적을 A'라고 하면 다음과 같이 정의된다.

$$\text{단면수축률} = \frac{A - A'}{A} \times 100$$

단면수축률은 연신율에 비례하는데, 이는 단면수축률이 재료의 성형성 및 연성에 관련 있음을 의미한다.

3. 피로저항(fatigue resistance)

재료에 큰 힘이 아닌 작은 힘이라도 여러 번 반복하여 가하면 파괴가 일어나게 되는데, 이와 같은 현상을 피로파괴(fatigue failure)라고 한다. 피로파괴 현상은 가해주는 힘의 크기가 클수록 피로파괴에 필요한 반복횟수가 감소하는데, 가해주는 힘이 아주 작을 경우에는 반복해서 작용하더라도 파괴에 이르지 않게 된다. 이와 같이 반복하여 작용하더라도 파괴되지 않은 힘의 한계치를 내구한계(endurance limit) 또는 피로저항(fatigue resistance)이라고 한다. 피스톤, 접합봉, 크랭크 샤프트 등 반복 하중을 받고 있는 재료의 선택에 있어서 매우 중요한 성질이다.

4. 크리프 한도(creep limit)

재료의 강도보다 훨씬 작은 힘이라도 이를 오랫동안 가하게 되면 재료의 결합이 서서히 풀어져서 파손이 일어나게 되는데, 이와 같은 현상을 크리프라고 한다. 알루미늄과 같은 금속은 상온에서도 크리프 현상이 일어나지만 경한 금속에서는 고온이 아니면 일어나지 않는다. 또한, 어느 정도 크기 이하의 외력에서는 아무리 장시간 힘을 가해도 연신되지 않는데, 이때의 하중을 크리프 한도라고 한다. 크리프 한도는 크리프 현상이 일어나는 최소 하중으로 일반적으로 온도가 상승하면 크리프 한도가 현저히 작아진다. 증기 터빈이나 제트 엔진 등과 같이 고온에서 사용되는 재료의 선택에 있어서는 극히 중요한 문제이다.

2.5 응력과 변형률

1. 응력

재료의 '강도(strength)'란 '재료에 가해지는 하중(load)에 대하여 그 재료가 견딜 수 있는 능력'으로 정의할 수 있다. 재료에 하중이 작용하면 이 하중이 재료내부로 전파되어 재료내부에는 변형을 유발시키려는 힘과 변형에 저항하려고 하는 내부 반발력이 발생하여 계 전체가 평형을 찾으려고 한다. 이러한 내부 반발력은 힘을 받는 단면적을 크게 할수록 더 커지게 되는데, 이는 단면적이 클수록 재료에 변형을 유발시키기 위해 재료 내부로 전파되는 단위면적당 작용하는 힘이 작아지기 때문이다. 이와 같이 변형을 유발시키기 위한 하중의 영향은 단순히 그 크기만을 비교하는 것 보다는 단위면적당 작용하는 힘을 비교하는 것이 합리적이라고 할 수 있다. 이와 같이 '변형을 유발시키려고 재료에 작용하는 단위면적당 하중'을 응력(stress)이라고 한다.

즉, 응력은 단위면적당 작용하는 하중으로 정의되며, 제곱미터당 뉴턴(N/m^2) 또는 파스칼(Pa)의 단위를 가진다. 응력은 아래의 식과 같이 정의된다.

$$\sigma = \frac{F}{A} \tag{2-1}$$

여기서, F : 작용하중(N), A : 단면적(m^2).

즉, 재료의 재질과는 관계없으며 동일한 힘이 작용하더라도 작용하중과 힘을 지지하는 단면적(재료의 형상)이 다르게 되면 응력도 변하게 된다. <그림 2-3>과 같이 굽의 단면적이 10 cm × 5 cm로 비교적 넓은 로퍼(loafer)와 굽의 단면적이 1 cm × 1 cm로 좁은 하이힐(high-heel)의 뒷굽에 대략 10 kg의 체중에 해당하는 100 N의 힘이 걸리는 경우를 살펴보자. 이 두 경우 모두 작용하는 힘의 크기는 같지만, 로퍼의 경우에는 하이힐에 비하여 힘을 받는 면적이 훨씬 크게 된다. 이 때 응력을 계산해보면 하이힐에 작용하는 응력은 1 MPa로 로퍼에 작용하는 응력인 20 kPa에 비해 약 50배 정도 더 많이 작용함을 알 수 있다. 이는 하이힐을 신고 다니는 여성의 뒤꿈치에 걸리는 응력은 굽이 넓은 신발을 신고 다니는 경우에 비해 월등히 큼을 의미한다. 이와 같이 재료에 작용하는 힘의 효과를 논하기 위해서는 그 힘을 받는 재료의 단면적을 고려해야 하고, '응력'은 바로 그러한 효과를 고려하기 위해 도입한 개념이라고 할 수 있다.

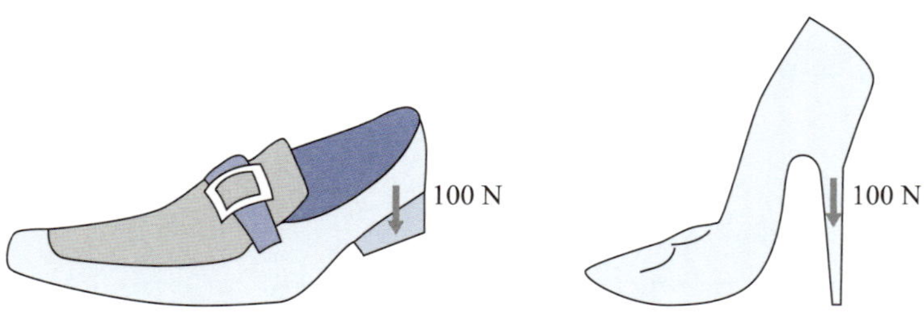

$A = 50\ cm^2 = 0.005\ m^2$

$\sigma = \frac{F}{A} = \frac{100\ N}{0.005\ m^2} = 20\ kPa$

$A = 1\ cm^2 = 0.0001\ m^2$

$\sigma = \frac{F}{A} = \frac{100\ N}{0.0001\ m^2} = 1{,}000\ kPa = 1\ MPa$

그림 2-3 응력의 비교

응력은 재료가 받고 있는 힘의 종류에 따라 <그림 2-4>와 같이 인장응력(tensile stress), 압축응력(compressive stress), 전단응력(shear stress), 굽힘응력(bending stress) 등으로 나누어진다.

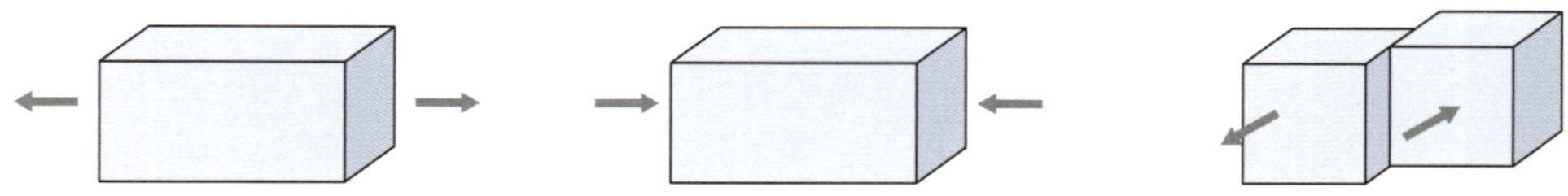

그림 2-4 응력의 종류

(1) 인장응력(tensile stress)

구조물을 양쪽에서 당기게 되면 그 구조물은 인장상태에 놓여 있게 된다. 인장응력은 힘의 작용선상에 평행하게 발생하나 단면적에는 수직한 방향으로 발생한다. 예를 들어 줄다리기를 할 때 줄은 인장응력을 받게 되고, 인장응력의 방향은 줄에 평행하고 줄의 단면적에 수직하게 된다.

(2) 압축응력(compressive stress)

물체에 압력을 가할 때 발생하는 응력으로 인장응력과 동일하게 힘의 작용선상에 평행하고, 단면적에는 수직한 방향으로 발생한다. 대장간의 대장장이는 달구어진 쇠를 두들김으로써 모양을 만드는데, 이 때 쇠에는 압축응력이 발생한다.

(3) 전단응력(shear stress)

<그림 2-5>와 같이 재료의 단면을 절단하는 힘이 작용할 경우 발생하는 응력으로 가위로 종이를 자를 경우 종이가 받는 응력에 해당한다. 접착되어 있는 두 면에 각각 다른 방향의 힘을 가할 경우 접착면에는 전단응력이 발생한다. 이 때, 가해지는 힘이 충분히 클 경우에는 <그림 2-5>의 오른쪽 그림과 같이 접착면의 파손이 일어난다. 이 경우에도 접착면의 면적이 충분하다면, 힘은 더 넓은 면적으로 분산되고, 평균 응력은 감소하게 되어 전단응력으로 인한 파손이 일어나지 않게 된다.

그림 2-5 전단응력의 작용

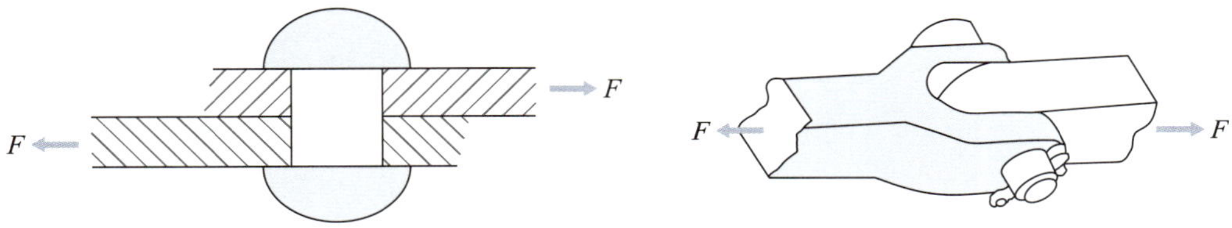

(a) 겹치기 이음(lap joint)　(b) 클레비스 이음(clevis(box) joint)

그림 2-6 전단응력의 예

<그림 2-6>은 또 다른 전단응력의 예를 보여주고 있다. (a)의 겹치기 이음의 경우 리벳의 한 면만이 전단응력을 받고 있으나, (b)의 클레비스 이음의 경우에는 전단면이 겹치기 이음에서의 전단면보다 두 배임을 볼 수 있다. 이는 동일한 리벳을 사용하더라도, 이음의 형태를 (a)에서 (b)로 바꾸기만 해도 전단력에 대해 견디는 능력이 두 배가 됨을 의미한다.

(4) 굽힘응력(bending stress)

굽힘응력은 인장응력과 압축응력의 조합형태의 응력이라고 할 수 있다. <그림 2-7>과 같은 보의 윗부분에 힘을 가하면, 윗부분은 압축상태에 놓이게 되고, 아랫부분은 인장상태에 놓이게 된다. 즉, 굽힘응력은 인장과 압축응력이 동시에 발생하게 하는 특성을 가지고 있다고 할 수 있다.

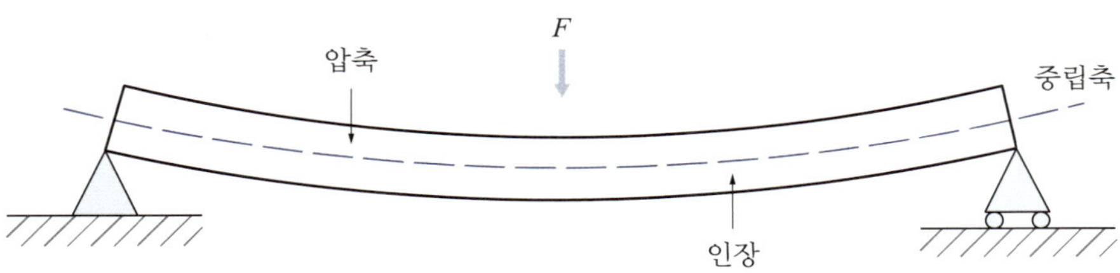

그림 2-7 굽힘응력

예제 2-1

그림과 같은 직경 15 mm의 연강 인장시험 편을 인장 시험기에 장착하여 측정된 최대하중은 760 N이었다. 이때 발생한 응력을 구하여라.

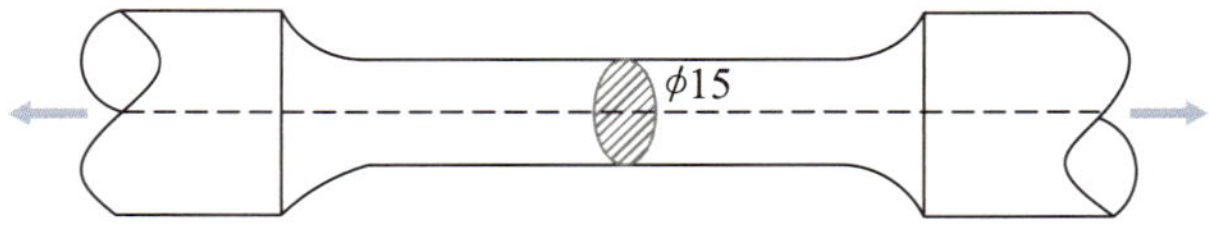

풀이

응력은 단위면적당 하중이므로, 먼저 단면적을 구하면

$$A = \pi\left(\frac{d}{2}\right)^2 = \frac{\pi d^2}{4}$$

$$\sigma = \frac{F}{A} = \frac{F}{\frac{\pi d^2}{4}} = \frac{4F}{\pi d^2} = \frac{4\times 760}{\pi\times(15\times 10^{-3})^2} = 4{,}300{,}720\ \mathrm{Pa} \fallingdotseq 4.3\ \mathrm{MPa}$$

2. 변형률(strain)

충분한 응력을 받은 재료는 변형되거나 그 모양이 바뀌게 된다. '변형률(strain)' ϵ은 이와 같이 응력으로 인한 재료의 변형을 나타내기 위한 물성치로 늘어나거나 줄어든 길이 ΔL을 원길이 L_o로 나눈 값이며 다음과 같이 계산한다.

$$\epsilon = \frac{\Delta L}{L_o} \tag{2-2}$$

이와 유사한 개념으로 연신율 혹은 신장률(elongation ratio)을 사용하기도 하는데, 이는 파괴가 일어날 때까지의 재료의 변형비율을 %로 나타낸 것이다. 이러한 개념은 파괴가 일어날 때까지의 소성변형의 정도 즉, 연성(ductility)을 나타내는데 사용되며 다음과 같이 정의된다.

$$\text{연신율(elongation ratio)} = \left(\frac{L_f - L_o}{L_o}\right)\times 100(\%) \tag{2-3}$$

이 밖에 단면적 감소율(reduction of area, %RA)도 재료의 연성을 나타내는 물성치인데, 이는 다음과 같이 정의한다.

$$\%\mathrm{RA} = \left(\frac{A_o - A_f}{A_o}\right) \times 100 \tag{2-4}$$

여기서, A_o는 초기 단면적, A_f는 파괴 시의 단면적이다. 단면적 감소율(%)은 원길이 및 원 단면적과 무관하며, 일반적으로 한 재료의 연신율과 단면적 감소율 값은 서로 같지 않다. 재료의 연성은 설계 시 구조물의 파괴가 일어나기 전까지 나타나는 소성변형의 정도와 제작 성형에 허용되는 변형의 정도를 나타내므로 중요한 기계적 성질의 하나이다. 취성재료에 비해 연성재료를 괜찮은 재료라고 하는 이유는, 설계의 응력 계산에 오류가 있더라도 단지 국부적인 변형이 일어나며 파괴가 쉽게 일어나지 않기 때문이다. 대체적으로 파괴 변형률이 5% 미만이면 취성재료로 간주된다. <표 2-5>에는 어닐링 처리된 몇몇 재료의 상온에서의 항복강도, 인장강도 및 연신율이 나타나 있다. 이러한 성질들은 사전 변형량과 불순물 및 열처리 내력에 크게 영향을 받지만, 탄성계수는 이러한 것들의 영향을 거의 받지 않는다. 온도가 증가함에 따라 탄성계수, 항복강도 및 인장강도는 감소하며, 연성은 증가한다.

표 2-5 각종 재료(어닐링 상태)의 항복강도, 인장강도 및 연신율

재 료	항복강도(MPa)	인장강도(MPa)	연신율(%)
알루미늄	35	90	40
구리	69	200	45
황동(7-3)	75	300	68
철	130	262	45
니켈	138	480	40
강(1020)	180	380	25
타이타늄	450	520	25
몰리브덴	565	655	35

예제 2-2

압축을 받은 길이 1 m 봉의 변형률을 측정했더니 0.001이었다. 이 봉의 변형 후 길이는 얼마인가?

풀이

변형률 $\epsilon = \dfrac{\Delta L}{L_o}$ 로부터 변형량 $\Delta L = \epsilon \times L_o$이므로 $\Delta L = 0.001 \times 1 = 0.001$이 되고, 압축변형이므로 변형후의 길이는 $L = L_o - \Delta L = 1 - 0.001 = 0.999$ m가 된다.

3. 재료의 탄성 성질(후크의 법칙)

구조물이 변형되는 정도를 나타내는 변형률은 가해지는 응력에 따라 변한다. 대체적으로 작은 인장응력을 받는 대부분의 금속재료에 있어서, 응력과 변형률은 비례하게 되는데, 1678년 이를 처음 보고한 영국의 물리학자인 Robert Hooke의 이름을 따라서, '후크의 법칙(Hooke's law)'이라고 한다. 이를 수식으로 쓰면 식 (2-5)와 같다.

$$\sigma = E\epsilon \tag{2-5}$$

여기서, σ : 응력(Pa), ϵ : 변형률, E : 탄성계수(modulus of elasticity) 혹은 영의 계수(Young's modulus)

여기서 E는 탄성계수 혹은 영의 계수라고 불리며, 응력 - 변형률 곡선의 기울기에 해당하는 값이다. 영의 계수라는 명칭은 19세기 영국의 과학자 Thomas Young에서 기인하였다. 탄성계수가 크다는 것은 동일한 응력(힘)에 대하여 변형이 작음을 의미하므로 두 재료의 탄성계수는 곧 재료의 강도에 해당하는 의미를 가진다고 할 수 있다.

<그림 2-8>과 같은 금속 스프링은 후크의 법칙의 가장 좋은 예라고 할 수 있다. 스프링의 변형량은 스프링에 매달린 추의 개수에 비례해서 늘어나게 되는데, 이 경우 힘과 변형량은 선형관계에 놓여 있게 된다. 이 경우 힘과 변형량 곡선의 기울기는 스프링 상수(spring constant)라고 불리는 물리량으로 설명할 수 있으며, 이도 역시 후크의 법칙으로 설명할 수 있다.

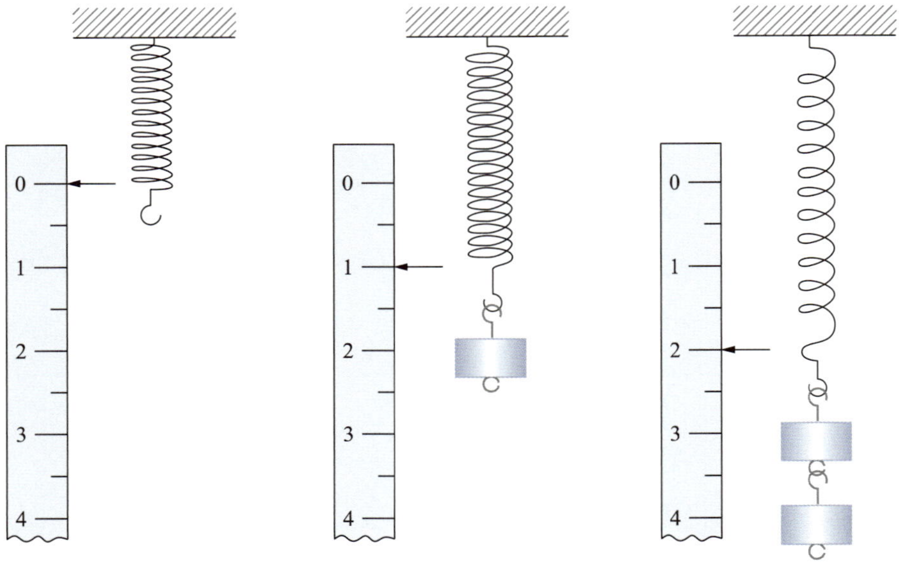

그림 2-8 힘과 변형의 선형관계(후크의 법칙)

≫ 표 2-6 주요 재료의 탄성계수

재 료	GPa	재 료	GPa
몰리브덴	329	마그네슘	45
강	200	뼈	19～20
탄소섬유 강화플라스틱(70/30 FRP)	181	폴리에스터 - 데이크론	13.8
동	117	폴리에스터	7.5
타이타늄 합금	105～120	나일론	2～4
황동, 청동	100～125	썰린(Surlyn)	2.35
Kevlar	70.5～112.4	폴리프로필렌(PP)	1.58
알루미늄	69	HDPE	0.78
유리	50～90	LDPE	0.12

응력과 변형률이 비례하는 변형을 탄성변형(elastic deformation)이라 하며, 이러한 탄성변형은 영구적인 변형이 아니며, 응력을 제거시키면 재료는 원래의 모양으로 되돌아간다.

예제 2-3

길이 500 mm, 단면적 500 mm^{2}인 연강봉에 6 kN의 하중을 가했더니, 0.2 mm가 늘어났다. 이때의 응력, 세로변형률, 탄성계수를 구하여라.

풀이

$$\sigma = \frac{F}{A} = \frac{6\times10^3}{500\times(10^{-3})^2} = 12\times10^6\ \text{Pa} = 12\ \text{MPa}$$

$$\epsilon = \frac{\Delta L}{L_o} = \frac{0.2}{500} = 4\times10^{-4}$$

$$E = \frac{\sigma}{\epsilon} = \frac{12\times10^6}{4\times10^{-4}} = 30\times10^9\ \text{Pa} = 30\ \text{GPa}$$

예제 2-4

단면적이 A이고, 길이가 L_o, 탄성계수가 E인 봉에 힘 F를 가했을 때, 봉의 변형량을 구하여라.

풀이

$$\sigma = \frac{F}{A} = E\epsilon = \frac{E\Delta L}{L_o}$$

$$\Delta L = \frac{FL_o}{AE}$$

4. 소성변형(plastic deformation)

소성변형은 재료에 가해지는 힘이 응력 - 변형률 곡선의 탄성한계를 넘어갔을 때 발생한다. 즉, 우리가 흔히 보는 철사를 예를 들면, 철사에 아주 미세한 힘만을 가한 뒤 힘을 제거하게 되면 철사는 완벽하게 변형 전 상태로 돌아간다. 그러나, 철사에 가해지는 힘이 일정 수준 이상이 되면, 힘이 제거된 이후에도 철사의 변형은 일정부분 원상 복구되지만 일부분은 영구 변형이 남게 된다. 이렇게 힘을 제거한 후에도 원상태로 돌아가지 못하고 영구히 남는 변형을 '소성변형(plastic deformation)'이라고 한다. 의지·보조기 제작 시 플라스틱판 등을 이용하여 환자의 몸에 맞도록 변형을 가하여 제작하는데, 이러한 제작의 과정은 재료의 소성변형을 이용한 것이다. 또, <그림 2-8>과 같은 스프링을 이용한 저울의 경우 일정 수준 이상의 무게를 달 경우 스프링은 영구변형을 일으키게 되는데, 이 역시도 탄성한계 이상의 변형이 가해져 스프링이 소성변형 구간에 들어갔기 때문인 것으로 설명할 수 있다. 대부분의 금속재료는 변형률이 0.005 정도까지만 탄성변형이 일어나며, 이 점을 넘어서면 응력은 더 이상 변형률에 비례하지 않는다.

재료에 측정한 데이터를 바탕으로 응력을 가로축으로 변형률을 세로축으로 그리면 '응력 - 변형률 곡선(stress-strain curve)'을 얻을 수 있는데 <그림 2-9>의 응력 - 변형률 곡선에서 재료는 초기 응력 σ_1까지는 탄성의 거동을 보인다. 즉, 이 구간까지는 재료에 가해지는 힘이 제거되면, 발생된 변형도 모두 사라지게 된다. 이러한 재료의 특성을 탄성이라고 한다. <그림 2-9>에서 σ_1까지 힘이 가해졌다가 제거될 경우 재료는 초기 직선 구간을 따라 변형이 없는 초기상태로 되돌아가게 된다. 그러나, σ_1 이상의 힘이 가해질 경우, 예를 들어 σ_2의 힘이 가해질 경우에는 힘이 제거되면 재료는 곡선을 따라 초기상태로 되돌아가는 대신 탄성 구간의 기울기로 가로축을 향해 가게 되며, 결국 재료에는 소성변형 ϵ_P가 남게 된다. ϵ_T를 하중하의 총 변형률, ϵ_P를 소성변형률, ϵ_E를 탄성변형률이라고 하면, 세 물성치 사이에는 다음과 같은 관계가 성립한다.

$$\epsilon_T = \epsilon_P + \epsilon_E \tag{2-6}$$

여기서, ϵ_T : 총 변형률(total strain under load)

ϵ_P : 소성 혹은 영구변형률(plastic or permanent strain)

ϵ_E : 탄성변형률(elastic strain)

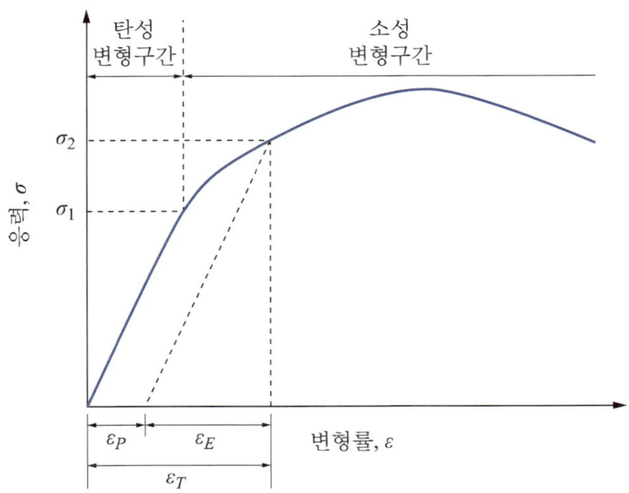

그림 2-9 소성변형

5. 재료의 사용범위

(1) 허용응력과 사용응력

재료가 견딜 수 있는 최대 응력은 인장강도 혹은 극한강도이다. 앞 절에서 살펴본 바와 같이 재료에 극한강도 이하의 응력만이 작용한다면 재료는 비록 늘어나서 모양은 변형되겠지만 파손은 일어나지 않는다. 그러나, 이와 같은 하중의 상태 하에서는 재료에 영구변형이 발생하기 때문에, 이 재료를 더 이상 사용하는 것은 불가능하게 된다. 즉, 재료에 탄성한도 이상의 하중이 가해질 경우 재료에는 영구변형이 남게 되고, 이로 인해 사용에 제약을 받게 된다. 또, 탄성한도 이하의 하중이 가해지더라도 재료에 미세한 상처가 있거나, 오랜 시간에 걸쳐 하중이 반복되거나 혹은 단시간에 큰 충격력이 가해질 경우 역시 사용에 문제가 발생할 수가 있다.

따라서, 재료의 안전을 보장하기 위해서는 하중의 작용형태, 온도, 사용 목적 등과 같이 재료를 사용하는데 필요한 모든 조건을 고려하여 그 재료에 발생하는 허용 최대 응력을 보정해야 한다. 이러한 응력을 허용응력이라고 하며, 각종 설계의 기초가 된다.

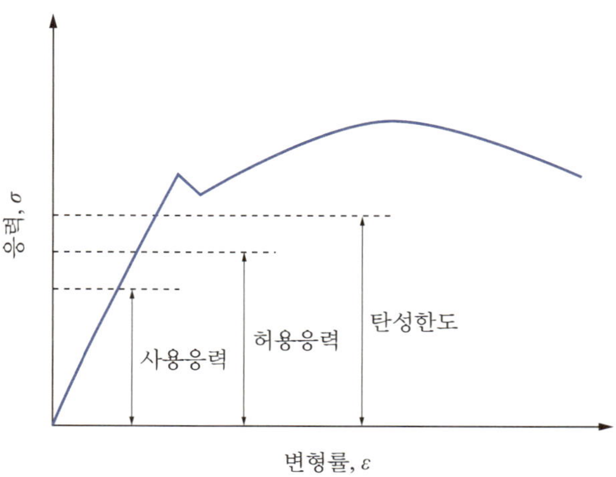

그림 2-10 허용응력과 사용응력

① **허용응력**(allowable stress)

허용응력이란 설계과정에서 재료에 발생하는 각종 조건들을 고려하여 결정한 설계상에서 최대로 허용할 수 있는 응력의 크기를 말하며, σ_a로 표시한다.

② **사용응력**(working stress)

사용응력이란 사용 중에 실제로 발생하는 응력으로 통상 σ_w로 표시한다. 사용응력은 허용응력보다 작아야 하며, 사용응력이 허용응력 보다 크다는 것은 설계상 고려하지 못했던 하중 관련 조건이 있거나, 설계가 잘못되었다는 것을 의미한다.

(2) 안전계수(safety factor)

실제 설계에 있어 작용하중의 크기와 이와 관련된 응력의 크기 결정에는 재료의 비균질성이나 사용장소에 따른 부식, 마모 등으로 인한 불확실성이 있게 마련이어서 통상적인 하중 계산만으로는 단지 근사값만을 알 수 있다. 또한, 모든 재료에 대한 기계적 성질의 측정값 또한 아무리 정확한 측정장치를 사용하고 시험절차를 정교하게 하더라도 정확한 값을 나타내지는 않는다. 그러므로 예기치 못한 파손의 방지를 위해서는 설계 여유가 주어져야 하는데, 안전계수는 이를 위해 도입한 개념으로 일반적으로 설계의 기준강도와 허용응력의 비, 또는 인장강도(극한강도)와 허용응력의 비로 정의된다. 안전계수는 다음과 같은 식으로 표시할 수 있다.

$$N = \frac{\text{기준강도(material strength)}}{\text{허용응력(allowable stress)}} = \frac{\sigma_s}{\sigma_a} \tag{2-7}$$

여기서, N : 안전계수, σ_s : 기준강도, σ_a : 허용응력

안전계수는 일반적으로 하중조건에 따라 크게 달라지며, 이를 필요이상으로 크게 설정할 경우 제작단가가 올라가게 되며 불필요하게 강도가 큰 재료를 사용하거나 중량이 커지게 되는 문제점이 있으며, 너무 작게 설정할 경우 설계당시에 고려하지 못했던 하중요소들 즉, 일시적인 충격력 등으로 인해 자칫 구조물이 파손될 위험이 있다. 따라서, 안전계수의 설정에는 경험이 무엇보다 중요하며, 적절한 수준의 안전율이 설정될 수 있도록 여러 요소들을 다각적으로 고려할 필요가 있다. 통상적으로 중요하지 않은 보통의 부분에서는 2 정도의 안전계수를 사용하며, 하중조건이 비교적 명확한 빌딩 건축 등의 분야에서도 2 정도의 안전계수를 사용한다. 또한, 압력밸브에서는 3.5에서 4 정도를, 자동차 부품에는 3.0 정도를 사용하며, 항공기 부품에는 1.2에서 3 정도를 사용한다. 항공기 부품의 경우에는 경량화를 위하여 통상 작은 안전계수를 사용하는 대신 엄격한 검수과정과 품질관리를 하고 있다. 이러한 안전계수는 재료별로도 달리 사용하는데, 일반적으로 물성치의 관리 및 조절이 쉽고, 하중조

건의 변동이 적은 경우에는 작은 안전계수를 사용한다. <표 2-7>에 이러한 안전계수의 일반적인 가이드라인이 정리되어 있다.

표 2-7 안전계수의 가이드라인

재 료	정하중	반복하중	교번하중	충격하중
주철	4	6	10	15
강	3	5	8	12
목재	7	10	15	20
벽돌, 석재	20	30	-	-

예제 2-5

어떤 재료의 인장응력이 200 MPa로 측정되었다. 안전계수를 5라고 할 때, 이 재료의 최대 사용응력은 얼마인가?

풀이

사용응력은 식 (2-7)을 이용하여 계산할 수 있다.

$$\sigma_a = \frac{\sigma_s}{N} = \frac{200}{5} = 40 \text{ MPa}$$

예제 2-6

인장응력이 100 MPa인 재료에 100 kN의 인장력이 작용하고 있다. 안전계수를 5라 할 때, 원형 단면의 최대 지름은?

풀이

최대 사용응력은 다음과 같이 계산할 수 있다.

$$(\sigma_w)_{\max} = \sigma_a = \frac{\sigma_s}{N} = \frac{100}{5} = 20 \text{ MPa}$$

최대 사용응력으로부터 재료의 최대 지름을 계산해 보면

$$(\sigma_w)_{\max} = \frac{F}{A} \text{이므로,} \ A = \frac{F}{(\sigma_w)_{\max}} = \frac{100 \times 10^3}{20 \times 10^6} = 0.005$$

$$A = \frac{\pi}{4} d^2 = 0.005$$

$$d = \sqrt{\frac{4}{\pi} \times 0.005} = 0.0798 \text{ m}$$

최대 지름은 7.98 cm이다.

예제 2-7

인장강도가 40 MPa인 구조용 강에 100 kN의 하중이 걸릴 때, 이 구조물의 파손을 방지하기 위해 가져야 하는 최소 단면적은 얼마인가? (단, 안전율은 8로 계산한다.)

풀이

안전율 식으로부터 허용 인장응력은 다음과 같이 된다.

허용 인장응력 = 인장강도 / 안전율 = 40/8 = 5 MPa

이 구조물이 파손되지 않기 위해서는 구조물에 걸리는 응력이 허용 인장응력 이하여야 한다. 즉,

$$\sigma = \frac{F}{A} = \frac{100 \times 10^3}{A} < 5 \times 10^6 \text{ Pa}$$

$$A > \frac{100 \times 10^3}{5 \times 10^6}$$

$$A > 0.02$$

단면적은 최소 0.02 m^2 이상이어야 한다.

6. 응력집중(stress concentration)

앞에서는 응력을 단순히 단위면적당 하중으로 계산하였다. 이것은 단면이 같은 재료의 응력은 위치에 관계없이 동일하기 때문이다. 그러나, <그림 2-11>과 같이 단면에 구멍이나, 흠, 크랙(crack)이 있거나, 단면의 형상이 바뀌게 되면, 응력은 좁아진 단면적만큼 커지게 된다. 이와 같은 현상을 응력집중이라고 하며, 크랙의 발생 등으로 인해 응력집중 현상이 발생하게 되면, 이로 인해 재료의 파손이 일어나는 등 재료 파손의 주원인이 되고 있다. 실제 재료의 파괴강도는 이론적인 값보다 항상 낮게 나오는데, 이것 역시 대부분의 재료들이 가지고 있는 작은 크랙으로 인한 응력집중 때문이다. 크랙들은 응력집중이 일어나는 부분부터 항상 시작하기 때문에, 재료의 피로강도를 높여주기 위해서는 그러한 작은 흠집 혹은 크랙들을 제거하는 것이 무엇보다 중요하다. 뼈의 가운데 부분이 주로 부러지는 원인도 가운데 부분의 단면적이 골두에 비해 좁기 때문으로 역시 응력집중 현상 때문이라고 볼 수 있다. 또, 유리를 절

단할 때 유리칼을 사용하면 깨끗하게 절단되는 것도 유리칼로 그어놓은 선 주위에 응력이 집중되기 때문이다. 취성재료(brittle material)에 비해 연성재료(ductile material)의 경우 응력 집중의 효과가 취성재료에 비해 덜하기는 하나 동일한 현상이 분명 발생한다.

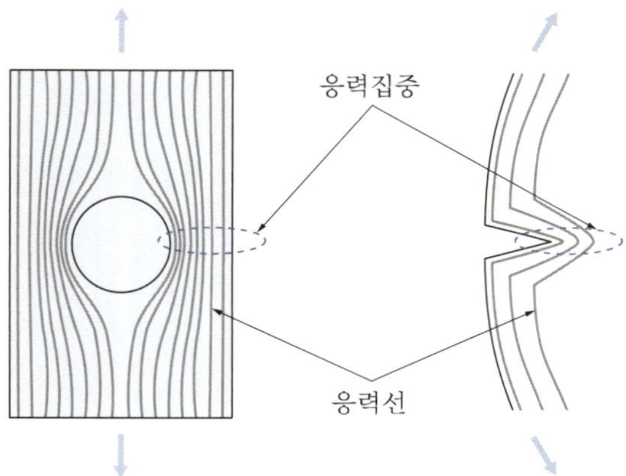

그림 2-11 응력집중 현상

응력집중 현상은 19세기 말까지 알려지지 않았었고, 20세기 초 Griffith에 의해 타원구멍이 있는 평판의 인자에 대한 이론적 접근과 함께 광탄성실험(photoelastic experiment)과 같은 실험적 방법에 의해 알려지기 시작하였다. 응력집중과 관련해서는 응력집중계수를 산출하는 것이 주된 연구대상이 되었는데, 이러한 응력집중 효과를 줄이기 위해서는 다음과 같은 사항에 주의하여야 한다.

(1) 연마 등의 가공을 통해 표면의 흠집을 제거한다.
(2) 바이스에 물려 가공을 할 때에는 재료 표면의 흠집이 나지 않도록 캡을 씌운다.
(3) 재료의 곡면이 부드러운 곡면이 되도록 한다.
(4) 단면적이 급격하게 변하지 않도록 재료의 형상을 설계한다. 두 단면이 결합될 경우, 응력은 결합의 종류에 따라 결합부위에 집중될 가능성이 높다. 이 경우 <그림 2-12>와 같이 필렛(fillet)을 더 해줌으로써 응력집중 효과를 감소시킬 수 있다.

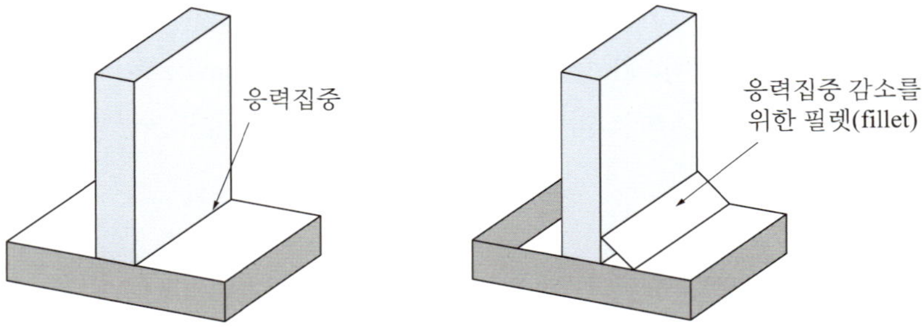

그림 2-12 필렛으로 인한 응력집중 감소

7. 열응력(thermal stress)

재료의 온도가 주위 온도의 영향 혹은 자체적으로 변하게 되면, 온도의 변화에 따라 재료는 늘어나거나 줄어들게 된다. 그러나, 재료가 주변의 구조물들로 인해 이러한 변형이 구속되게 되면, 재료에는 응력이 발생하게 된다. 예를 들면, 벽과 벽 사이에 금속봉이 연결되어 있는 경우, 금속봉의 온도를 올려도 봉은 양쪽 벽에 막혀 늘어나지 못한다. 이 경우 봉은 응력을 발생하게 된다.

온도변화로 인한 재료의 팽창 정도는 열팽창계수 α로 표시되며, 이는 재료의 고유한 물성치에 해당한다. 만약 막대의 길이가 L_o이고, ΔT만큼의 온도 상승이 있을 때의 길이변화가 ΔL이라면 아무런 제약이 없는 막대의 길이변화는 다음과 같은 관계를 가진다.

$$\Delta L = \alpha L_o \Delta T \tag{2-8}$$

만약 열을 받은 막대가 늘어나지 않도록 제약을 받고 있는 상태라면, 그 막대는 위 식의 길이변화 만큼의 압축을 받고 있는 것과 같은 상황이 되며 이는 다음 식과 같이 표현할 수 있다. 이 때 F는 막대가 늘어나지 못하게 하는 힘이고, A는 막대의 단면적, E는 재료의 탄성계수이다.

$$\Delta L = \frac{FL_o}{AE} \tag{2-9}$$

위 식 (2-8)과 (2-9)를 조합한 뒤, 응력 $\sigma = F/A$에 대해 풀어보면 다음과 같이 쓸 수 있다.

$$\sigma = \alpha \Delta T E \tag{2-10}$$

이는 탄성계수 E와 열팽창계수 α를 가지는 재료가 ΔT만큼의 온도가 상승할 때 재료가 받는 응력에 관한 식이다.

표 2-8 주요 재료의 선형 열팽창계수

재 료	20℃에서의 열팽창계수 (10^{-6}/℃)	재 료	20℃에서의 열팽창계수 (10^{-6}/℃)
고무	77	구리	17
물	69	콘크리트	12
PVC	52	강	11.0~13.0
마그네슘	26	철	11.1
알루미늄	23	탄소강	10.8
황동	19	유리	85
스테인리스	17.3	텅스텐	7.5
		다이아몬드	1

예제 2-8

길이 100 mm, 열팽창계수가 50×10^{-6}/℃인 의지용 소켓재료의 온도가 30℃ 상승하였다. 이 소켓의 변형량을 구하여라.

풀이

$$\Delta L = \alpha L_o \Delta T = (50\times10^{-6})\times100\times30 = 0.15\ \mathrm{mm}$$

소켓은 0.15 mm 늘어난다.

예제 2-9

위와 같은 소켓재료의 탄성계수가 2 GPa이라고 할 때, 이 소켓재료가 받는 응력은 얼마인가?

풀이

$$\sigma = \alpha \Delta T E = (50\times10^{-6})\times30\times(2\times10^{9})$$
$$= 3\times10^{6} = 3\ \mathrm{MPa}$$

3 MPa의 응력이 걸리고 있음을 알 수 있다.

8. 보의 응력(stresses in beams)

보에 힘이 작용하여 보가 굽혀질 때의 응력은 단순히 길이방향으로 인장하거나 압축할 때와는 달리 조금 더 복잡한 양상으로 나타나게 된다. 즉, 응력의 개념에서 <그림 2-7>에서 살펴본 바와 같이 윗면에는 압축하중이, 아랫면에는 인장하중이 작용하게 된다. 이와 같은 보의 응력을 설명하기 위해서는 먼저 관성모멘트의 개념을 이해해야 하는데, 이번 절에서는 이에 대해 간략히 살펴보고 가고자 한다.

(1) 관성모멘트(moment of inertia)

① 면적 관성모멘트(area moment of inertia)

관성(inertia)은 뉴턴의 제 1운동 법칙에서 정의한대로 어떤 물체가 그 운동 상태를 유지하려고 하는 물체의 고유한 성질로 정의할 수 있다. 달리는 버스가 급정거하게 되면 버스 안의 승객들은 앞으로 쏠리게 되는데 이와 같은 현상은 바로 관성으로 기인한다고 할 수 있다. 이와 같은 관성은 병진운동에서는 질량(mass)으로 그 성질을 묘사할 수 있다. 즉, 위와 같은 상황에서 몸무게가 많은 사람은 버스가 급정거할 때 몸무게가 적은 사람보다 더 심하게 앞으로 쏠리게 되는데 이와 같은 현상은 바로 몸무게가 많은 사람의 질량, 즉 관성이 몸무게가 적은 사람에 비해 더 크기 때문이다. 회전운동은 병진운동과는 조금 다른데, 이는 회전의 경우 같은 무게라 할지라도 질량이 어떻게 분포되어 있는가에 따라 달라지기 때문이다.

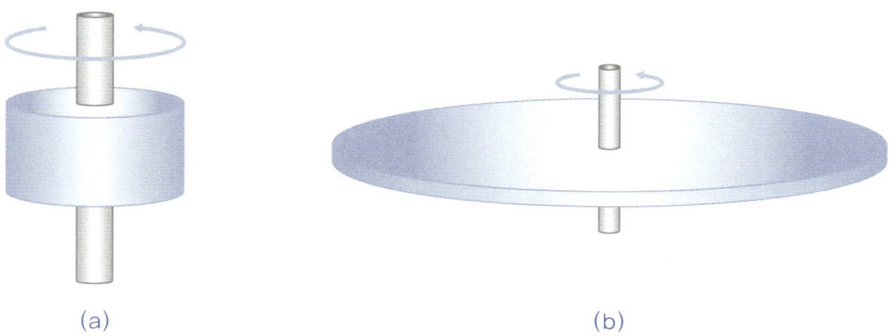

그림 2-13 관성모멘트의 개념

즉, 동일한 회전력을 가했을 경우 <그림 2-13>의 (a)와 같이 질량이 회전축 근처에 모여 있을 경우에는 (b)와 같이 질량이 넓게 퍼져 있는 경우에 비해 더 빨리 회전을 멈추게 되는데(물론 회전이 멈추는 것은 공기의 저항 때문이고, 모양에 따라 공기의 저항이 달라지기는 하지만 그 차이는 질량 관성모멘트의 차이에 비하면 작다), 이는 동일한 질량이라고 할지라도 질량의 분포에 따라 운동의 양상이 달라짐을 의미한다. 이와 같이 회전하는 물체의 관성은 질량 분포 상태에 따라 달라진다. 따라서 관성모멘트는 물체가 외부의 토크에 얼마나 민감하게 반응하는지를 나타내는 양으로서, (각 입자의 질량)×(입자로부터 회전축까지의 거리)^{2}을 모두 더한 값으로 정의한다. 이와 같이 회전하는 물체의 운동을 묘사할 경우에 사용되는 관성모멘트를 질량 관성모멘트(mass moment of inertia or moment of inertia of a mass)라고 한다. 정적인 경우 즉, 물체를 구부리거나 비틀 경우의 상황에 대해서는 질량 대신 면적을 사용하여 물체의 관성을 묘사하게 되는데 이를 면적 관성모멘트(area moment of inertia or moment of inertia of an area)라고 부르며, 이는 회전축으로부터 단면 내 각 지점까지 거리의 제곱에 그 지점의 면적과의 곱을 단면 전체에 걸쳐 합산한 값이다. 면적 관성모멘트의 크기는 굽힘이나 휘어짐(buckling)에 대해 단면이 저항하는 정도를 의미한다. 즉, 동일한 재료로 만들어진 보(beam)의 경우 단면적의 관성모멘트가 큰 쪽이 굽힘에 대해 훨씬 잘 견딘다고 할 수 있다. 또한, 원형 단면의 경우, 단면의 중심을 통과하는 축을 중심으로 회전시키는 것보다 단면 테두리 상의 임의의 한 점을 관통하는 축을 중심으로 회전시키는 경우가 더 힘들다. <표 2-9>에 몇몇 도형의 중심과 관성모멘트, 단면계수를 정리하여 놓았다. 형태가 복잡한 도형의 경우 <표 2-9>의 값과 평행축 정리를 이용하면 임의의 축에 대한 관성모멘트를 계산할 수 있다.

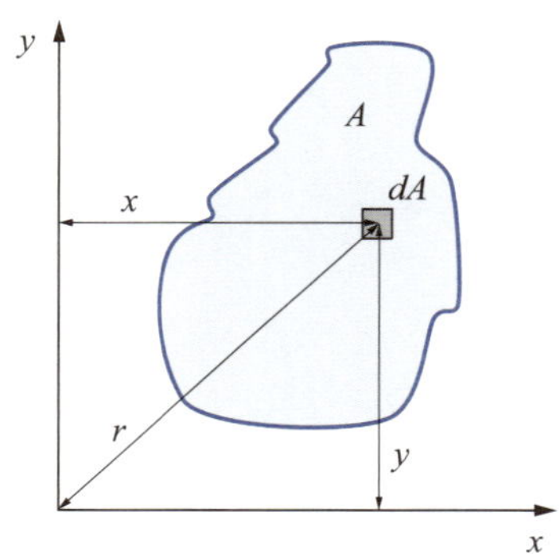

$$I_x = \int y^2 dA$$
$$I_y = \int x^2 dA$$
$$J_z = \int r^2 dA$$

그림 2-14 면적 관성모멘트의 개념

≫ 표 2-9 몇몇 도형의 중심, 관성모멘트, 단면계수

	사각형	삼각형	원	반원
	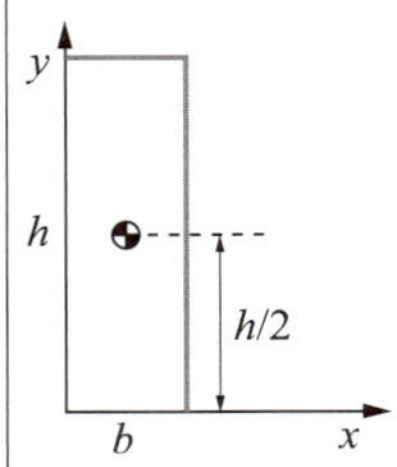	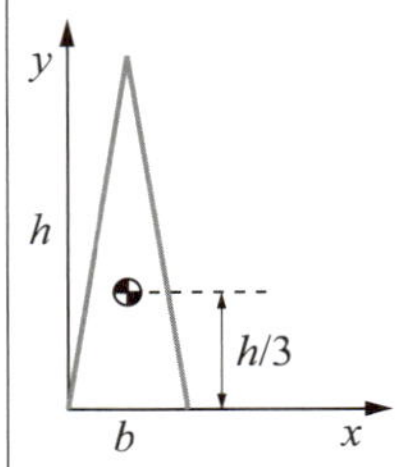	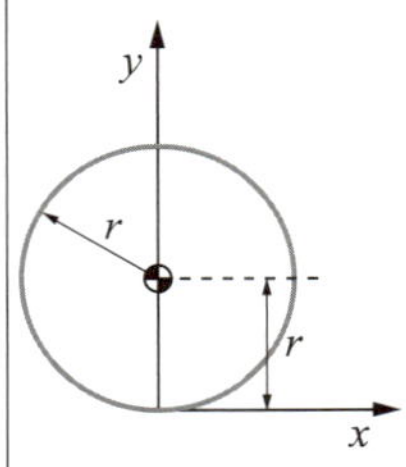	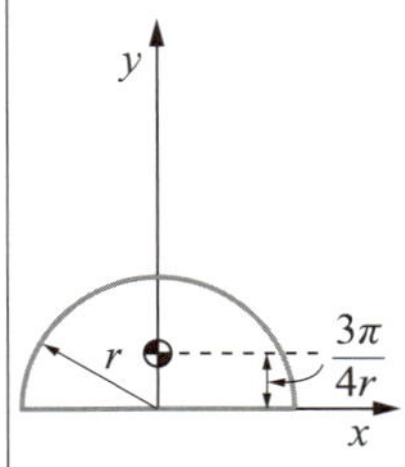
y_c(중심)	$h/2$	$h/3$	r	$3\pi/4r$
I_{cc}(중심축에 대한 관성모멘트)	$bh^3/12$	$bh^3/36$	$\pi d^4/64=0.785r^4$	$0.11r^4$
I_{xx}(x축에 대한 관성모멘트)	$bh^3/3$	$bh^3/12$	$3.93r^4$	$\pi r^4/8=0.393r^4$
Z(단면계수)	$bh^2/6$	$bh^3/24$	$0.785r^3$	$0.19r^3$

② 평행축 정리(parallel axis theorem)

관성모멘트는 회전운동에 대한 물리량으로 회전의 중심축이 바뀌면 달라지는 값이다. 평행축 정리는 특정한 회전축에 대한 관성모멘트를 알고 있을 때, 다른 임의의 축에 대한 관성모멘트를 쉽게 구할 수 있도록 해주는 정리이다. 즉, 중심축과 같이 임의의 축을 중심으로 관성모멘트를 구해야 할 경우, 임의의 축에 대한 관성모멘트는 평행축 정리(parallel axis theorem)를 통해서 구할 수 있다. 평행축 정리는 다음과 같다.

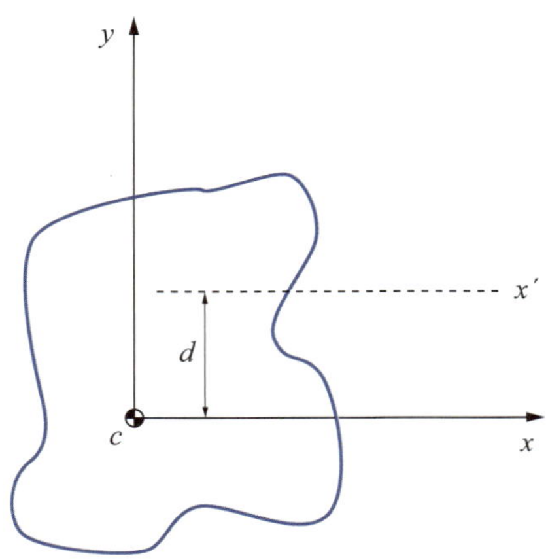

그림 2-15 평행축 정리(parallel axis theorem)

"강체의 임의의 축에 대한 관성모멘트는 중심축에 대한 관성모멘트와 중심축과 임의의 축간의 거리의 제곱과 면적의 합과 같다"

즉, <그림 2-15>와 같이 강체의 중심 c를 지나는 축 x에 대한 관성모멘트를 I_{cc}, 그로부터 거리 d 만큼 떨어진 축 x'에 대한 관성모멘트를 $I_{x'x'}$라 하고, 강체의 중심점을 원점으로 하는 좌표계를 설정하면

$$I_{x'x'} = \int \{x^2 + (y-d)^2\} dA = \int (x^2+y^2) dA + d^2 \int dA - 2d \int y\, dA$$

c는 중심점이고, 이 점이 원점이므로

$$\frac{\int y\, dA}{\int dA} = 0 \qquad \therefore \int y\, dA = 0$$

또, $x^2 + y^2 = r^2 \qquad \therefore \int (x^2+y^2) dA = \int r^2 dA = I_{cc}$

따라서, $I_{x'x'} = I_{cc} + Ad^2$ (2-11)

예제 2-10

목발(crutch)은 사용자의 체중을 지지하기 때문에 가운데 부분이 휘어지기 쉽다. 따라서, 이를 방지하기 위하여 기본 뼈대의 윗부분에 보강판을 덧대어 강도를 보강해 줄 수 있다. 목발의 단면을 아래 그림과 같이 단순화 하여 모형화 하고, 15 mm × 5 mm의 단면을 가지는 기본 뼈대의 윗부분에 15 mm × 5 mm의 보강판을 덧대어 강도를 보강해 주었다고 할 때, 가운데 중심 부분에 대한 단면 A-A′와 단면 B-B′의 관성모멘트를 계산하여라.

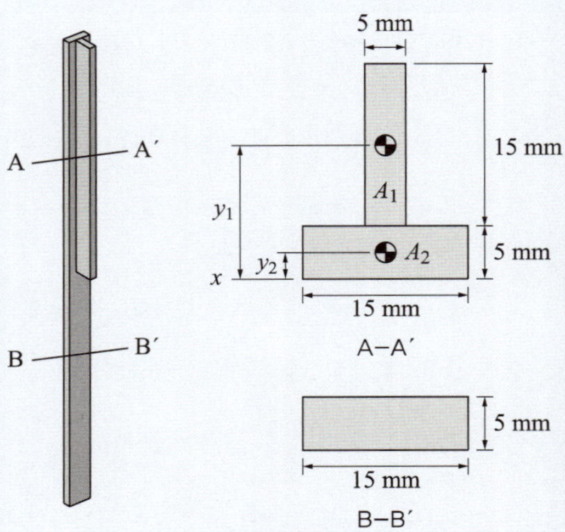

관성모멘트의 계산 예

풀이

① 중심축에 대한 단면 A-A′의 관성모멘트는 평행축 정리를 이용하여 구할 수 있다. 즉,

$$(I_{cc})_{A-A'} = I_{xx} - Ad^2$$

이를 위해서는 바닥면에 대한 관성모멘트 I_{xx}와 중심의 위치 d를 먼저 계산해야 한다. 이를 위해 단면 A-A′를 2개의 직사각형으로 나누면, 바닥면에 대한 2개의 사각형의 총 관성모멘트와 중심위치는 다음과 같이 계산할 수 있다.

$$I_{xx} = (I_1 + A_1 d_1^2) + (I_2 + A_2 d_2^2)$$
$$d = (d_1 A_1 + d_2 A_2)/(A_1 + A_2)$$

여기서, A_1, A_2는 각각 나눈 직사각형 단면의 면적이고, d_1, d_2는 직사각형 단면의 중심에서 축 x까지의 거리이며, I_1, I_2는 직사각형 단면의 중심축에 대한 관성모멘트이다.
각각의 면적은 $A_1 = A_2 = 15\text{ mm} \times 5\text{ mm} = 75\text{ mm}^2$이고, $d_1 = 5 + 1/2(15) = 12.5$이고 $d_2 = 1/2(5) = 2.5$이다. 따라서, 단면 A-A′의 y축 중심은 다음과 같이 계산할 수 있다.

$$d = \frac{75 \times 12.5 + 75 \times 2.5}{150} = 7.5$$

<표 2-9>에서 직사각형에 대한 관성모멘트는 $I = bh^3/12d$이므로,

$$I_1 = \frac{5 \times 15^3}{12} = 1{,}406.25\text{ mm}^4$$
$$I_2 = \frac{15 \times 5^3}{12} = 156.25\text{ mm}^4$$
$$A_1 d_1^2 = 75 \times (5 + 7.5)^2 = 11{,}718.75\text{ mm}^4$$
$$A_2 d_2^2 = 75 \times 2.5^2 = 468.75\text{ mm}^4$$
$$I_{xx} = (1{,}406.25 + 11{,}718.75) + (156.25 + 468.75) = 13{,}750\text{ mm}^4$$

(단면 A-A′의 아랫면에 대한 관성모멘트)
이로부터 $(I_{cc})_{A-A'}$를 구해보면,

$$(I_{cc})_{A-A'} = I_{xx} - Ad^2 = 13{,}750 - 75 \times 7.5^2 = 9{,}531.25\text{ mm}^4$$

② 단면 B-B′에 대한 관성모멘트를 구해보면

$$(I_{cc})_{B-B'} = \frac{15 \times 5^3}{12} = 156.25\text{ mm}^4$$

$(I_{cc})_{A-A'}/(I_{cc})_{B-B'} = 61$이 나오는데, 이는 crutch의 보강한 단면 A-A′가 원단면 B-B′보다 61배 더 강함을 의미한다. 따라서, 이와 같은 보강판은 굽힘강도를 개선하는데 큰 역할을 함을 알 수 있다.

(2) 보의 굽힘응력

<그림 2-16>과 같이 힘이 보(beam)에 가해지면 보는 아래 방향으로 휘어지게 된다. 휘어지는 모양을 보면 보의 아랫부분은 길이가 늘어나는데 반해, 윗부분은 오히려 길이가 줄어들게 된다. 이와 같은 현상은 보를 얇은 판들이 겹쳐 있다고 보면 설명하기가 쉽다. 이와 같이 굽힘응력은 재료의 일부분은 압축응력을 받게 만들고, 또 일부분은 인장응력을 받게 만들기 때문에, 인장력 혹은 압축력이 재료에 가해질 때와는 다른 방법으로 문제에 접근해야 한다.

인장응력을 받는 윗부분과 압축응력을 받게 되는 아랫부분의 사이에는 원래의 길이를 유지하고 있어 인장응력과 압축응력 모두를 받지 않는 면이 존재하는데, 이 면을 중립면(neutral surface)이라고 하며, 이 중립면을 가로지르는 축을 중립축(neutral axis)이라고 한다. 굽힘응력을 받는 보는 이 중립면을 기준으로 한 쪽 면은 인장응력을, 다른 쪽 면은 압축응력을 받고 있다.

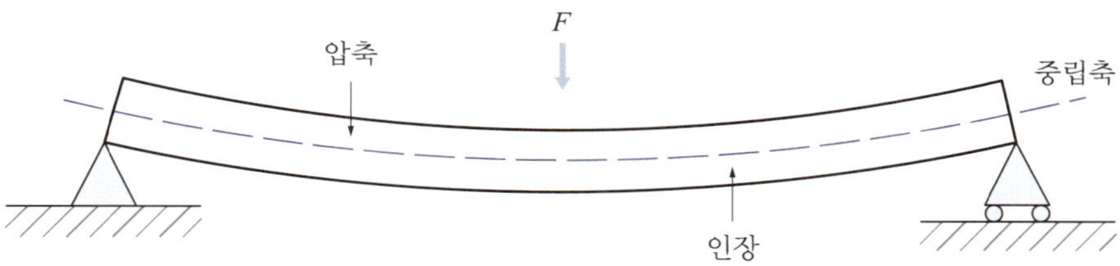

그림 2-16 보의 응력

보가 굽힘 토크 T를 받고 있을 때, 중립축에서 y만큼 떨어져 있는 단면에 작용하는 수직응력 σ는 다음과 같이 주어진다.

$$\sigma = \frac{Ty}{I} \tag{2-12}$$

여기서, I : 중립축에 대한 관성모멘트

이 응력값은 중립축($y=0$)에서는 0이 되고, 보의 바깥면에서 최대가 된다. 이 응력을 보의 굽힘응력(bending stress)이라고 한다. 중립축에서 보의 바깥면까지의 거리 y를 c라고 한다면, 이 면에서의 응력은 다음과 같이 쓸 수 있다.

$$\sigma = \frac{Tc}{I} = \frac{T}{I/c} = \frac{T}{Z} \tag{2-13}$$

여기에서 I/c의 비를 단면계수(section modulus)라고 하며 보통 Z로 표시한다. 단면계수는 단면의 형태가 주어지면 얻을 수 있는데, <표 2-9>에 몇몇 형상에 대한 단면계수가 나와 있다. 예를 들면 4각형의 중심축에 대한 관성모멘트는 $bh^3/12$이고, 중심의 길이는 $h/2$이므로, 단면계수는 $bh^2/6$이 된다. 굽힘응력은 단면계수에 반비례하므로, 굽힘응력을 줄이기 위해서는 단면계수를 크게 하는 것이 유리하며, 4각형의 경우 단면의 가로폭보다는 세로길이를 길게 하는 것이 더 효율적임을 알 수 있다.

① 보에 작용하는 토크

의지·보조기에 사용되는 대부분의 요소들은 발보조기용 스터럽(stirrup tongue)과 같이 수직 힘을 받는 외팔보(cantilever beam) 형태이거나 크럿치(crutch)나 장하지보조기(KAFO)와 같이 중앙부에 힘을 받는 단순지지보(simply supported beam)의 형태로 모형화 할 수 있다. <그림 2-17>과 같은 외팔보와 단순지지보에서의 최대 토크는 각각 다음과 같이 구할 수 있다.

$$T_{\max} = FL \qquad \text{(외팔보)}$$

$$T_{\max} = \frac{FL}{4} \qquad \text{(단순지지보)}$$

② 굽힘응력

외팔보나 단순지지보의 굽힘응력은 위의 토크를 식 (2-13)에 대입함으로써 구할 수 있다. 즉,

$$\sigma = \frac{FLc}{I} \qquad \text{(외팔보)} \qquad (2\text{-}14a)$$

$$\sigma = \frac{FLc}{4I} \qquad \text{(단순지지보)} \qquad (2\text{-}14b)$$

보의 단면이 사각형이고, 가로가 b, 세로높이가 h라면 $c = h/2$가 되고 $I = bh^3/12$가 되므로 외팔보와 단순지지보의 최대 굽힘응력은 다음과 같이 된다.

$$\sigma = \frac{6FL}{bh^2} \qquad \text{(외팔보)} \qquad (2\text{-}15a)$$

$$\sigma = \frac{3FL}{2bh^2} \qquad \text{(단순지지보)} \qquad (2\text{-}15b)$$

③ 보의 변형(beam deflection)

장하지보조기(KAFO)나 크럿치(crutch), 스터럽(stirrup) 등과 같은 의지·보조기용 부품들

의 생체 역학적 특성들은 부품들이 변형에 대해 견디는 능력에 좌우된다. 이는 굽힘응력에 의한 과도한 변형이 기구들의 정렬상태를 변형시키거나 당초 의도했던 효과를 반감시키는 결과를 가져오기 때문이다.

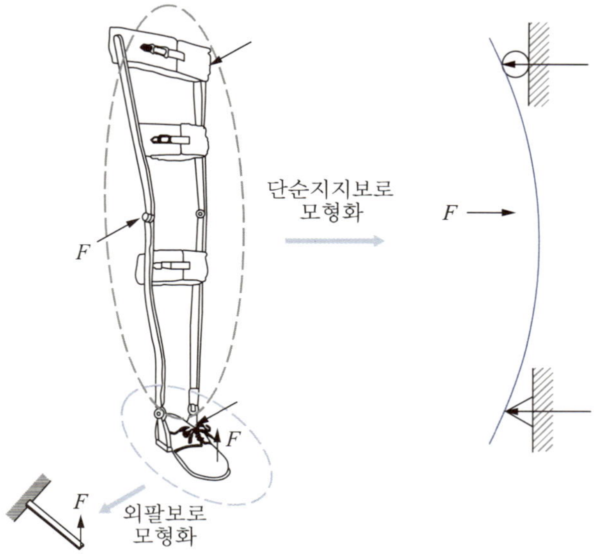

(a) 장하지보조기(KAFO)

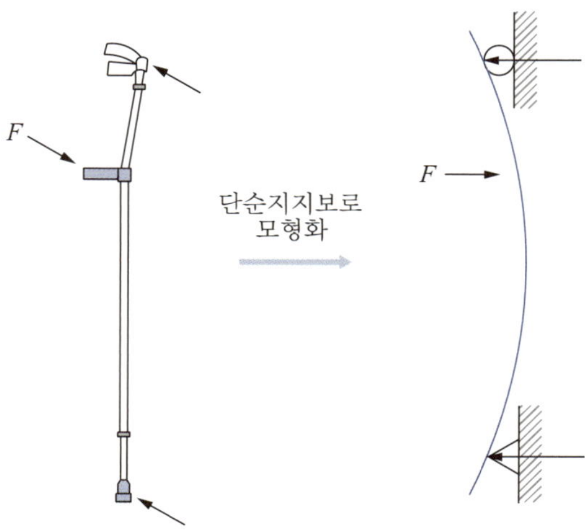

(b) Forearm crutch

그림 2-17 의지·보조기의 역학적 모형

<표 2-10>에 집중하중을 받고 있는 외팔보와 단순지지보의 처짐량에 대한 식이 나와 있다. 외팔보의 경우 $x = l$일 경우 즉, 끝단의 변형량이 가장 크게 되며, 단순지지보의 경우 $x = l/2$ 위치, 즉 보의 중간 지점에서의 변형량이 가장 크게 된다.

》 표 2-10 집중하중 하의 외팔보와 단순지지보의 변형량

보의 형태		변형량	최대 변형량
외팔보	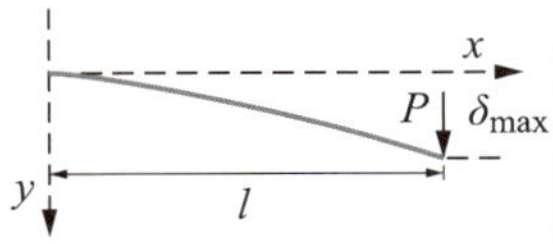	$y = \frac{Px^2}{6EI}(3l - x)$	$\delta_{max} = \frac{Pl^3}{3EI}$
단순지지보 (하중이 중앙에 작용시)	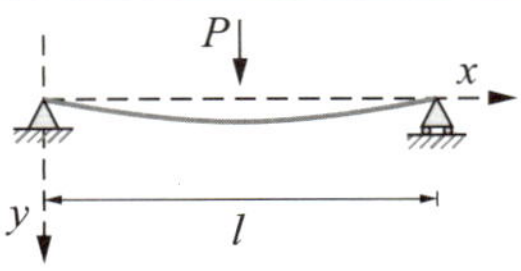	$y = \frac{Px}{12EI}\left(\frac{3l^2}{4} - x^2\right)$ $(0 < x < \frac{l}{2})$	$\delta_{max} = \frac{Pl^3}{48EI}$

예제 2-11

체중 70 kg인 환자가 아래와 같은 보조기를 사용할 때 최대 변형량을 구하여라. (단, 레버길이 L_H는 10 cm이고, 크럿치에 환자 몸무게의 절반이 가해진다고 가정한다. 또, 크럿치의 전체 길이는 120 cm, 바닥에서 레버까지의 길이 L_V는 80 cm로 가정하고, 크럿치의 단면은 네모 단면으로 가로 15 mm, 세로 5 mm로 가정한다.) 최대 변형량은 하중이 중앙에 걸릴 때의 공식을 이용하여 개략적인 값을 구하고, 〈예제 2-10〉에서 사용했던 보강판을 이용했을 때의 결과와 비교하라. 크럿치는 알루미늄으로 변형량의 계산에 필요한 탄성계수 E= 69 GPa로 계산하여라.

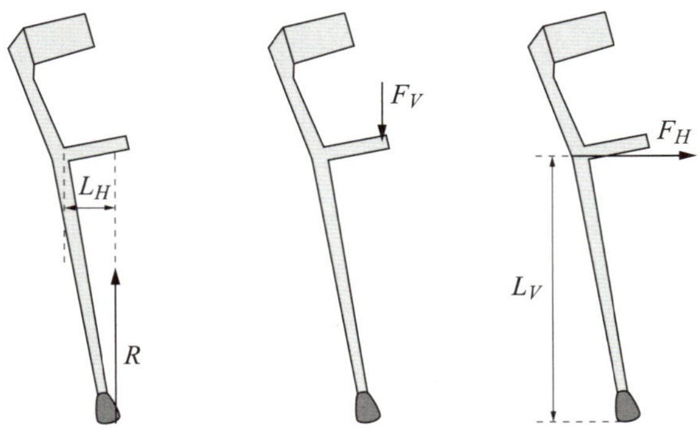

풀이

일반적으로 사용하는 AFO나 KAFO 또는 crutch는 중앙 부위에 굽힘응력을 받는 부분이 존재한다. forearm crutch의 경우 위 그림과 같이 모형화를 하면 crutch는 사용자의 체중의 1/2에 해당하는 하중 R을 바닥으로부터 받게 되고, 이 반발력은 시계반대 방향의 모멘트를 발생하게 된다. 이 모멘트는 사용자가 crutch손잡이로 가하는 힘에 의해 평형을 유지하게 된다.
먼저, crutch의 바닥 반발력에 의해 발생하는 모멘트를 계산해 보면

$$T = R \times L_H$$

여기서, R : 바닥의 반발력, L_H : 중앙부위에서의 바닥 반발력 간의 레버길이
몸무게 70 kg인 성인 남자를 가정하고, 레버길이 L_H는 10 cm이므로 중앙부의 토크는 $T = (70/2 \times 9.81) \times 0.1 = 34.3$ Nm가 작용함을 알 수 있다. 크럿치가 안정을 유지하기 위해서는 발생한 모멘트 보다 크럿치 손잡이에 걸리는 힘에 의해 발생하는 모멘트가 더 커야만 한다. 이 모멘트는 결국 크럿치 중간에 작용하는 굽힘하중 F_H을 유발하게 되고, 이 굽힘하중에 의한 모멘트의 크기와 같게 된다. 즉, 보행자가 크럿치를 이용하여 정상적인 보행을 하기 위해서는 크럿치 중앙부에 작용하는 힘은 다음과 같이 되어야 한다.

$$F_H \times L_V \geq R \times L_H$$

즉, $F_H \geq \dfrac{R \times L_H}{L_V}$가 되며, $L_V = 80$ cm이므로 F_H은 최소한 42.88 N이 되어야 한다.

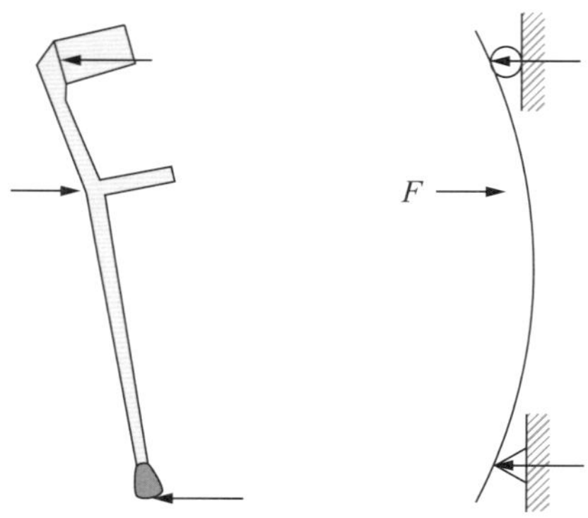

Forearm crutch의 자유물체도(FBD : Free-Body Diagram)

이와 같은 계산을 바탕으로 crutch를 위 그림과 같이 단순지지보로 가정하면 보에 걸리는 최대 응력은 다음과 같게 된다.

$$\sigma = \frac{3F_H L}{2bh^2} = \frac{3(45.88)(1.2)}{2(0.015)(0.005)^2} = 205.8 \times 10^6 \text{ Pa} = 205.8 \text{ MPa}$$

여기서, $F_H = 42.88$ N, $L = 120$ cm, $b = 15$ mm, $h = 5$ mm

최대 변형량을 구해보면,

$$y_{max} = \frac{FL^3}{48EI}$$

여기서, E= 탄성계수 = 69 GPa(알루미늄), $I_2 = \frac{15 \times 5^3}{12} = 156.25$ mm^{4}을 대입해 보면

$$y_{max} = 14.3 \text{ cm}$$

이는 70 kg 되는 환자가 이 보조기를 사용할 경우 최대 14.3 cm가 휘어짐을 의미한다. <예제 2-10>에서와 같이 보강이 된 형태의 크럿치를 사용할 경우 관성모멘트는 $I_1 = \frac{5 \times 15^3}{12} = 1406.25$ mm^{4}가 되고, 이를 넣어서 변형량을 구해보면

$$y_{max} = 1.60 \text{ cm}$$

재료의 변경없이 단순히 보강재만 보강했음에도 불구하고 변형량이 보강전의 변형량의 11.2%로 상당한 효과가 있음을 알 수 있으며, 여기에서 변형량을 더 줄이기 위해서는 재질을 바꾸어야 함을 의미한다.

2.6 재료시험법

의지·보조기에 사용되는 재료는 하중을 지지하는 금속재료와 플라스틱 등과 같은 비금속재료로 구분할 수 있다. 이들 재료는 각각 서로 다른 특성을 가지게 되는데, 재료시험을 통한 기계적 성질을 파악하여 설계 시 활용하게 된다. 재료의 기계적 성질은 탄성계수, 포와송비, 항복강도 및 극한강도, 경도, 피로강도, 인성, 연성, 크리프 등이 있다. 이들 기계적 특성값을 얻기 위해서는 일반적으로 재료시험을 하게 되는데, 이와 같은 재료시험의 종류에는 인장시험, 압축시험, 굽힘시험 등이 있다. 각 나라에서는 이들 재료시험에 대한 규격을 정해 놓고, 시험편의 재질에 따른 시험편의 규격과 시험방법 등을 표준화하여 시험결과를 비교 활용할 수 있게 하고 있다. 한국은 KS(Korean Standard), 미국은 ASTM(American Society for Testing Materials), 일본은 JIS(Japan Industrial Standard)에 시험규정이 있으며, 국제적으로는 ISO(International Standardization Organization)가 있다.

1. 인장시험

인장시험은 시험편의 양단을 시험기에 고정시키고, 시험편의 축방향에 당기는 힘을 적용시켜 파괴되기까지의 변형과 주어진 힘을 측정하여 그 재료의 항복점, 인장강도, 연율 및 단면 수축 등을 결정하는 시험이다. 인장시험은 기계적 성질을 결정하는 기본 시험방법으로 널리 사용되며 이는 조작이 간단하면서도 정확한 결과를 얻기 쉽고, 결과의 해석이 용이하기 때문이다.

(1) 인장시험기와 시험편

인장시험기 또는 만능시험기에 시험하려고 하는 시편을 척에 고정시키고 인장력을 가한다. 시편은 재질에 따라 KS에 규정되어 있다. <그림 2-18>은 그 한 예이다. 시험편은 표점을 펀치로서 표시하는데 표점간격의 길이를 표점거리라 하여 이것을 연율의 측정기준으로 사용한다. 시험에 사용되는 표준시편은 일반적으로 중심부가 얇게 제작되어 있는데, 이는 시편을 잡고 있는 부위가 먼저 파손이 되는 것을 막기 위한 것이다.

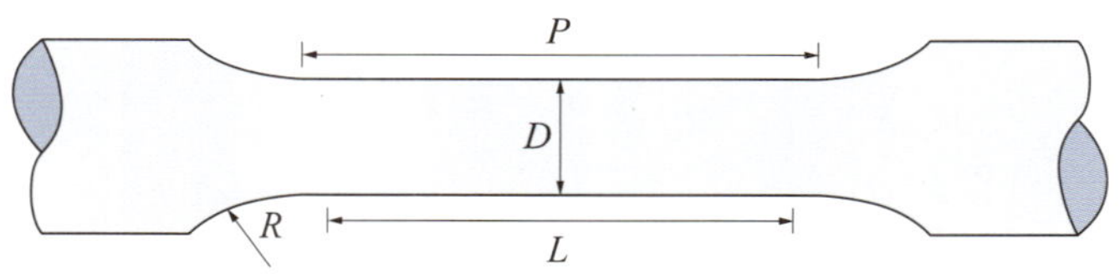

$L = 50$ mm

$P ≒ 60$ mm 또는 $L = 4\sqrt{A} = 3.54D$

$D = 14$ mm

$R \geq 15$ mm

그림 2-18 금속재료 인장시험편의 KS규격(4호 시험편); 주조, 단조, 철, 비철 일반

(2) 인장시험

인장시험은 <그림 2-19>와 같은 인장응력 - 변형률 시험기를 이용하여, 시편이 끊어질 때까지 하중을 가하면서 시편의 길이 변화와 가해진 힘의 변화를 측정하는 시험이다. 시편은 하중이 부가된 초기단계에서는 가해진 하중에 비례하여 늘어나다, 일정 수준 이상의 하중이 가해지게 되면 시편의 단면이 좁아지며 표점거리가 급격하게 늘어나게 되는데 이를 네킹(necking)현상이라고 한다.

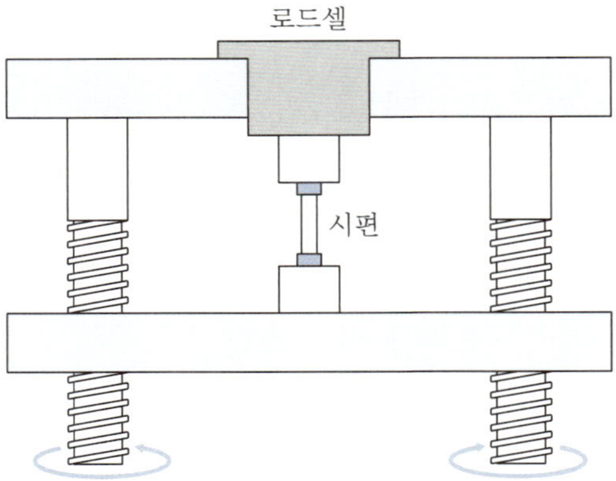

그림 2-19 인장응력 - 변형률 시험기

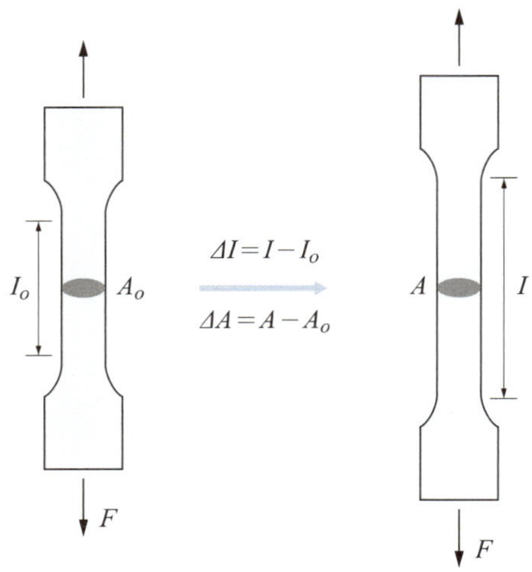

그림 2-20 시편의 길이 및 단면적의 변화 측정

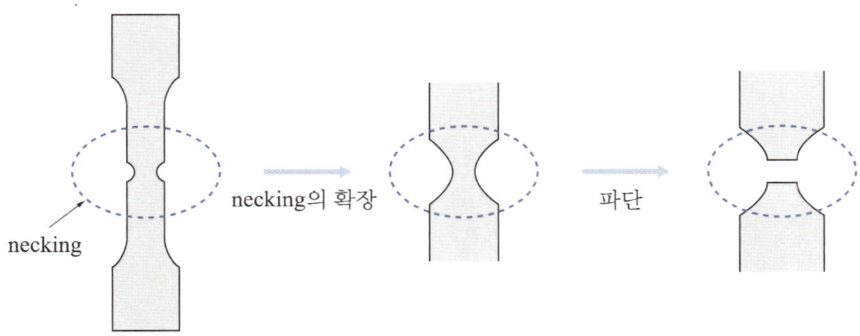

그림 2-21 Necking현상

(3) 인장시험곡선

시편에 가해지는 힘을 시편의 단면적으로 나누어 주면 '응력(stress)'을 계산할 수 있으며, 시편의 늘어난 길이를 최초 길이로 나누어 주게 되면 '변형률(strain)'을 얻을 수 있다. 이와 같이 측정한 데이터를 바탕으로 응력을 가로축으로 변형률을 세로축으로 그리면 '응력 - 변형률 곡선(stress-strain curve)'을 얻을 수 있는데, 이 곡선으로부터 많은 기계적인 물성치를 얻을 수 있다. 인장시험에서 얻을 수 있는 물성치는 재료에 힘을 가했을 때 그 재료가 견딜 수 있는 최대 하중인 극한강도, 응력 - 변형률 곡선의 기울기에 해당하는 탄성계수 등이 있으며, 이를 이용하면 재료에 힘이 가해졌을 때 재료의 거동을 예측할 수 있다.

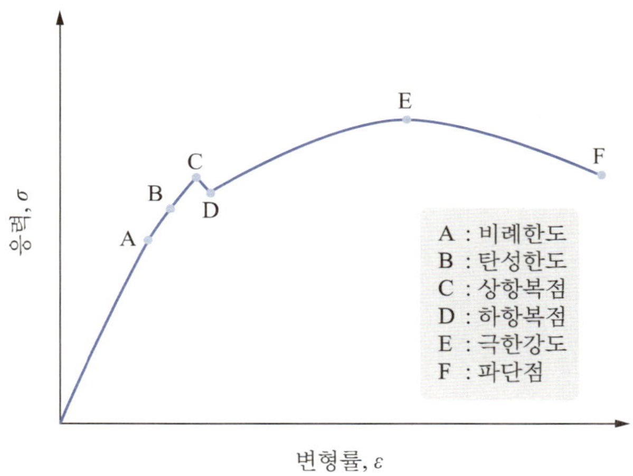

그림 2-22 인장시험곡선(응력 – 변형률 곡선)

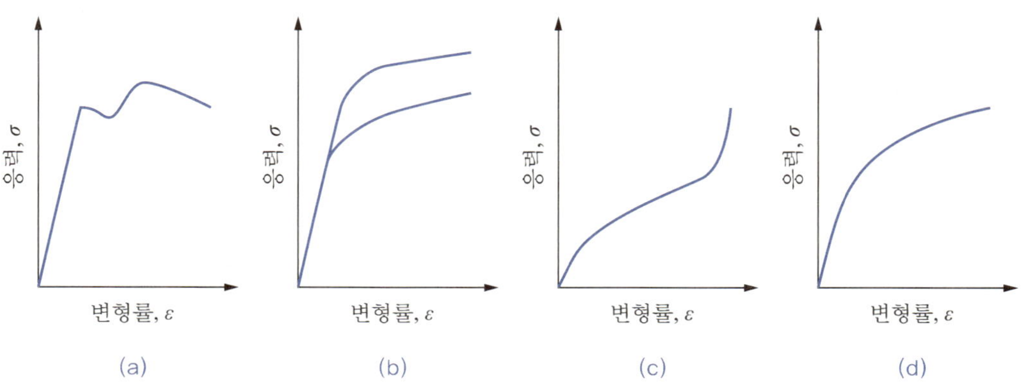

그림 2-23 다양한 재료의 응력 – 변형률 곡선

응력 - 변형률 곡선은 재료에 따라 형태가 다양하다. <그림 2-23(a)>는 보통의 구조용 탄소강이며, (b) 중 낮은 곡선은 합금강을, 높은 곡선은 경강(hard steel)을 나타낸다. 비철 합금과 주철의 응력 - 변형률 곡선은 (c)와 같이 나타나며, (d)는 전형적인 고무류의 응력 - 변형률 곡선을 나타내고 있다.

응력 - 변형률 곡선의 주요 지점에 대해 살펴보면 다음과 같다.

① 비례한도(proportional limit)

하중을 가하게 되면 하중을 가하는 초기에는 하중의 크기에 비례하여 변형이 일어나는데, 그 한계점을 비례한계라고 한다. 앞서 설명한 탄성계수는 비례한도내의 응력과 변형률의 비에 해당하며, 이는 응력 - 변형률 곡선의 기울기에 해당한다.

② 탄성한도(elastic limit)

재료에 일정 크기 이하의 하중을 가한 뒤 그 하중을 제거하면 재료의 변형은 감소되어 원래 형태로 돌아간다. 이와 같은 재료의 변형을 탄성변형(elastic deformation)이라고 한다. 탄성한도 이상의 하중을 가하게 되면 이를 제거해도 원래 형태로 돌아가지 않게 되는데, 이는 소성변형(plastic deformation)이라고 한다. 탄성한도는 탄성변형이 일어나는 한계점을 의미하며, 이 한도 이상의 힘을 가하면 힘을 제거한 후에도 재료에 영구적인 변형이 일어나게 된다. 대부분의 재료에서는 탄성한도와 비례한도가 거의 같아, 탄성한도와 비례한도를 같은 뜻으로 사용하기도 한다.

③ 항복점(yield point)

응력 - 변형률 곡선에서 하중이 너무 크지 않을 동안에는 가해준 하중에 비례하여 변형이 일어난다. 그러다가 어느 순간 재차 하중이 증가하면 약간의 하중의 증가에 대해 갑자기 급격하게 변형이 일어나게 되는데, 이를 재료의 항복(yielding)이라고 하며 이와 같이 변형의 양상이 급격하게 변하는 점을 항복점이라고 한다. 이상적인 연강(mild steel)과 같은 재료에서는 <그림 2-22>와 같이 상항복점 C와 하항복점 D가 나타나지만, 다른 재료에서는 항복점이 언제나 명확하게 나타나지는 않는다. 상항복점은 변형률의 속도, 시험편의 형상 등에 영향을 받아 일정한 값을 보이지 않지만 하항복점은 대체로 안정된 값을 보인다. 따라서, 항복점이라 하면 탄성영역에서 소성영역으로 변환되는 안정된 값인 하항복점을 일반적으로 지칭하고 탄성 설계 시에 설계응력으로 사용한다.

④ 인장강도(tensile strength)

극한강도(ultimate strength)라고도 하며, 흔히 재료의 강도라고 하는 것은 일반적으로 인장강도를 의미한다. 인장강도는 응력 - 변형률 곡선에서 최대 응력점에 해당하는 점이다. 이는 재료가 견딜 수 있는 최대 한계점이다. 알루미늄의 인장강도는 50 MPa, 고장도 강의 인장강도는 3,000 MPa 정도이며, 대부분의 금속들은 이 범위안의 인장강도를 가지고 있다. 구조물에 인장강도에 해당하는 응력이 가해졌을 때에는 이미 많은 소성변형이 일어나 구조물의 기능이 상실된 상태가 된다.

(4) 진응력과 진변형률

<그림 2-22>에서는 응력이 극한강도점을 지나면 재료가 약해지는 것처럼 보이지만, 이는 네킹현상으로 인해 시편의 단면적이 감소함으로서 시현의 하중 지지력이 감소하기 때문에 나타나는 현상이며 실질적으로는 응력이 증가한다. 앞에서 설명하면서 산출한 응력은 인장을 받기 전의 초기 단면적을 기준으로 하고 있으며, 네킹현상으로 인한 면적의 감소는 고려하고 있지 않다. 이런 이유로 초기 단면적을 기준으로 해서 계산한 응력이 극한강도점을 기점으로 작아지는 것처럼 보이게 되며, 이는 우리가 정의한 응력의 개념에서 보자면 진짜 응력이 아니라 계산하기에 편리한 응력값에 불과하다. 따라서, 초기 단면적을 기준으로 계산한 응력을 공칭응력(nominal stress), 네킹현상으로 인한 단면적의 감소부분을 고려하여 계산한 응력을 진응력(true stress)이라고 한다. <그림 2-24>에 공칭응력 - 변형률 거동과, 진응력 - 진변형률 거동을 도식적으로 비교하여 나타내었다. 그림에서 볼 수 있듯이 진응력은 극한강도점을 지나서도 변형률 증가에 따라 계속 증가한다.

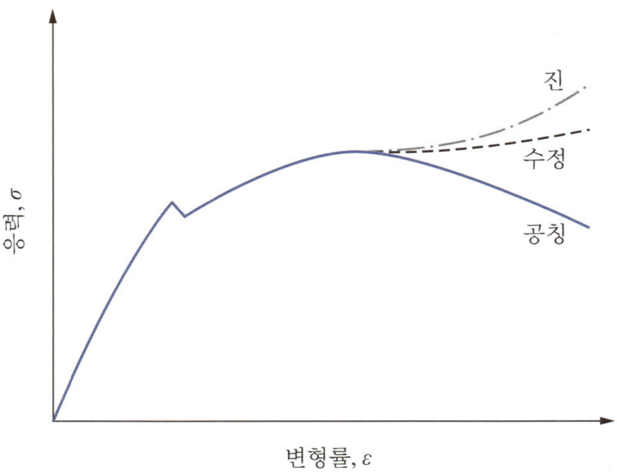

그림 2-24 공칭응력 - 변형률 곡선과 진응력 - 변형률 곡선의 비교

또한, 네킹현상은 네킹 부위에 복잡한 응력 상태를 유발시킨다. 즉, 축방향으로의 응력이외에 다른 방향으로의 응력이 나타나게 되어, 결과적으로 네킹 부위의 축방향 응력은 작용응력과 네킹 부위의 실제 단면적으로부터 산출한 응력보다 약간 작다. <그림 2-24>의 '수정(corrected) 곡선'이 이를 나타내고 있다.

2. 압축시험(compression test)

압축시험은 <그림 2-25>에 표시한 바와 같이 재료를 길이방향으로 세워놓고 압축력을 작용시키는 시험방법이다. 압축시험의 목적은 압축력에 대한 재료의 저항력을 시험하여, 압축에 의한 압축강도, 비례한도, 항복점, 탄성계수 등을 결정하는 시험방법이다. 압축강도는 취성재료에 대해서는 비교적 수월하게 결정할 수 있으나, 연성재료의 경우 파괴를 일으키지 않으므로 결정하기가 곤란하다. 이 경우 편의상 시편의 주변에 균열이 생길 때, 이 균열이 발생하는 응력을 압축강도로 취급하는 경우도 있다. 압축시험은 주로 압력을 받는 용도로 사용되는 주철, 베어링 강, 벽돌, 콘크리트와 같은 내압재료에 대해 실시된다. 압축시험의 공식은 인장시험과 대략 동일하다. 압축시험에서 필요한 시편의 길이 h와 단면 d의 비는 $h=(1.5\sim2)d$의 관계를 가진다.

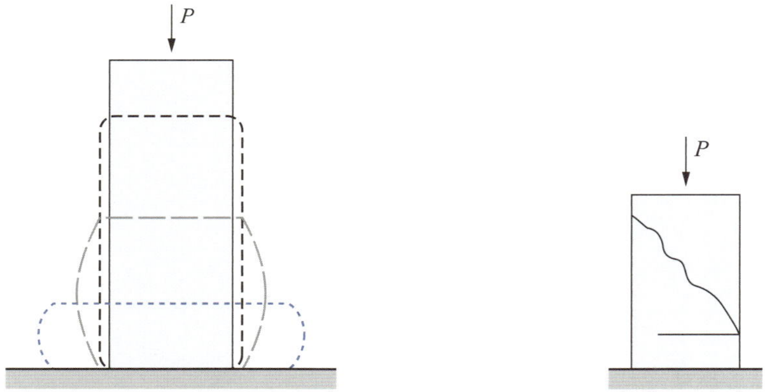

그림 2-25 압축시편의 변형

3. 굽힘시험(bending test)

굽힘시험에는 굽힘에 대한 재료의 저항력(굽힘강도), 재료의 탄성계수 및 탄성에너지를 결정하기 위한 굽힘 저항시험(bending resistance test)과 전성 및 균열의 유무를 시험하여 가공의 적정 여부를 결정하기 위한 굽힘 균열시험(bending crack test)이 있다. 굽힘시험에서 굽힘량과 하중의 관계는 전단을 고려하지 않을 경우에는 다음과 같은 일반식으로 표시된다. 즉, 단순보의 중앙에 집중하중이 작용하면

$$\sigma_{\max} = \frac{PL^3}{48EI}, \qquad \theta = \frac{PL^2}{16EI} \tag{2-16}$$

주철의 굽힘시험에서 지지점의 중앙에 하중을 가하여 파괴할 때 하중과 휨을 측정하여 이로부터 강도를 계산할 수 있다.

$$\sigma = \frac{PL}{4} \bigg/ \frac{\pi}{32} d^3$$

여기서 P는 파단시의 하중, L은 지지점 간의 거리, d는 시편의 지름이다. 위 식은 엄밀한 의미에서는 비례한도 이내에서만 성립되는 식이나, 파단 시에도 적용하여 사용하기도 한다.

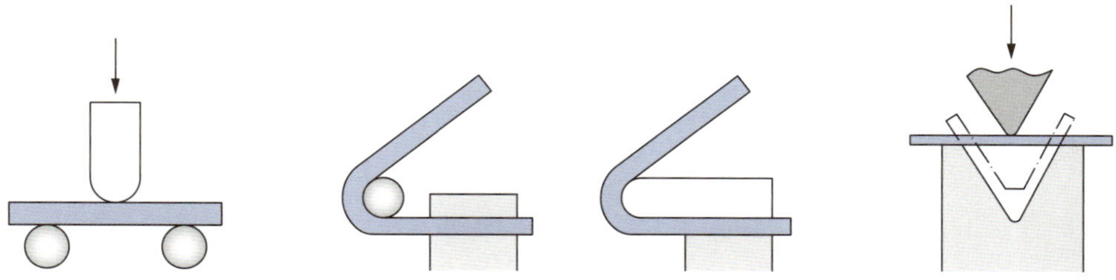

(a) 누름법 (b) 감아 굽히는 법 (c) V 블록법

그림 2-26 굽힘시험

4. 비틀림시험(twisting test)

비틀림 하중을 가하고 토크(torque)에 대한 저항력(T), 전단응력(τ), 비틀림 각(θ), 비틀림 탄성계수(G) 등을 구하는 시험이다. 비틀림시험은 한 쪽 단을 고정하고, 다른 단을 비틀어 <그림 2-27>과 같은 토크 - 비틀림 각 곡선을 그리는데, 이 시험에 사용하는 기계를 비틀림시험기라고 한다. <그림 2-27>의 곡선의 직선부분의 경사를 측정하면, 다음 식에서 원형 단면의 전단 탄성계수를 구할 수 있다.

$$G = \frac{32}{\pi} \times \frac{l}{d^4} \times \frac{T}{\theta}$$

앞에서 l은 표점거리, d는 시편지름이다. 비틀림에서 생기는 전단응력 τ는 다음과 같이 구할 수 있다.

$$\tau = \frac{16\,T}{\pi\, l\, d^3} \tag{2-17}$$

강선에서는 비틀림 횟수로 비틀림에 대한 성질을 시험한다. 이때에는 와이어 비틀림시험기(wire twisting tester)를 사용한다.

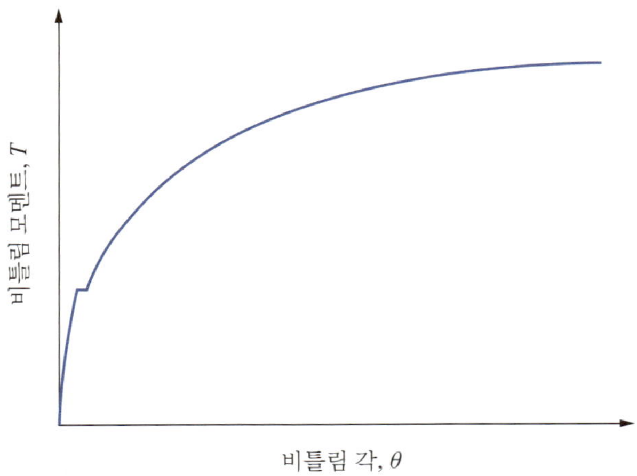

그림 2-27 비틀림 각 곡선

5. 전단시험(shearing test)

전단응력은 전단면에 평행하게 작용하는 힘으로 한 부분에서 다른 부분으로 슬립이 일어난다. 완전히 전단파괴가 일어나는 재료의 면적(A)으로부터 전단응력(τ)을 계산한다. 즉,

$$\tau = G \cdot \gamma \tag{2-18}$$

여기서, G : 전단탄성계수, γ : 전단변형

<그림 2-6>은 전단응력이 전단면에 따라 작용하고 있는 것을 나타내는데, 이러한 전단응력은 전단하중을 받는 볼트나 리벳 등의 설계에 있어서 중요한 역할을 하며, 일반적으로 인장강도의 40% 정도의 값을 가진다.

6. 경도시험(hardness test)

경도는 한 물체를 다른 물체에 압입시켰을 때 그 물체의 변형에 대한 저항력의 크기로 나타낸다. 경도는 측정이 쉬워 기계적 성질을 파악하는데 가장 널리 이용되며, 일반적으로 경도가 높을수록 인장강도는 크다. 경도시험의 종류는 다음과 같다.

- 압입 경도시험 : 브리넬, 로크웰, 비커스, 마이어 경도계
- 반발 경도시험 : 쇼어, 에코 경도계
- 스크래치 경도시험 : 마르텐스 긋기 경도계
- 펜듈럼 경도시험 : 허버트 펜듈럼 경도계

경도시험은 내마모성이나 내구성과 대개 일치하고, 강에 있어서는 마모저항이나 강도를 대신하는 개념으로 이용되며, 비교적 다른 시험보다 자주 실시되는데, 그 이유는 다음과 같다.

- 비용이 저렴하며, 별도로 시편을 준비할 필요가 없다.
- 비파괴적인 시험방법으로 시편이 파괴되거나 과도한 소성이 일어나지 않는다.
- 인장강도와 같은 다른 기계적 성질도 경도시험을 통한 유추가 가능하다.

(1) 브리넬 경도(Brinell hardness, HB)

브리넬 경도는 1900년 스웨덴의 엔지니어인 Johan August Brinell에 의해 제안된 방법으로, 쇠로 만든 공(강구)을 압입하는 방법을 사용한다. <그림 2-28>은 유압식 브리넬 경도계를 나타내며, HB 경도는 지름이 D(mm)인 볼을 시험편에 압입하였을 때, 압입된 자국의 표면적(mm^2)으로 하중(kgf)을 나누어 경도를 구한다. 즉, 일정한 하중 P(kgf)를 가하여 강구의 지름 D(mm)로 시험편 표면에 압입하고, <그림 2-29>와 같이 하중을 제거한 후에 볼 자국 지름을 d(mm), 깊이를 t(mm)라고 하면, 식 (2-19)와 같이 하중을 표면적으로 나눈 값이 HB 경도이다.

$$\mathrm{HB} = \frac{P}{A} = \frac{P}{\pi D t} = \frac{2P}{\pi D(D - \sqrt{D^2 - d^2})} \tag{2-19}$$

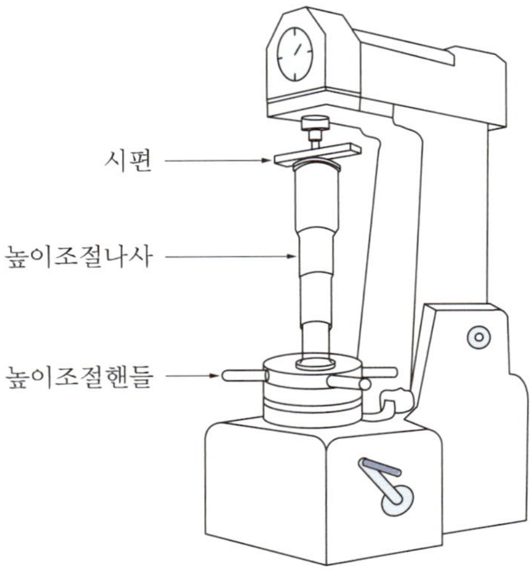

그림 2-28 유압식 브리넬 경도계

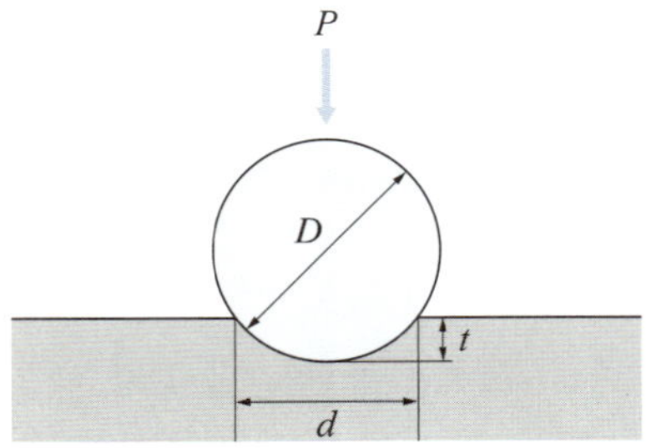

그림 2-29 압흔지름

≫ 표 2-11 압입자의 지름과 시험하중

압입자의 지름 D(mm)	시험하중(kgf)	경도기호	적용재료
10	3,000	HB(10/3000)	강, 주철(140 이상)
10	1,000	HB(10/1000)	주철(140 미만), 동 및 동 합금(35~200), 경금속 및 그 합금
10	500	HB(10/500)	동 및 동 합금(35 미만), 경금속 및 합금
5	750	HB(5/750)	동 및 동 합금(200 초과)

≫ 표 2-12 볼의 재질

볼의 재질	사용범위(HB)
탄소강 볼	$<$400~500
크롬강 볼	$<$660~700
텅스텐 카바이드 볼	$<$800
다이아몬드 볼	$<$850

강구의 지름은 10 mm, 5 mm가 있으며, 시험하중은 시험편이 강일 때는 보통 3,000 kgf, 연한 재료는 500 kgf로 한다. 대단히 경한 재질에 적용했을 때 강구 경도의 영향, 강구의 변형, 압입구멍 지름부의 침하 등으로 경도는 저하된다. 강구의 크기와 하중은 시험편에 따라 적절히 선택해야 한다. 일반적으로 유압식 경도시험기가 많이 사용되고, 하중유지시간은 30초를 표준으로 하며, 강, 동은 15초로 하기도 한다. 시험편의 두께는 압입자국깊이의 10배 이상, 시험편의 폭은 압입자국 지름의 5배 이상으로 하며, 경도를 측정하는 오목부 중심간의 거리는 원칙적으로 4배 이상, 또 오목부 중심에서 시험편 가장자지까지의 거리는 원칙적으로 2.5배 이상이어야 한다. 자국의 지름 d는 서로 직각을 이루는 2방향에서 측정하여 평균값으로 하며, 브리넬 경도계에 부속되어 있는 확대경으로 읽고, 경도는 환산표를 이용하여 얻는다. 원칙적으로 HB 450을 넘지 않는 금속에 적용한다.

또한, 브리넬 경도는 <그림 2-30>과 같이 인장강도와 비례관계를 가지며, 그 관계식은 식 (2-20)과 같다. 즉, 강과 같은 재료에 있어서는 시험이 어려운 인장강도를 측정하는 대신 손쉽게 측정할 수 있는 브리넬 경도를 통하여 그 인장강도를 추정할 수 있다는 것을 의미한다.

$$\text{Tensile Stress(MPa)} = 3.45 \times \text{HB} \qquad (2\text{-}20)$$

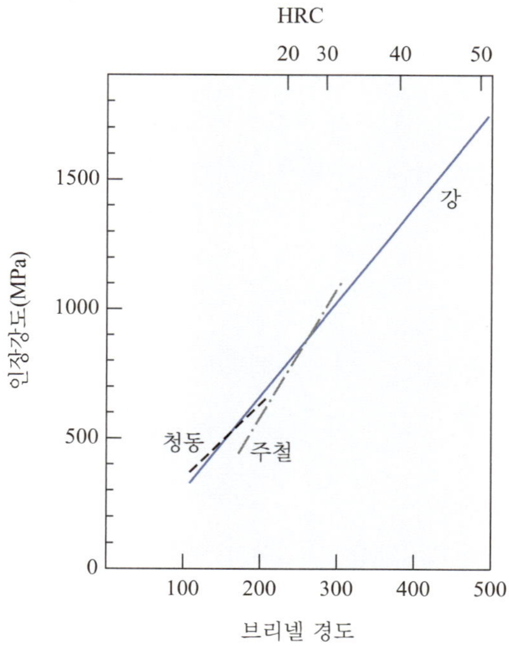

그림 2-30 강, 황동 및 주철에 대한 경도와 인장응력간의 관계

(2) 로크웰 경도(Rockwell hardness, HR)

로크웰 경도 시험방법은 <그림 2-31>과 같이 담금질된 볼(연질재료용)이나 꼭지각 120°의 다이아몬드 콘을 압입자로 사용하여 측정한다. 이를 측정하기 위해서는 <그림 2-32>와 같이 먼저 대개 10 kgf의 하중을 사용하여 초기하중(minor load) F_o를 가한다. 하중 F_o를 가한 뒤 지시계가 평형상태에 도달하면, 주하중(main load) F_1을 추가적으로 가한다. 다시 한 번 평형상태에 도달하게 되면, 주하중을 제거한다. 주하중을 제거한 뒤, 평형 상태에 도달하게 되면 압입자국의 깊이(e)를 측정한다. 하중 유지시간은 30초를 표준으로 하며, 시험면 및 그 뒷면은 평면으로 하고 서로 평형이 되게 하며, 시험편의 두께는 압입자국의 깊이(e)의 10배 이상으로 한다. 경도 측정위치는 이미 있는 오목부의 중심으로부터 $4d$ 이상, 또는 시험편 끝에서 $2d$ 이상 떨어져 있어야 하며, 경도의 수치는 소수점 이하 한 자리로 끝맺음하여 0.2 이하까지 판독한다. 이 때 로크웰 경도 HR은 다음과 같이 계산한다.

$$\mathrm{HR} = E - 500e \tag{2-21}$$

여기서, E : 압입자의 형태에 따른 상수

e : 주하중 F_1을 가했을 때 압입자국의 깊이(mm)

로크웰 경도는 재료에 따라 각기 다른 하중값과 압입자를 사용하며 <표 2-13>에 재료별 로크웰 경도의 압입자 및 하중조건이 나와 있다. 로크웰 경도계는 측정이 쉽고 간편하여 일반적으로 가장 많이 사용되며, 측정 시 특히 스케일(B, C) 및 시험하중(100 kgf, 150 kgf), 다이얼게이지의 지시계 혼동 등에 주의해야 한다.

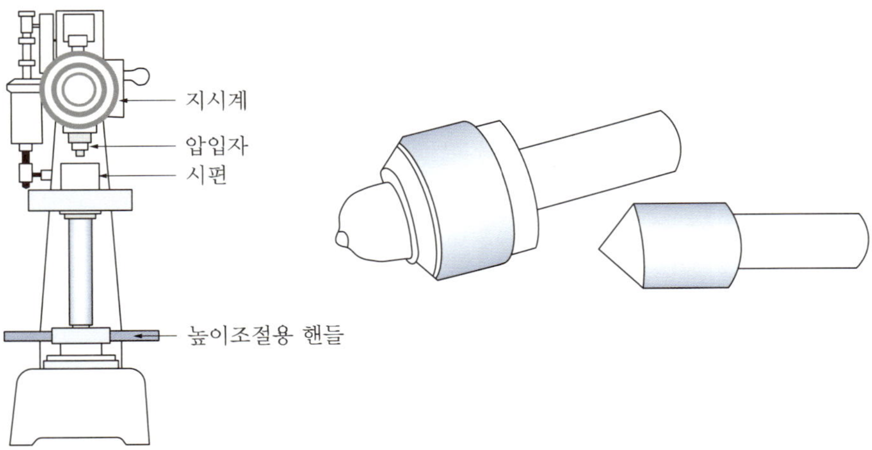

그림 2-31 로크웰 경도계의 구조와 압입자

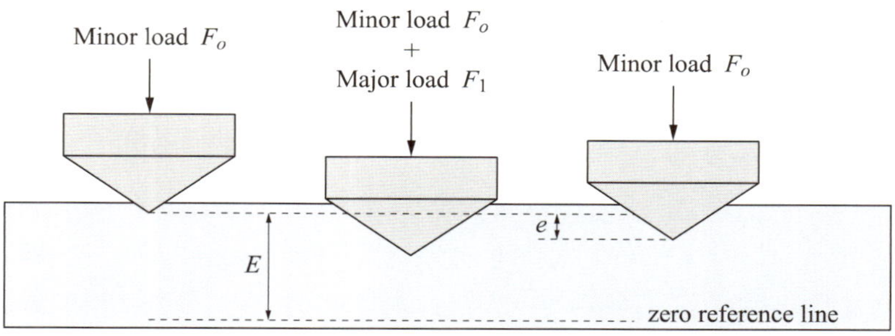

그림 2-32 로크웰 경도의 측정

표 2-13 재료별 로크웰 경도의 압입자 및 하중조건

스케일	압입자	초기하중 F_o(kgf)	주하중 F_1(kgf)	총하중 F(kgf)	E값	주용도
A	D	10	50	60	100	얇은 표면 경화강, 시멘트 카바이드
B	1/16″ D(강구)	10	90	100	130	동 합금, 연강, 알루미늄 합금 등
C	D(다이아몬드)	10	140	150	100	강, 주철, 표면 경화강
D	D	10	90	100	100	얇은 강, 중간 표면 경화강
E	1/8″ S	10	90	100	130	주철, 알루미늄, 마그네슘 합금, 베어링강
F	1/16″ S	10	50	60	130	어닐링된 동 합금, 얇은 금속 등
G	1/16″ S	10	140	150	130	청동, 베릴륨동
H	1/8″ S	10	50	60	130	연한 베어링강, 플라스틱, 기타 연한 물질
K	1/8″ S	10	140	150	130	
L	1/4″ S	10	50	60	130	
M	1/4″ S	10	90	100	130	
P	1/4″ S	10	140	150	130	
R	1/2″ S	10	50	60	130	
S	1/2″ S	10	90	100	130	
V	1/2″ S	10	140	150	130	

(3) 비커스 경도(Vickers hardness, HV)

① 비커스 경도계

비커스 경도계는 <그림 2-33>과 같은 구조를 가지며, 압입자로 대면각 136°의 피라미드형 다이아몬드를 사용한다. 측정은 브리넬 경도계의 경우와 마찬가지로 압입에 대한 저항력을 시험하는 방식으로 행해진다. 시험편에 작용하는 하중 P(kgf),자국의 표면적을 A라 하면, HV = P/A로 나타낼 수 있으며, 압입자국의 대각선 길이를 d, 압입자의 대각선을 D라고 하면, 비커스 경도(HV)는 다음 식으로 나타낼 수 있다.

$$\mathrm{HV} = \frac{P}{A} = \frac{2P\sin\frac{\theta}{2}}{d^2} = \frac{1.8644P}{d^2} \tag{2-22}$$

시험편은 원칙적으로 평면으로 하며, 두께는 일반적으로 오목부의 대각선 길이의 1.5배 이상으로 한다. 시험편의 다듬질은 연마하여 매끈해야 한다. 경도 측정부의 위치는 이미 오목부의 중심에서 $4d$ 이상, 시험편의 끝에서 $2.5d$ 이상 떨어져 있어야 한다. 하중 유지시간은 10~15초로 하며, 대각선 길이 d는 서로 직각을 이루는 두 대각선을 경도계에 부착되어 있는 100배율의 계측 현미경으로 측정하여 평균값을 구한다.

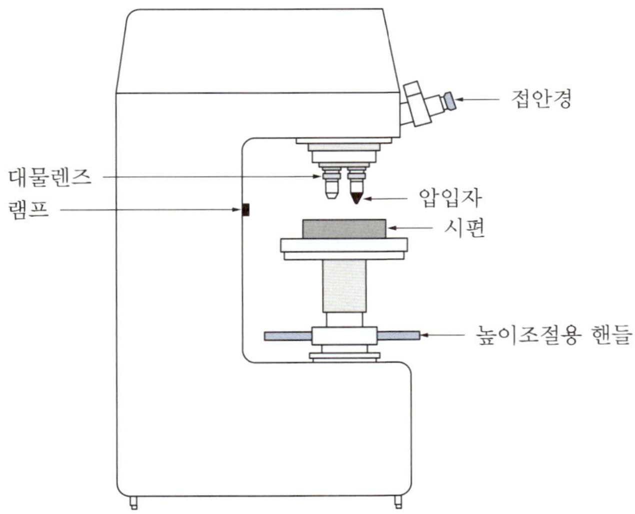

그림 2-33 비커스 경도계의 구조

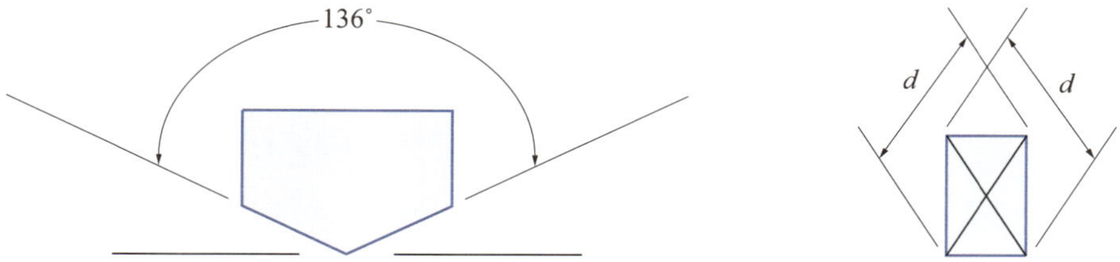

그림 2-34 압입부와 압입자국

<그림 2-34>는 비커스 경도계의 압흔자국을 나타낸다. 비커스 경도계는 도금층, 침탄, 질화 처리한 재료의 경도 측정에 유리하며, 재료의 단단한 정도에 따라 1～120 kgf의 하중으로 시험할 수 있다. 시험하중은 보통 5～50 kgf 정도가 많이 사용된다.

② **마이크로 비커스 경도계**

마이크로 비커스 경도계는 아주 작은 부품이나 가는 선, 박판, 금속조직의 경도 및 도금층의 두께, 경화층의 깊이 등을 측정한다. 미소경도를 측정하기 위해서는 시험면은 평면으로 하고 시험편의 표면을 잘 연마하여 매끈하게 하며, 시험편의 두께는 원칙적으로 $1.5d$ 이상으로 한다. 시험하중은 대단히 작으며, 하중 유지시간은 15초를 표준으로 한다. 경도를 측정하는 중심의 위치는 자국의 중심으로부터 대각선 길이의 4배 이상, 또는 시험편의 가장자리로부터 2.5배 이상 떨어져 있어야 하며, 400배율의 계측현미경을 사용하여 압입자국의 두 대각선 길이를 측정한다. 이 경도계의 원리는 비커스 경도계와 같다.

(4) 쇼어 경도(Shore hardness, HS)

쇼어 경도는 관찰형인 눈금식 C형과 지시형인 다이얼 게이지 D형이 사용된다. C형의 경우 상대적으로 경한 재질의 경도를 측정하는데 사용되고, 다이얼 게이지형인 D형은 고무나 탄성체와 같이 상대적으로 반발력이 작아 눈금식 경도계로 측정이 어려운 연한 재료의 측정에 주로 사용된다. 최근 다이얼 게이지 지시식 쇼어 경도계는 사용이 간편하고, 중량이 가벼워 널리 사용되고 있으며, 쇼어 듀로미터(durometer)로도 불린다.

① **쇼어 반발 경도**

눈금식 C형 쇼어 경도는 작은 다이아몬드를 맨 끝에 고정시킨 낙하체의 일정한 높이 h_o에서 시험편위에 낙하시켰을 때, 반발하여 올라간 높이를 h라 하면, 쇼어 경도 HS는 다음 식으로 나타낼 수 있다.

$$\mathrm{HS} = \frac{10{,}000}{65} \times \frac{h}{h_o} \tag{2-23}$$

이와 같이 반발높이를 이용하여 측정한 쇼어 경도는 쇼어 반발 경도(shore rebound hardness)라고 불린다. 쇼어 반발 경도의 눈금은 Shore Co.에서 담금질된 고탄소강을 시편으로 할 때 $h = 10$ in에 대해 $h_o = 6.5$ in가 되므로, 이 시편의 경도를 HS 100으로 하고, h를 100 등분하여 눈금하나가 0.065 in = 1.651 mm이다.

시험면은 원칙적으로 평면으로 하며, 시험편의 질량은 0.1 kg 이상으로 한다. 원칙적으로 5회 측정한 평균값으로 하고, 경도의 수치는 0.5눈금까지 판독한다.

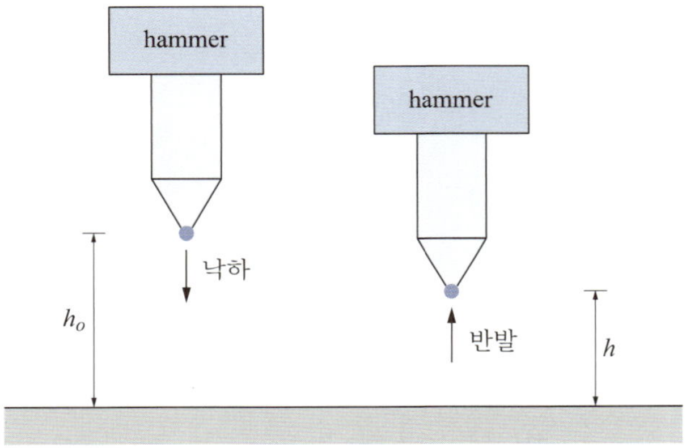

그림 2-35 눈금식 쇼어 경도의 측정 원리

② **쇼어 듀로미터(durometer)**

Albert F. Shore가 정의한 경도로 스프링이 삽입된 막대를 사용하여 눌려진 깊이를 측정하여 경도를 정의하는 방법으로 주로 플라스틱과 고무와 같이 연한 재료의 경도 측정방법으로 사용된다. 누를 때 사용하는 강철 막대(steel rod)와 하중에 따라 여러 종류의 측정기가 있으며, 주로 A형과 D형이 사용된다. A형은 주로 고무와 연한 플라스틱의 측정에 사용되며, D형은 좀 더 경한 재질의 경도 측정에 사용된다. 측정치는 '0'부터 '100'까지의 수치로 나타나며, 숫자가 클수록 더 경한 재질임을 의미한다.

≫ **표 2-14** 쇼어 듀로미터 시험의 사양

종 류	압입자	부가질량(kg)	적용하중(N)
A	몸통부 : 경화강 1.1～1.4 mm 직경 팁부분 : 35° 원뿔타입, 0.79 mm 직경	0.822	8.064
D	몸통부 : 경화강 1.1～1.4 mm 직경 팁부분 : 30° 원뿔타입, 0.1 mm 반경팁	4.550	44.64

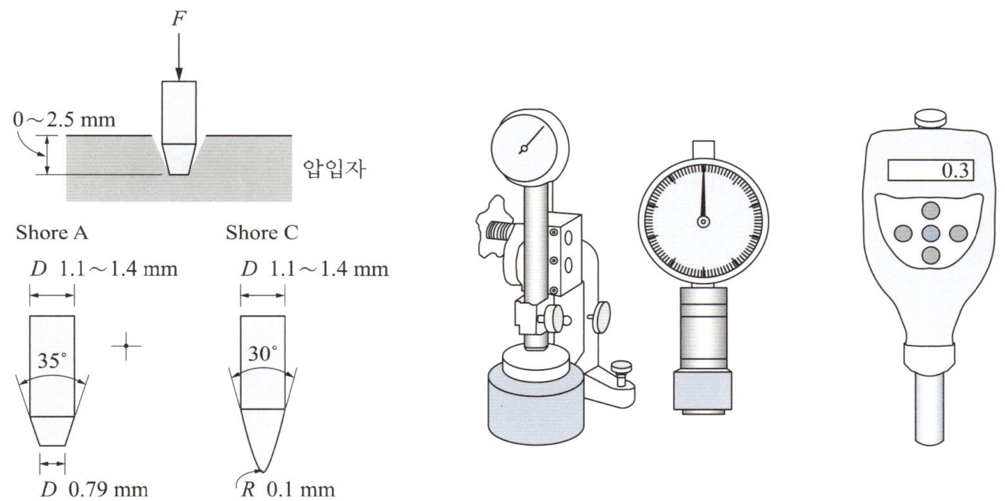

(a) 압입자 (b) 경도계 (c) 휴대형

그림 2-36 쇼어 듀로미터(Durometer)

(5) 긁기 경도

긁기 경도의 대표적인 것은 Mohs 경도이며, 이 방법은 광물이나 암석류를 서로 긁어 흠을 주어서 대략적으로 상대적인 경도를 측정하는 방법이다. <표 2-15>는 Mohs 경도를 표시하고 있다. 긁기 경도의 또 다른 측정법은 다이아몬드 추에 일정한 하중을 가하면서 금속 표면을 긁어 그 자국의 너비로부터 경도를 얻는 방법이나 또는 자국의 일정하게 되도록 하중을 조절하여 하중으로부터 경도치를 얻는 방법이 사용되기도 한다. 이 방법은 1896년 영국 버밍햄 대학의 광물학과 교수인 토마스 터너(Thomas Turner)가 처음 발명하였으며, Turner-sclerometer 혹은 sclerometer로 불리운다.

≫ **표 2-15** Mohs 경도

경도수	1	2	3	4	5	6	7	8	9	10
물 질	황석	석고	방해석	형석	연결석	정장석	석영	황옥석	강옥석	금강석

(6) 경도시험법의 비교

각각의 시험방법은 장단점이 있으나 재료선택에 가장 중요한 것으로 여겨지는 시험방법은 <그림 2-37>에서 보여주는 바와 같다. 시험방법은 각각 그 누름재료나 하중, 용도에 차이가 있다. 한 시험에서 측정된 경도값을 다른 지수의 경도값으로 바꿀 수 있는 수식은

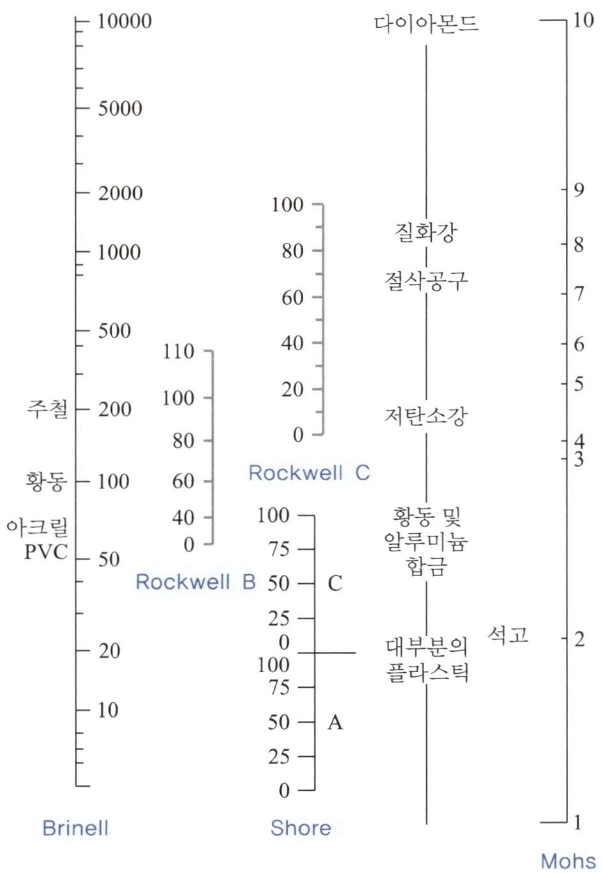

그림 2-37 경도시험법의 비교

없지만, 몇 가지 다른 경도시험방법의 비교도가 <그림 2-37>에 정리되어 있다. 설계자는 최소한 로크웰 B, C, R시험, 브리넬 시험 그리고 쇼어 경도시험법에 대해서는 잘 알아 두어야 하며, 적절한 경도 시험법을 선택하여야 한다. 또, 필요한 경도를 설계도면에 적절히 표시해야 하며, 열처리나 강재 가공을 통해 어느 정도 경화가 되는지를 나타내 주는 것도 설계자가 할 일이다. 가장 신경을 써야 하는 것은 경화성 금속과 탄성체이다.

(7) 금속의 경도치 표기법

금속의 경도를 표시하는 방법은 여러 가지가 있다. <그림 2-38>에서 보여주는 것과 같은 표기방식이 표준화되어 산업분야에서 두루 사용되고 있다.

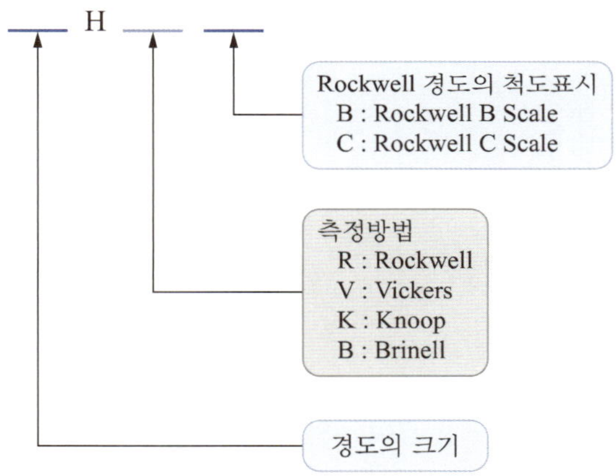

예) 85 HRC : Rockwell C 척도로 경도 85
200 HB min : Brinell 경도 200(최소)

그림 2-38 금속의 경도치 표기법(ASTM E10, E364, E18)

7. 충격시험(impact test)

충격시험은 충격력에 대한 재료의 충격저항으로, 재료를 파괴할 때 재료의 인성(toughness), 취성(brittleness)강도를 시험한다. 충격시험은 <그림 2-39>와 같은 형상의 시험편에 해머를 사용해서 충격적인 힘을 가할 때 시험편을 파단하는데 필요로 하는 에너지로부터 인성을 평가하는 것이다.

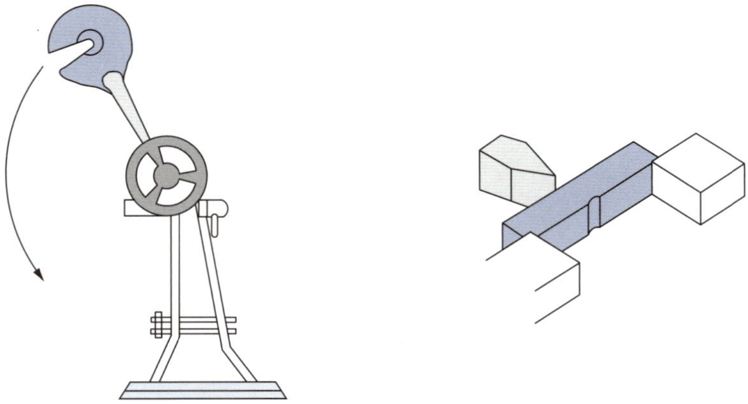

(a) 샤르피식

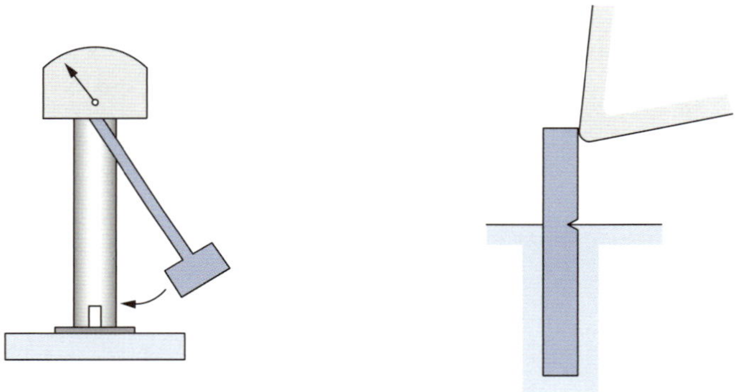

(b) 아이조드식

그림 2-39 충격시험기의 구조와 충격시험편의 노치형상

<그림 2-39>는 충격시험기의 구조와 충격시험편의 노치형상을 나타낸다. 충격시험은 단순보 상태에서 시험하는 샤르피 충격시험과 외팔보 상태에서 시험하는 아이조드 충격시험이 있는데, 현재는 샤르피 충격시험기가 많이 이용되고 있다. 충격강도는 진자의 각도와 시험편을 타격하여 파괴시킨 후 올라간 각과 진자의 무게 및 시편의 원 단면적값을 이용하여 계산한다. <그림 2-40>은 각종 탄소강의 충격값과 시험온도의 관계를 나타내며, 연성에서 취성으로 변하는 온도(충격값이 급격하게 변하는 온도)를 연성-취성 천이온도라 하고, 이 온도 이하에서는 재료는 취약하게 된다.

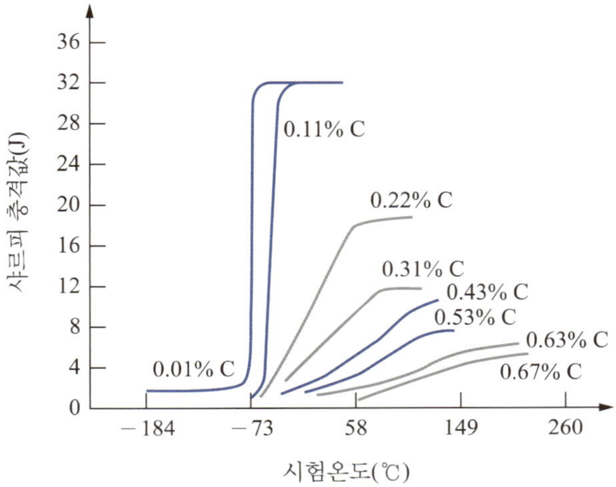

그림 2-40 탄소강의 충격값과 시험온도의 관계

8. 피로시험(fatigue test)

무거운 물건을 운반하는 것과 같은 중노동을 할 경우 인간은 금방 지치게 된다. 그러나, 이러한 중노동이 아니더라도 같은 일을 반복적으로 하게 되면 피로하여 지치게 되는데, 가벼운 일일수록 지치는 데까지 걸리는 시간이 길게 된다. 그리고, 아주 가벼운 일의 경우에는 아무리 반복해도 피로하지 않게 된다.

의지나 보조기의 경우에도 다른 일반적인 제품과 마찬가지로 파손을 막기 위해 탄성한도, 항복점, 극한강도가 모두 충분히 높은 재료를 사용하게 되는데, 실제 의지나 보조기 파손의 대부분은 큰 하중에 의한 것이 아닌 작은 하중이 반복적으로 작용하는 것이 원인인 경우가 많다. 이와 같은 현상을 재료의 피로(fatigue)라고 한다. 따라서, 하중의 크기가 재료의 극한강도보다 작을 경우에도 반복에 의해 재료가 파손될 수가 있으므로, 설계 시 재료의 피로특성을 고려하여야 한다. 하중의 크기가 작아질수록 재료의 파손에 필요한 반복횟수는 늘어나게 되는데, 일정 수준 이하로 하중의 크기가 작아지면, 파손에 필요한 반복횟수가 무한대가 되게 되는데, 이를 재료의 '피로한도(fatigue limit)' 혹은 '내구한도(endurance limit)'라고 한다. 재료의 피로한도는 제품의 신뢰성과 매우 밀접한 관계를 가지고 있다. 이와 같은 피로시험은 재료의 피로강도 및 피로균열, 진전속도 등의 피로특성을 구하기 위해 행해진다.

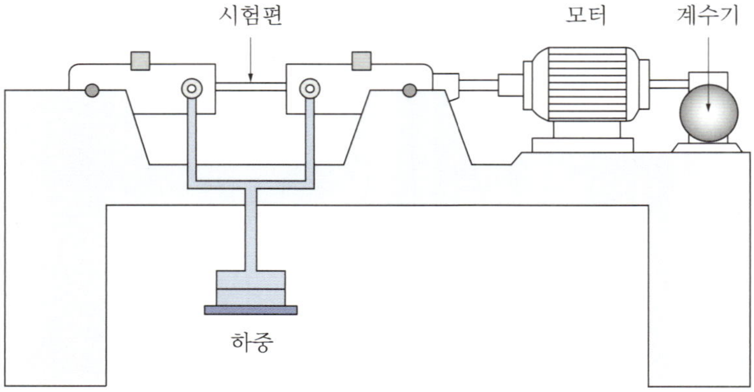

그림 2-41 회전굽힘 피로시험기의 구조(오노 형)

<그림 2-41>은 회전굽힘 피로시험기의 구조를 나타낸다. 이와 같은 피로시험기의 결과로는 <그림 2-42>와 같은 S-N(stress-number) 곡선을 얻을 수 있는데, 이는 재료에 가해진 응력과 재료가 견딜 수 있는 한계점간의 관계를 나타내게 된다. 이 곡선은 세로축은 응력(stress)을 가로축은 세로축에 해당하는 응력을 반복적으로 가했을 때 파손이 일어나는 반복횟수의 로그값(logarithmic scale)에 해당한다. 이러한 피로현상은 재료별로 다른 양상을 나타내는데, 강의 경우 일정 수준 이하의 응력이 반복될 경우 피로에 의한 파손이 일어나지 않게 되는데, 강의 경우 피로한도는 대략 극한강도의 50% 정도이다. 반면 알루미늄의 경우에는 강과는 달리 응력의 수준을 낮추더라도 피로파손 현상이 발생하게 된다. 합금원소를 첨가하게 되면 극한강도와 항복점의 수준을 높일 수는 있지만, 이 경우에도 피로강도의 수준에는 큰 변화가 없다. 곡선 수평부의 응력이 피로한도가 되는데, 피로한도는 재료가 영구히 파괴되지 않는 한계응력을 말한다.

강의 피로한도를 구할 때 반복회수를 $10^6 \sim 10^7$ 정도로 하며, 장시간이 소요되므로 σ_s = 항복점(kg/mm^2), σ_B = 인장강도(kg/mm^2)일 때 탄소강은 다음 실험식을 사용하여 구하기도 한다.

$$\sigma_{WB} = 0.25(\sigma_s + \sigma_B) + 5 \ (\text{kg/mm}^2) \quad \text{회전굽힘 피로한도} \quad (2\text{-}24)$$

$$\sigma_{WB} = (0 \sim 0.9)\sigma_s \quad \text{인장압축 피로한도} \quad (2\text{-}25)$$

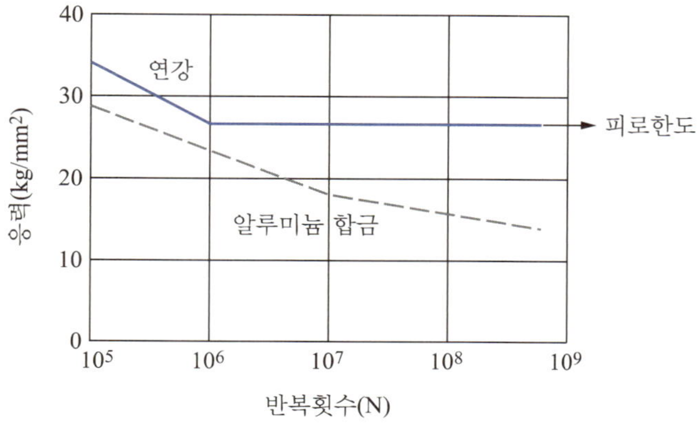

그림 2-42 S-N 곡선

9. 크리프시험(creep test)

피로시험과 같이 반복응력을 가하는 것이 아니라 항복점 이하의 응력을 장시간 가하면 용융온도가 낮은 금속이나 폴리머는 시간이 경과함에 따라 재료가 급격히 변형하는 현상이 발생하는데, 이를 크리프(creep)라고 한다. 이러한 현상은 특히 온도와 밀접한 연관을 가지는데, 재료의 사용온도가 고온일 경우 특히 더 잘 일어난다. 즉, 사용응력이 재료의 허용응력이나 인장강도에 비해 충분히 낮더라도 사용온도가 높을 경우 반드시 재료의 크리프 특성을 설계에 반영하여야 한다. 이와 같이 크리프에 의해 생기는 응력과 내 크리프성의 정도를 표시하는 크리프 강도를 시험하는 것을 크리프시험(creep test)이라고 한다.

이 시험에 의하여 시간의 경과에 따른 변형률의 관계를 구하면, <그림 2-43>과 같은 크리프시험 곡선을 얻게 된다. σ_3은 작은 응력을 가했을 경우로, 이 경우 짧은 시간 안에 곡선이 수평으로 되어 더 이상 변형이 증가하지 않게 된다. 이와 같이 장시간에 걸쳐 일정한 하중을 가하여 방치하여도 파괴되지 않는 최대 응력을 크리프 한도(creep limit)라고 한다. 크리프 한도 이상의 응력을 가할 경우(σ_1, σ_2), 시간의 경과와 함께 변형이 증가한 후 파괴된다. 이 곡선 중 A구간은 1차 크리프 구간으로 변형속도가 시간에 따라 감소하는 과정으로 천이 크리프라고도 불리며, B구간은 변형속도가 일정한 과정으로 정상 크리프라고 하며, 3차 크리프인 C구간은 변형속도가 점차 빨라져서 파단에 이르는 과정으로 가속 크리프라고도 한다. 가스터빈, 제트엔진, 로켓 등은 450℃ 이상의 고온에서 사용되고 고압상태에서 유지되므로 크리프 현상은 매우 중요하다.

크리프시험은 측정에 장시간이 요하므로 고속도 시험기를 사용하지만 속도가 증가함에 따라 내구한도는 높게 되는 현상이 있다. 또한, 알루미늄과 같이 연한 금속은 상온에서 크리프가 일어나지만 강과 같이 경한 금속은 고온 하에서 일어나므로 온도조절장치를 이용하여 시험온도를 상승시켜 실시한다.

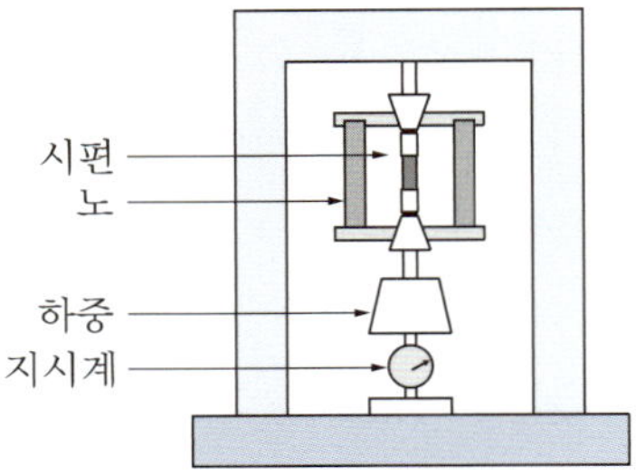

(a) 크리프 시험기

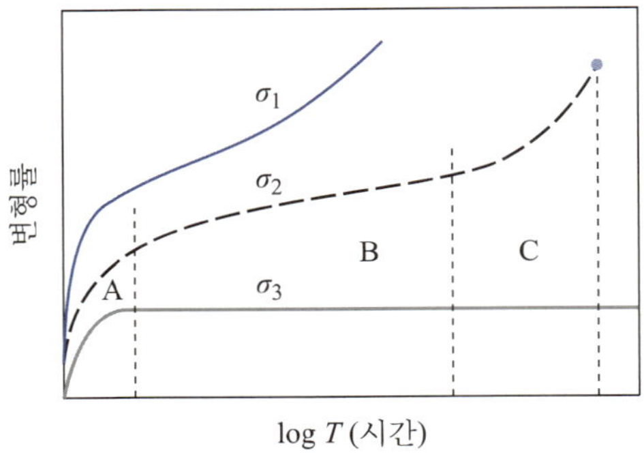

(b) 크리프 시험곡선

그림 2-43 크리프시험

Chapter 3

금속재료

3.1 금속재료의 역사

금속재료가 어느 시대부터 사용되었는지는 분명하지 않다. 아마도 금과 같이 광석의 형태로 존재하는 것을 우연히 발견하여 사용하기 시작한 것이 인류의 금속 사용의 시작일 것으로 추정된다. 광석 형태의 금속은 황화물이나 산화물 상태로 그대로 사용할 경우 인성이 좋지 못하여 사용하기에 적합하지 않다. 이러한 황화물이나 산화물 상태의 금속은 가열하여 산소를 환원시켜야 하는데, 아마도 인류는 우연한 기회에 나무나 석탄을 이용하여 금속광석을 가열하여 환원시키는 기술을 습득하게 된 것으로 보인다. 이는 기원전 4,000년경으로 추정되는 이집트 왕조의 고분에서 발굴된 동 장식품과 칼의 순도가 99.5%에 이른다는 사실로부터 짐작할 수 있다.

청동은 기원전 2,000년경으로 추정되는데, 청동의 사용은 무기나 생활용품, 장식품 등의 제작으로 이어져 인류의 생활에 커다란 변화를 가져오게 된다. 광석으로부터 철을 추출하는 시기는 청동보다 뒤진 기원전 1,000년경으로 추정되는데, 이는 철의 가공온도가 동보다 높기 때문에 가공의 난이도가 동보다 높았기 때문이다. 철은 청동에 비해 단단하여 무기나 농기구 등의 재료에 적합하고, 광석의 매장량도 많다는 점에서 문명의 발전에 주는 영향은 동보다 훨씬 지대하였다.

철의 제련은 처음에는 광산에서 캐낸 철광석 덩어리를 장작을 태워서 얻은 열로 녹이는 단순한 방법에서 시작되었다. 그 후 장작 대신 목탄을 쓰게 되었으며 온도를 높이기 위하여 간단한 노를 사용하게 되었다. 이와 같이 철의 역사는 철광석을 녹여서 철기를 만들었던 기간이 대부분을 차지하고 있으며, 오늘날 우리가 사용하고 있는 것과 같은 선철이나 강철을 만들기 시작한 것은 그리 오래되지 않았다.

14세기 초에 처음으로 목탄을 사용하는 용광로를 사용하여 선철을 만들었으며 18세기에 이르러 비로소 목탄 대신에 코크스(cokes)를 사용하는데 성공하였다. 이와 같은 방법으로 만들어낸 선철은 단단하지만 잘 늘어나거나 펴지지가 않았기 때문에 두드려서 일정한 형태의 모양으로 만들기가 어려워, 철을 좀 더 여리게 하는 즉, 기계적, 물리적 성질을 향상시키는 여러 가지 방법이 연구되었다. 대표적인 방법으로 석탄을 사용하여 연하게 하는 교련법(puddle process)이 1784년 영국의 헨리 코트(Henry Cort)에 의해 발명되었다. 이 방법은 주철을 반사로에서 용해시키고 이것에 산화철을 더해 교반(puddle)하여 탄소량을 줄여 강철을 만드는 방법이다. 이 후 1856년 영국의 벳세머(Henry Bessemer)는 용해된 선철에서 강철을 대량 생산할 수 있는 전로(converter)를 개발하였으며, 1864년 영국의 지멘스(Siemens) 형제가 평로제강법을 고안하여 특허를 취득하였고, 이를 프랑스인 마틴(Pierre Martin)이 더욱 발전시켜 19세기 후반에 이르러야 1,600℃ 이상의 고온에서 정련된 강을 대량으로 제조할 수 있는 근대적 제련법의 기반이 확립되었다.

한편 인류가 비금속을 금으로 바꾸려고 하는 기술적 시도는 기원전 2~3세기의 이집트로부터 16~17세기까지 끊임없이 시도되었는데, 이와 같은 연금술적 시도는 다양한 금속의 개발을 야기하여 현대 금속학의 기초가 되었다. 이와 같은 시도의 결과로 비소, 납, 인, 아연, 코발트, 니켈, 망간 등의 재료가 16세기에서 18세기에 걸쳐 발견되었으며, 같은 기간 광석으로부터 금속을 추출하는 기술의 개발이 진행되었다. 이 후 1817년 멘델레예프의 주기율표의 완성과 함께 현재 사용하고 있는 대부분의 재료가 발견되게 되었다.

1886년 미국의 홀(Hall)에 의한 알루미늄의 획기적 정련기술이 개발되어 알루미늄의 상업적 생산이 시작되었으며, 이는 철의 상당부분을 대체하였다. 가벼우면서도 강하고 내부식성이 뛰어난 알루미늄의 특징은 항공산업의 발전을 촉진하였으며, 최근에 개발된 전자빔이나 플라스마를 이용한 재료 가공기술은 전자산업과 나노기술 분야의 눈부신 발전의 밑거름이 되고 있다.

3.2 금속재료의 특징

금속은 단일 원소로 된 순금속(pure metal)을 지칭하며, 고체상태이고 결정질이다. 이와 같이 순금속을 형성하는 원소가 금속원소이다. 원자번호 93번 이상의 원소는 인공적으로 만들어진 원소들이므로 이것들을 제외한 순수한 자연적인 원소는 92종으로서, 이중에 희소 가스 원소(He, Ne, Ar, Kr, Xe, Rn), 할로겐족 원소(F, Cl, Br, I) 또 H, C, N, O, S 등을 제외한 68종의 원소가 금속원소에 속한다. 금속과 비금속을 구별하기 어려운 중간적인 것은 준금속(metalloid) 또는 반금속이라고 하며, 붕소(B), 규소(Si) 등이 이에 속한다. 금속은 리튬(Li, 비중 0.53)과 같이 물보다 가벼운 원소부터 물의 무게의 22.5배가 되는 원소까지 있는데, 보통 비중 5를 기준으로 그 이하를 경금속(light metal), 그 이상의 금속을 중금속(heavy metal)이라고 한다. 경금속으로는 베릴륨(Be), 마그네슘(Mg), 알루미늄(Al), 타이타늄(Ti) 등이 있고, 중금속의 예로는 크롬(Cr), 철(Fe), 니켈(Ni), 구리(Cu) 등을 들 수 있다.

금속의 공통적인 성질은 다음과 같다.

- 상온에서 고체이고, 결정체이다(단, 수은(Hg)은 반고체).
- 열 및 전기의 양도체이다.
- 일반적으로 연성 및 전성이 풍부하다.
- 대체로 비중이 큰 편이며, 금속 특유의 광택을 가진다.

금속재료는 자유전자에 의해 결합되는 금속결합을 하기 때문에 높은 열 및 전기전도성을 지니며, 전위(dislocation)현상으로 인해 소성가공이 가능하다. 지구상의 100여 가지 원소 중 약 절반 정도가 금속에 속하며, 대표적인 금속으로는 알루미늄, 타이타늄, 철, 니켈, 구리 등이 있다. 이 중 철(Fe)은 구조용 재료의 대부분을 차지하며, 생산량의 대부분을 차지한다. 의지·보조기 분야에서는 브레이스(brace)와 같이 하중을 지지하는 부분에 주로 사용이 된다.

금속재료를 생산량 순으로 배열하면 철강이 대다수를 차지하고, 그 밖의 전체 금속의 생산량을 합계하여도 양적으로는 철강에 전혀 미치지 못하기 때문에, 금속재료는 크게 철금속과 비철금속으로 분류하고 있다. 비철금속에는 구리, 아연, 주석, 백금, 수은, 납과 같이 오랜 기간 동안 사용되던 것과 마그네슘, 알루미늄, 니켈, 카드뮴과 같이 비교적 새롭게 산업용 재료가 된 것, 지르코늄, 우라늄, 플루토늄 등 최근 새로운 산업 기술의 발달에 의해 실용금속이 된 신금속으로 다시 분류할 수 있다.

일반적으로 금속은 열과 전기의 좋은 전도체이다. 또한, 대부분의 금속은 상온에서 상대적으로 강하고 연성(延性)이 있으며, 고온에서도 비교적 좋은 강도를 유지한다. 금속과 합금은 강이나 주강처럼 철의 함량 비율이 높은 철금속(ferrous metal and alloy)과 철의 함유량이 적거나 철을 거의 포함하지 않는 비철금속(nonferrous metal and alloy)으로 분류한다. 비철금속에는 알루미늄(Al), 타이타늄(Ti), 니켈(Ni), 구리(Cu), 아연(Zn) 등이 있다. 이와 같이 비철금속은 철강 이외의 금속재료를 총칭하며 그 종류가 매우 많다.

3.3 철과 강(鋼)

철은 4,000년 전 운석에서 철 조각을 떼어내서 사용하기도 했을 만큼 긴 역사를 가졌으며, 역사를 청동기시대와 철기시대 등으로 구분할 만큼 인류역사에 커다란 영향을 미친 재료이다. 또한, 현재에도 우리의 일상생활에서 가장 많이 사용되는 재료 중 하나이다. 이는 원료자원이 풍부하여, 생산량이 많고 타 재료에 비해 가격이 싸기 때문이기도 하지만, 강도, 인성과 같은 기계적 성질이 타 재료 대비 우수하기 때문이다. 또한, 타 재료에 비해 합금원소를 첨가하거나 열처리 등을 통하여 특성을 다양하게 변화시킬 수 있으며, 기계가공, 용접 등의 가공이 쉽다는 장점을 가지고 있다.

이러한 강은 초기에는 광석을 숯으로 가열하여 철을 뽑아내는 방식으로 제조하였는데, 이 상태의 철은 불순물의 함량이 높았으며 원시적인 노에서 가열하여 연하게 만든 후 단조해서 제품을 만들었다. 이렇게 제조된 철은 연철(wrought iron)이라고 불리는데, 슬래그와 비금속 불순물이 많이 포함되어 기계적 성질의 개선이 요구되었다. 주물 형태의 철은 수 세기 동안 계속해서 그 이용량이 늘어갔다. 그러나 이때의 철은 탄소를 많이 함유하고 있기 때문에 강과 같은 가단성(malleability)을 가지고 있지 못했다. 1855년에는 헨리 벳세머(Henry Bessemer)에 의해 철의 불순물을 줄일 수 있는 방법으로 불순물이 들어있는 용융상태의 철 속에 공기를 불어 넣는 기술이 특허 출원되었다. 이로 인해 실온에서도 철을 단조할 수 있게 되었으며, 그 결과로 단조제품의 제조와 강판의 압연이 가능해지게 되었다. 이 공법은 벳세머(Bessemer) 공법이라 불리는 방법으로 이후 100여년 동안 소규모 강 재료의 제조에 사용되어 왔다. 철강 재료 중 순철(pure iron)은 전자기 재료로, 강(steel)은 자동차, 선박, 각종 기계기구, 설비 및 구조물 등의 중요한 공업재료로 광범위하게 사용된다.

1. 철강 재료의 분류

(1) 탄소 함량에 따른 분류

흔히 사용되는 철강 재료는 제조과정상에서 철 이외에도 탄소(C), 규소(Si), 인(P), 황(S), 망간(Mn) 등을 함유하게 된다. 철 이외의 원소 중 가장 많이 함유되어 있는 이 다섯 가지 원소를 철강의 5원소라고 하는데, 이 중 탄소의 함유량이 다른 원소에 비해 가장 많으며 철강의 성질에 미치는 영향이 가장 크기 때문에 철강의 분류에는 탄소의 함유량에 따른 분류가 일반적으로 널리 사용되고 있다. 즉, 철강을 탄소함유량에 따라 순철(純鐵, pure iron), 강(鋼, steel), 주철(鑄鐵, cast iron)로 분류하는데, 이들 특성과 분류기준은 <표 3-1>과 같다.

≫ **표 3-1** 철강 재료의 분류

구 분	순 철	강	주 철
탄소함유량	0.02% 이하	0.02～2.1%	2.1% 이상
제조법	전기 분해법	평로 용해	큐폴라 용해
용 도	전자기 재료	구조용 재료	주조용 재료
특 징	담금질 효과 없음 연성이 큼 소성가공 용이	담금질 가공성 좋음 강도, 경도가 큼	일반적으로 담금질 하지 않음 절삭성 좋음 용접성 좋지 않음

이 중 강은 탄소함유량에 따라 저탄소강(C 0.02～0.2%), 중탄소강(C 0.2～0.45%), 고탄소강(C 0.45～2.1%)으로 분류할 수 있다. 이 중 중탄소강은 콘크리트 구조물의 강도 보강용 재료나, 기어, 축, 자동차, 항공기 등의 기계용 재료로 주로 사용되며, 고탄소강은 칼, 스프링, 피아노선, 망치, 도끼, 끌과 같은 재료에 주로 사용된다. 탄소강에서 탄소량 증가는 다음과 같은 효과가 있다.

① 녹는점이 낮아진다.
② 경도가 높아진다.
③ 인장강도가 커진다.
④ 연성이 감소한다.
⑤ 내마모성이 커진다.
⑥ 가공성이 감소한다.
⑦ 용접성이 감소한다.
⑧ 열처리성이 좋아진다.
⑨ 가격이 올라간다.

탄소함유량에 따라 탄성계수의 변화는 없으나, 고탄소강의 경우 높은 항복강도와 인장강도를 가지는 반면, 재료의 연성은 작아진다. 탄소는 강의 녹는점에 큰 영향을 미치게 되는데, 순철의 녹는점이 화씨 1,538℃인데 반해, 4.3% 탄소를 함유한 강의 경우 녹는점이 1,130℃까지 내려가게 된다. 이러한 순철의 높은 녹는점은 순철이 흔하게 사용되지 못하는 이유 중의 하나이다.

강의 경도에 대한 탄소의 영향은 아래 <그림 3-1>에 나타나 있다. 강의 경도는 적절한 열처리에 의해 바뀔 수 있는데, 이 그래프는 모든 탄소 함량에 있어서 가장 강한 조건에 대하여 나타낸 것이다. 이 그래프를 보면, 0.8% 탄소 함량을 가질 경우 최대 경도를 가지는 것으로 나타나 있다. 이는 고탄소강의 사용 이유를 다시 한 번 생각하게 만드는데, 0.8% 이상의 탄소함유량을 가질 경우 내마모성이 증가하기 때문에 이와 같은 성질이 필요한 공구나 칼과 같은 재료로는 고탄소강이 사용되게 된다.

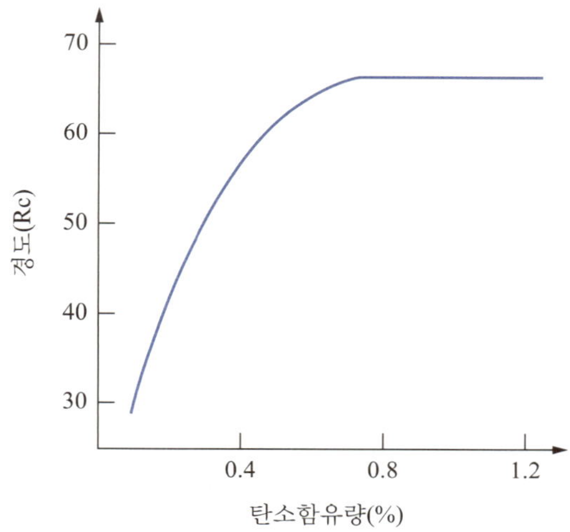

그림 3-1 탄소강의 탄소함유량과 경도와의 관계(Rockwell C 경도)

탱크나 선박의 재료, 용접봉과 같은 재료는 용접성이 중요한데, 이와 같은 곳에는 용접성이 뛰어난 0.1～0.2%의 저탄소강을 사용한다. 반면, 열처리를 위해서는 최소한 0.3%의 탄소를 함유해야 하는데, 이 함량이 열처리를 위한 최소한의 기준이 되고 있다. <표 3-2>와 같이 순철은 대략 180～300 MPa의 극한강도를 가지는데, 고탄소강의 경우에는 그 영향이 덜하나 대략 0.1%의 탄소가 추가될 때마다, 강의 극한강도는 69 MPa의 강도가 증가된다.

표 3-2 강의 기계적 성질

성 질	순 철	연강 (C 0.13～0.2%)	경강 (C 0.4～0.5%)	고장력강판 (SPFH 540)
인장강도(MPa)	180～300	373～431	540～588	540
탄성한도(MPa)	100～140			
연신율(%)	40～50	22	14～10	22 이상
경도(HB)	60～70			

(2) 기타 방법에 따른 분류

탄소함유량에 따른 철강의 분류방법 이외에도 <표 3-3>과 같이 제조방법이나 가공방법, 용도에 따라 분류하기도 한다.

표 3-3 제조, 가공방법에 따른 강의 분류

분류기준		분 류
제조방법	제강방법	전로강, 평로강, LD강, 전기로강
	탈산도	킬드강, 세미킬드강, 림드강, 캡트강
	주입후 처리	압연강, 단강, 주강
용 도	구조용강	보통강, 저합금강, 침탄강, 질화강
	공구강	탄소 공구강, 특수 공구강, 다이스강, 고속도강
	특수 목적용강	베어링강, 자석강, 내식강, 내열강, 스프링강, 쾌삭강

2. 철강의 제조방법

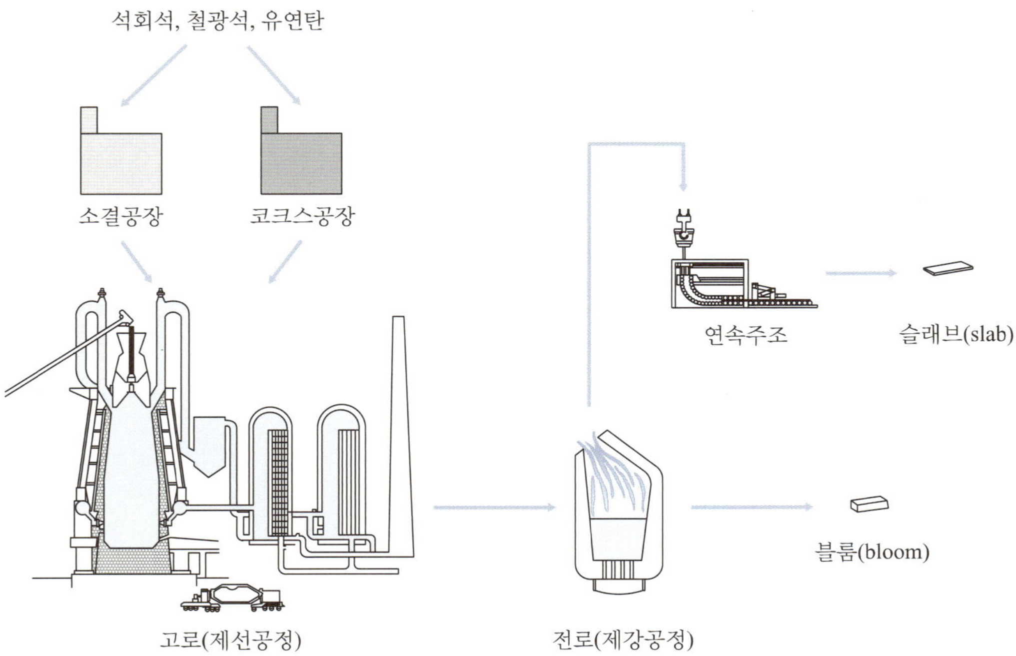

그림 3-2 철강의 제조공정

(1) 채광 및 선광(mineral dressing)

철강의 제조는 먼저 철의 기본원료인 철광석을 채굴하는 작업에서 시작한다. 검붉은 색을 띠는 적철광(hematite, Fe_2O_3)과 검은색을 띠는 자철광(magnetite, Fe_3O_4), 갈색을 띠는 갈철광(limonite, $2Fe_2O_3 \cdot H_2O$)이 가장 중요한 철광석이지만, 철의 매장량이 감소되어감에 따라 철 함유량이 다소 낮은 타코나이트(taconite)에 대한 의존도가 점차 높아져가고 있는 추세에 있다.

이와 같은 저품위의 광석을 이용하게 되어감에 따라, 제철소까지의 운반과정상의 선적 무게를 감소시키기 위해 현장에서 일차적으로 선광작업을 하게 된다. 선광작업을 통해 철광석은 파쇄, 체절, 분쇄과정을 거친 뒤, 부유선별, 자력선별, 비중선별 등의 기법을 통하여 철이 많이 들어있는 부분만 선광하게 된다. 그런 다음 직경 12 mm 정도 크기의 공모양으로 소결시키게 되는데, 이 공정을 펠레타이징(pelletizing)이라고 하며 이 펠릿(pellet)들이 제철소로 운반되어 용광로로 들어가게 된다. <그림 3-3>에 이와 같은 선광작업이 나타나 있다.

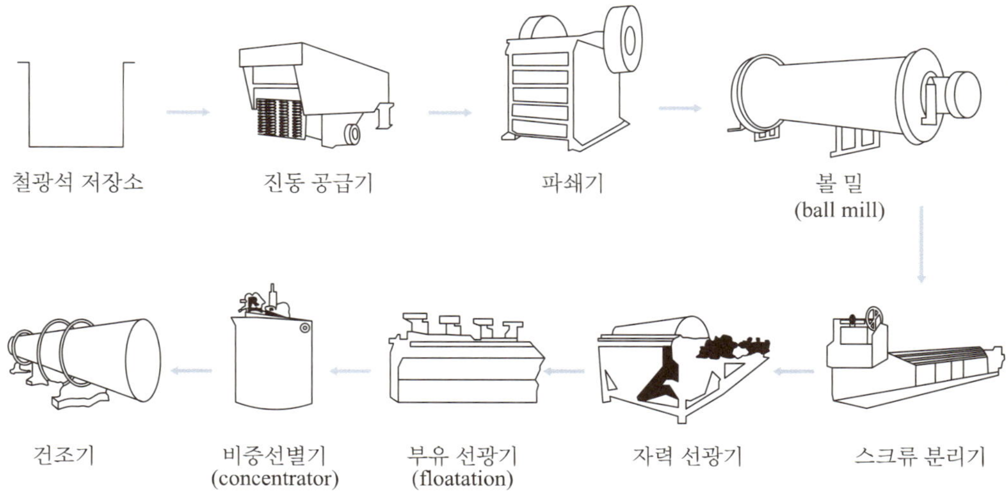

그림 3-3 선광작업(mineral dressing)

(2) 제선(process for making pig iron)

제선과정은 강을 만들기에 앞서서 이루어지는 단계로 철광석에 붙어 있는 산소분자를 떼어내는 과정으로 이 과정에서 생산된 철을 선철(pig iron)이라고 한다. 선철의 10~15%는 주철(cast iron)로 사용되고, 85~90%는 제강로에서 강의 제조에 사용된다. 이 과정은 철광석에 높은 비율로 포함되어 있는 산소를 분리하기 위하여, 산소와 결합하기 쉬운 탄소를 용융된 철광석에 공급하는 방법을 사용한다. 이 과정에서 철광석에 포함되어 있는 산소는 탄소와 결합하여 일산화탄소 혹은 이산화탄소의 형태로 빠져나가면서 선철이 만들어지게 된다. 이를 식으로 써보면 다음과 같다.

$$Fe_2O_3 + 3C \rightarrow 2Fe + 3CO$$
$$Fe_2O_3 + 3CO \rightarrow 2Fe + 3CO_2$$

이 때 탄소 공급과 불순물 제거를 위해서는 철광석과 함께 코크스(cokes), 석회석을 사용하는데, 코크스는 석탄을 건류하여 만들어진 물질(탄소)로 철광석에 함유되어 있는 산소와 결합하여 자신은 이산화탄소가 되고 산화철을 철로 환원하는 역할을 한다. 또한, 석회석은 철광석의 찌꺼기 중의 규소(Si) 함유물질들과 결합하여 슬래그(slag)를 형성하여 불순물을 제거하는 역할을 한다. 슬래그는 선철보다 가벼워 노 밑에 괴어 있는 용선의 표면에 뜨게 되는데, 떠오른 슬래그는 거두어 내어 땅을 메우거나 콘크리트 골재로 주로 사용하게 된다. 24시간 동안 3,000톤의 선철을 만들기 위해 필요한 원료 물질의 대략적인 양은 다음과 같다.

철광석 : 6,000톤
코크스 : 3,000톤
석회석 : 1,500톤
뜨거운 공기 : 12,000톤

이와 같은 제선과정은 <그림 3-4>와 같이 높이가 20～30 m인 고로(高爐)를 사용하는데, 용광로의 상부에는 선철의 제조에 필요한 철광석과 코크스, 석회석 등을 투입하며, 이 원료를 열풍관을 통해서 고열로 녹이는 방식으로 진행된다. 용융된 용철은 노상에 모이고, 그 상부에는 CaO, SiO_2, Al_2O_3, MgO 등의 불순물이 유동상태로 된 슬래그가 모이게 된다. 모여진 슬래그는 슬래그 홀을 통하여 5～6시간마다 제거하고, 노상의 용철은 출선구(出銑口, tapping hole)를 열어 선철을 사형 또는 금속형에 주조하여 잉곳(ingot)을 만든다. 선철을 뜻하는 영어 용어인 pig iron이라는 용어는 초기 제철소의 제강과정에서 잉곳을 만드는 모양이 엄마돼지가 아기돼지들에게 젖을 먹이는 모양과 비슷하다는 데에서 붙여진 명칭이다.

선철(pig iron)은 탄소함유량이 4～5%에 이르기 때문에, 약하고 쉽게 깨지는 특징을 가지게 된다. 따라서, 철강제품을 만들기 위해서는 선철이 가지고 있는 과도한 탄소와 불순물들을 제거해주어야 하는데, 이 과정을 제강과정이라고 한다. 최근 들어서는 유연탄을 코크스로 만드는 과정과 가루 형태의 철광석을 고체로 만드는 소결, 코크스 공정 없이 가루형태의 철광석과 유연탄을 직접 사용하는 가공방법인 파이넥스(FINEX) 공법이 포스코(POSCO)에 의해 상용화되어 주목받고 있다.

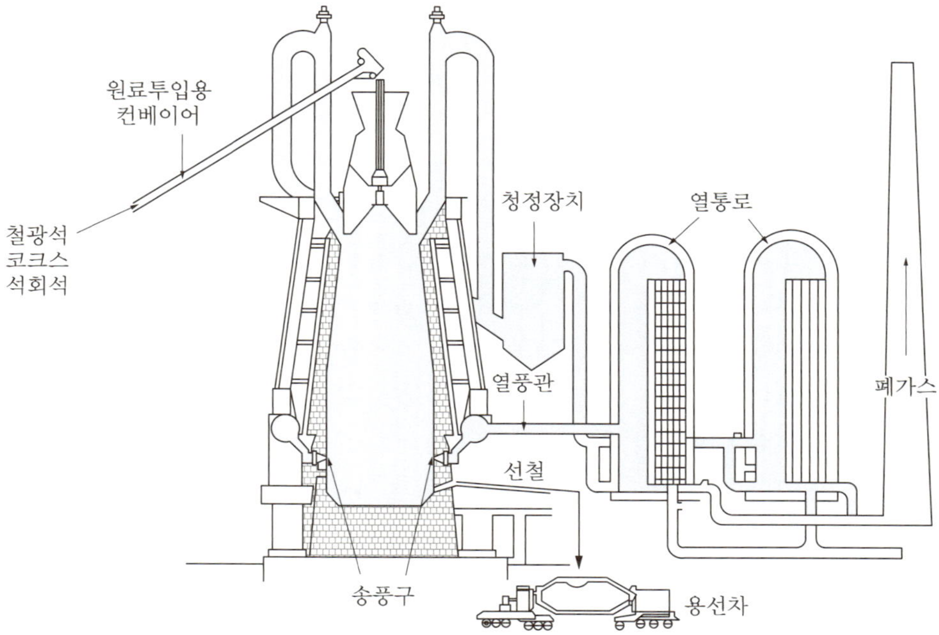

그림 3-4 제선공정

(3) 제강(process for making steel)

제선과정에서 제조된 선철은 탄소함유량이 너무 높을 뿐 아니라 규소, 인, 황, 망간 등이 다량으로 함유되어 있다. 그러므로 선철로부터 강을 만들어 내려면 탄소와 더불어 다른 불순물을 함께 제거해주어야 한다. 이러한 과정의 핵심은 바로 산화과정으로 제선공정에서 코크스 형태로 공급된 탄소가 산소와 결합하는 원리로 산소를 제거한 것과 반대의 원리를 사용한다고 볼 수 있다. 즉, 용융상태에서 산소를 공급하게 되면 철 속에 고용되어 있는 탄소는 불어 넣어주는 공기 중의 산소나 순산소와 쉽게 결합하여 또 다시 이산화탄소가 되어 제거되게 된다.

① **평로 제강법(open hearth process)**

평로 제강법은 20세기에 들어서면서 제강산업의 주요 역할을 차지해 왔다. 평로를 이용하면 한 번에 450톤에 달하는 강을 만들 수 있기 때문에, 초기 미국에서는 제강의 대부분이 이 방법에 의존해 왔다. 평로에는 <그림 3-5>와 같이 용융상태의 선철을 용선차로 이송해 같은 양의 고철과 함께 노에 투입하게 된다. 현재의 평로 제강법에서는 연료로서 가스발생로에서 만들어지는 가스나 중유를 사용한다. 가스와 공기는 평로의 양측에 준비된 예열실을 통과하는 사이에 1,000℃ 정도로 가열되며, 노내에 분출하여 잘 혼합되고 완전히 연소된 후에 반대방향으로 배기된다. 그 폐기가스는 노내에 들어올 때 통과한 것과 같은 구조로 반대쪽의 축열실을 통과한다. 이 때 축열실의 벽을 가열하고 연돌로 배출된다. 25～30분마다 가스 및 공기의 통로를 반대로 변환시켜 먼저 축열된 축열실에서 가스와 공기를 통과시켜 가열한다. 가스 및 공기로 냉각된 축열식은 폐기가스를 통하여 가열되도록 한다. 이렇게 하여 노내의 온도는 1,700～1,800℃의 고온으로 되므로 이것을 용해 및 정련하는데 이용한다. 평로의 용량은 일반적으로 1회에 용해할 수 있는 최대량으로 표기하며, 대개 50～200톤 범위의 것이 사용되고 있다. 노속의 재료가 알맞은 탄소함량으로 정련되면 용탕의 위쪽에 생겨난 슬래그는 걷어내고 정제된 강을 출탕구를 통해 뽑아내게 된다. 300톤의 원료를 주형에 부을 수 있도록 정련하는 데는 8시간 정도가 소요된다.

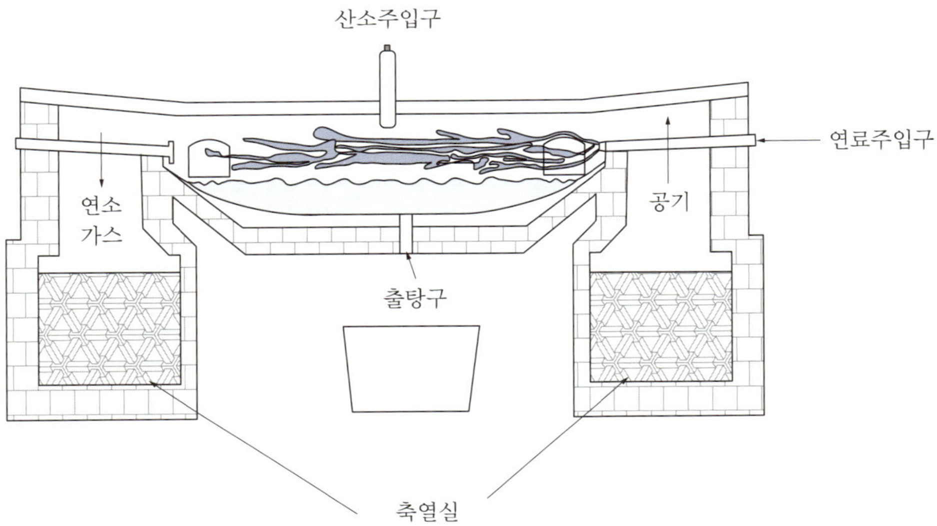

그림 3-5 평로 제강법

② **전로 제강법(converter process) 혹은 순산소 전로(basic oxygen process, LD 전로법)**

전로 제강법은 1855년 영국인 헨리 벳세머(Henry Bessemer)가 고안해 낸 방법으로 노내의 내화물을 산성재료를 사용하므로 산성 전로법이라고도 한다. 그 후 염기성 전로가 1877년 토마스(Thomas)에 의해 발명되기도 하였는데, 이는 염기성 전로법라고 불리운다. 전로의 용량은 1회의 용해량으로 표시하는데, 일반적으로 15～30톤의 용량 범위가 널리 사용되고 있다. 이 전로법은 개발한 공장의 이름을 따서 LD 전로법(Linz Donawitz process)이라고도 하며, 평로법에 비해 제강 능률이 6～8배에 달한다. 용해한 쇳물을 회전식 노에 넣고 연료 사용 없이 노 아래에 뚫린 직경 10～20 mm의 송풍공을 통해 송풍압력 1.5～2기압의 공기를 노의 하부에 불어 넣으면 용철, 용선 중의 불순물이 공기 중의 O_2와 산화하여 산화물로 되어 위에 모이게 되며, 동시에 산화열을 발생하여 쇳물의 냉각을 방지한다. 규소와 망간이 먼저 연소되고, 그 다음에 탄소와 인이 산화함에 따라 탄소량이 조절된다.

순산소 전로는 1960년대 초에 미국에서 처음 도입되었는데, 이 공법을 통해 강을 생산하려면 약 25%의 고철(scrap)을 75%의 용융선철과 함께 투입하여 산소취입랜스를 통하여 다량의 가압산소를 용탕 속에 불어 넣는다. 반응 시에 발생하는 열이 이 과정에서 필요한 열을 제공해 주도록 되어 있어 외부에서 노를 가열할 필요는 없다. 정련시간이 매우 짧으며, 컴퓨터 장비를 이용하여 강의 조성 분석이 가능하다. 300톤의 강을 정련해 내는데 25분 정도 밖에는 걸리지 않는다. 또한, 강도 극저탄소강부터 고탄소강, 합금강까지도 제조가 가능하며, 건설비는 평로의 60～70%에 불과하여 현재 제강량의 80%가 이 방법을 사용하고 있다. 그러나, 용선(녹인 선철)을 주원료로 사용하므로 고로 설비가 있는 공장에서만 사용 가능한 방법이다.

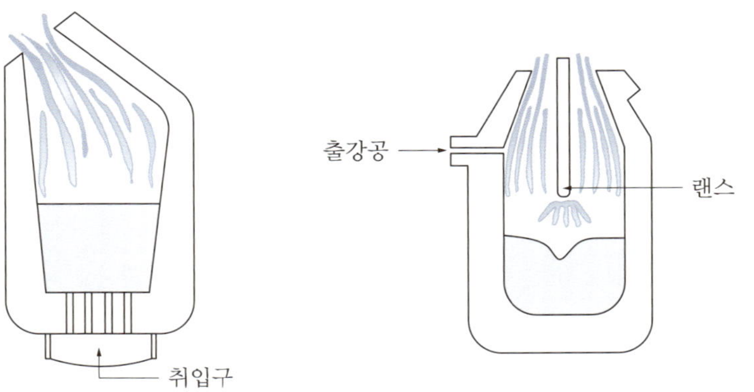

(a) 토마스 전로법　　(b) 순산로 전로법

그림 3-6 전로 제강법

③ 전기로 제강법(electric furnace process)

전기로에는 전기를 발생시키는 방법에 따라 아크식, 저항식, 유도식이 있다. 제강에는 아크식 중에서 Heroult식 노가 가장 널리 사용되는데, 전기로의 용량은 1회의 용해량으로 표시하면 1～40톤 범위의 것이 가장 많이 보급되어 있다. 3개의 탄소 전극봉을 위에서부터 놓고 한 탄소봉으로부터 아크를 날리면, 원료를 통하여 다른 탄소봉으로 돌아가게 되는데, 이때 원료가 가열되어 용해되고 정련된다.

전기로 제강법은 주로 합금강의 제조에 사용되며, 온도 조절이 비교적 용이하여 탈산, 탈황 정련이 용이하므로 우수한 품질의 강을 만들 수 있으나, 전력 사용 비용이 많이 드는 결점이 있다. 대부분 공구강이나 베어링강과 같이 특수 합금강을 만드는데 사용된다.

전로의 보급으로 인하여 많은 양의 고철을 사용하는 평로가 거의 사용되지 않게 되자, 고철가격이 하락하게 되었고, 낮아진 고철가격은 이를 주원료로 사용하는 소형 전기로를 통한 강제품의 생산이 활발해지는 계기가 되었다. 1994년 미국에서 생산된 강제품의 약 40%가 전기로를 통해 생산되었다.

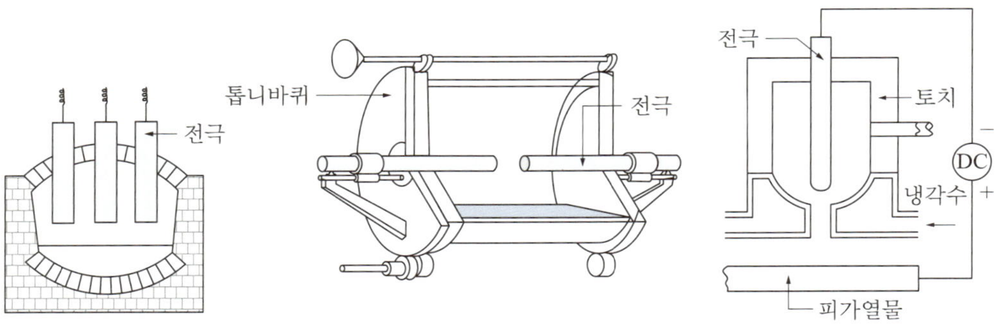

(a) 직접가열식 아크로 (b) 간접가열식 아크로 (c) 플라즈마 아크로

그림 3-7 전기로 제강법

④ 유도로(induction furnace)에 의한 제강법

이 방법은 고순도의 합금강을 제조하는데 주로 사용한다. 고주파, 중주파, 저주파의 전기를 노속의 도가니를 둘러싼 코일에 흐르게 함으로써 발생하는 유도전류에 의한 저항가열에 의해 도가니에 넣은 금속을 용해한다. 대기 중에서 용해하는 방식과 진공, 비활성기체에서 용해하는 방식이 있다. 용해 금속이 연소가스에 직접 접촉되지 않으므로 정확한 성분을 필요로 하는 금속의 용해에 적합하다. 대형로의 경우 전류가 내부까지 충분히 침투할 수 있도

록 고주파 또는 저주파를 사용한다. 용융금속은 유도전류에 의하여 수직방향으로 자동적으로 균일화가 촉진된다. 고주파로는 10~200 kg의 용량의 금속을, 저주파로는 500~2,000 kg의 금속을 효과적으로 용해할 수 있다. 이와 같은 고주파 및 저주파로는 고속도강, 스테인리스강, 자석강과 같은 특수강을 생산하는데 사용되고 있다.

(4) 강괴의 제조

제강공정을 거쳐서 생산된 쇳물은 주괴주형에 부어서 굳히게 되는데, 이를 강괴(steel ingot)라고 한다. 강괴 주형은 환형, 4각형, 6각형, 8각형, 편평형 등이 있으나, 그 후의 압연, 단조 등이 쉬운 형상으로 만든다. 직경에 비하여 길이를 수배 정도로 크게 하는 것이 일반적이며, 높이를 단면보다 크게 하는 것은 강의 내부와 외부의 냉각속도를 될 수 있는 대로 같게 하고 편석 및 수축공을 적게 하기 위한 것이다. 강괴는 하부 확대형과 상부 확대형이 있다. 하부 확대형이 강괴 주형을 뽑기 쉬우므로 편리하고 안정감이 있어 일반 탄소강에 널리 사용되고, 상부 확대형은 라이저를 붙여 특수강에 사용한다.

강의 쇳물은 용해 시에 첨가한 고철의 산화, 정련 중에 투입한 광석 및 첨가물과 정련 중에 흡수된 O_2로 인하여 탄소가 산화되어 $2C + O_2 \rightarrow 2CO$의 작용이 왕성하게 진행되어 끓는 것처럼 보이는데 이 작용을 rimming action이라고 한다. 이것을 주형에 주입할 경우에는 가스가 강 속에 함유되어 있어, 냉각 시 작은 기포가 되어 주괴의 표면에 30~50 mm 정도에 작은 구멍이 된다. 저탄소강에서 이와 같은 기공들은 압연할 때 압착되어 제품에는 큰 영향을 주지 않기 때문에 제조단가가 낮아지는 이점이 있다. 이것을 림드강(rimmed steel)이라고 한다.

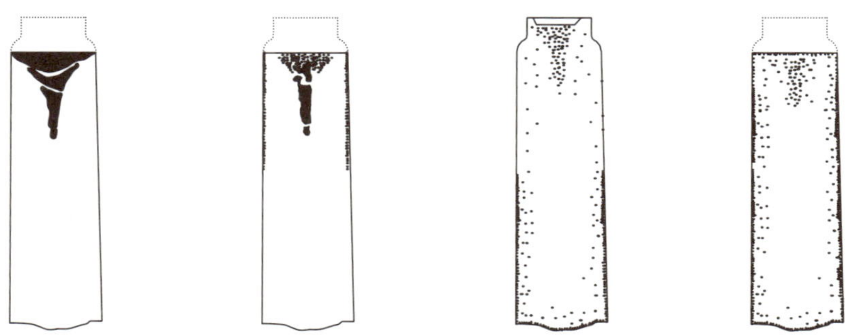

킬드강 (killed steel) / 세미킬드강 (semi-killed steel) / 캡트강 (capped steel) / 림드강 (rimmed steel)

그림 3-8 강괴의 종류

용강 중의 가스는 알루미늄과 규소 등의 원소를 첨가함으로써 최소화할 수 있는데, 이는 이 원소들이 탈산제로 작용하여 용융금속에 용해되어 있던 산소를 제거하기 때문이다. 이 방법을 사용하면 용융금속이 응고 중에 끓지 않고 조용하게 되므로 이를 킬드강(killed steel, 진정강)이라고 한다. 0.3% 이상의 탄소를 함유한 강이나 특수강은 대개 킬드강으로 제거한다. 킬드강은 내부에 기공이 없으나 상부에 수축관이 있어, 이를 제거하기 위해 상부의 10~20%를 절단해서 사용한다. 킬드강은 평로, 전기로에서 제조하는 고급강에서 주로 사용하고 재질은 거의 균일하다.

탈산제의 양을 조절하여 탈산의 정도를 적절히 조정하여 수축관을 짧게 하여 절단부를 작게 만든 강으로 킬드강과 림드강의 중간쯤 되는 것이 세미킬드강이다. 세미킬드강은 조선용 강에 주로 사용된다. 캡트강은 주괴주형위에 덮개를 씌워 림드강에서 일어나는 끓음과 난류를 억제시켜 만든 것으로 림드강보다 기공과 편석이 적고, 세미킬드강은 캡트강보다 적다.

수축공과 편석이 이렇게 중요하게 다루어지는 이유는 성형 및 가공 시에 발생하는 문제들이 이와 관련되는 경우가 많기 때문이다. 림드강에서 강판의 가장자리는 강판의 중심부위와 성형특성이 다를 수 있는데, 이는 이 부위가 편석으로 인해 다른 합금성분을 가지고 그 결과 기계적 성질이 다르기 때문이다. 수축공이나 기공은 가끔 판재를 만들 때 압연되어 들어가 성형 중에 박리현상이 나타나기도 하는데, 이를 막기 위해 킬드강을 사용하면 비용이 높아지고 표면특성이 림드강보다 떨어지는 문제가 생긴다.

(5) 연속주조

제철소에서는 강괴를 균열로에 넣고 강괴 내외부의 온도가 1,200~1,300℃가 되도록 가열한 다음, 열간압연을 통하여 각진 막대기 형태의 제품(billet)이나, 두꺼운 벽돌형태의 제품(bloom) 혹은 얇은 판형태의 제품(slab)을 생산한다. 현대화된 제철소에서는 철강 제조공정은 철광석을 환원, 용해하여 선철을 만드는 제선공정, 선철과 고철을 주원료로 하여 강을 만드는 제강공정, 녹은 쇳물을 이용하여 강괴를 만드는 연속주조와 이를 강판, 봉강, 형강 등의 형태로 가공하는 압연공정 등이 연속적으로 조업되는 형태로 이루어지는데, 이와 같은 조업 형태를 일관 제철공정이라고 한다. 1960년대 미국 제강업계에 이 공법이 상업용으로 도입된 이래 이용이 급격히 증가하였다. 용융된 강을 원하는 모양의 구멍이 나있는 수냉식 주형에 붓기만 하면 되며, 대개 원형이나 사각형으로 주조된다. 주형속에 머무는 시간은 적어도 스트랜드 위에서 두꺼운 고체 표층부가 생길 수 있을 만큼 충분이 길어야 한다. 이 공법을 사용하려면 강을 탈산 처리해야 한다. 그렇지 않으면 림드강에서 흔히 나타나는 끓음

현상으로 말미암아 표면에 구멍이 생길 위험이 있다. 1992년 미국에서 생산된 강제품의 80% 정도가 연속주조공법을 통해 만들어졌으며, 대형 단조빌렛과 몇몇 특수제품을 제외한 모든 강제품은 연속주조법을 통해 만들어지고 있다. 이는 사용자의 입장에서 보면 대부분의 제품이 킬드강으로 만들어지는 것을 의미한다.

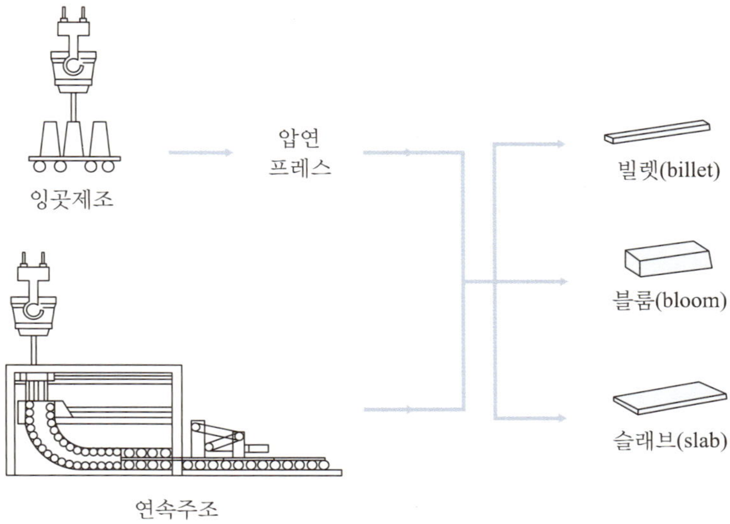

그림 3-9 강괴의 가공

(6) 강의 가공

① 가공의 야금학

강이나 금속을 주괴나 연속주조로부터 여러 가지 제품을 가공하기 위해 용융금속을 주형에 부으면 나뭇가지 모양의 수지상정(樹枝狀晶, dendrite)이 결정을 형성하기 위해 3차원적으로 성장하면서 응고가 진행되게 된다. 즉, 핵에서 성장한 소결정립의 요철의 각 부분은 열을 잃어버리기가 쉬워 응고가 빠르게 진행되기 때문에 그 방향으로 발달하게 된다. 도중에서 또한 요철의 각 부분이 생기면 그 방향으로 가지가 생기게 되며 결국 나뭇가지 모양의 결정(수지상정)이 나타나게 된다. 형성되어 성장하는 수지상정은 액체 전체가 고체로 변할 때까지 계속되고, 마지막에는 3차원 나무모양의 결정의 형성이 끝나면서 결정성 금속이 된다. 이때 각각의 결정을 결정립(grain)이라고 부르고 결정립들 사이의 경계는 결정립계라고 한다.

② 냉간가공과 열간가공

이렇게 제조된 강괴를 금속의 재결정 온도 이하(상온)에서 가공하기도 하는데, 이러한 제조방법을 냉간가공(cold working)이라고 한다. 냉간가공은 열간가공한 제품에 비해 20% 가량 인장강도가 높고, 표면이 마무리가 뛰어나며, 정밀한 치수제어가 가능하나, 낮은 연성과 가공비용이 비싸다. 이에 대비하여 합금의 재결정 온도(보통 815~1,260℃) 이상에서 가공을 하는 것을 열간가공(hot working)이라고 하는데, 용접성과 가공성이 우수하며 잔류응력이 적으며 가공비용이 저렴하나 강도면에서는 냉간가공보다 불리하고, 표면이 거칠고 치수제어가 쉽지 않다는 단점이 있다.

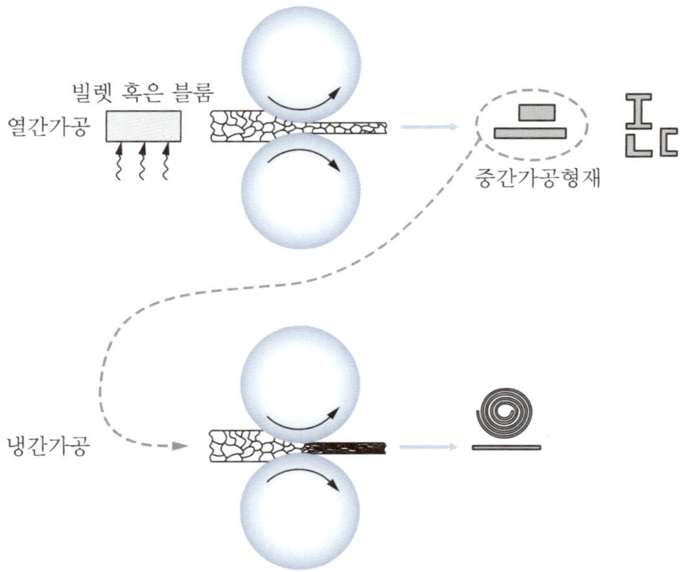

그림 3-10 냉간가공과 열간가공

(ㄱ) 냉간가공

압연, 단조 등 모든 가공에 있어서 재결정 온도 이하에서의 가공을 하면 경화한다. 이러한 재결정 온도 이하에서의 가공을 냉간가공이라고 하는데, 재결정 온도하에서 가공을 할 경우 경화되는 현상을 가공경화(work hardening)라고 한다. 가공경화 현상은 가는 철사를 가지고 설명하는 것이 용이하다. 즉, 처음에는 철사를 구부리면 아주 연해서 용이하게 구부러지지만 동일한 작용을 반복하면 점차적으로 철사는 경화되어 절단되어 버리는 현상이 발생하는데 바로 이와 같은 현상이 가공경화이다. 냉간가공은 때때로 금속을 경화하려는 목적 혹은 강화하려는 목적으로 행해진다. 동선의 상온에서의 압출 혹은 동의 냉간압연 등은 흔히 보는 냉간가공의 예이다.

(ㄴ) 재결정과 결정립의 성장

금속이 심한 가공경화를 받으면 결정립은 변형되어 파괴된다. 그 결과 금속 내부는 내부응력을 받고 있는 상태에 놓이게 된다. 이러한 응력은 어닐링(annealing, 풀림)이라는 가열방법에 의해서 제거할 수 있다. 이것은 열에 의해서 원자에 운동성을 부여하여 안정된 위치로 회복시키기 때문이다. 온도가 상승함에 따라서 응력이 제거되며, 금속의 강도, 경도는 처음의 상태로 되돌아가는데, 온도를 더욱 상승시키면 새로운 결정립이 생기는 온도에 도달하게 된다. 이러한 온도에서 장시간 유지하면 금속은 재결정(recrystallization)이 일어난다. 고체금속이 변형된 상태에서 새로운 결정립이 발생하는 것은 그 과정에 있어서 용융금속에서 정출하는 것과 본질적으로 동일하다. 재결정이 일어나는 온도는 가공경화의 정도와 변형전의 결정립의 크기에 의해서 차이가 발생한다. 즉, 변형된 정도가 클수록 또한 변형전의 결정립이 작을수록 재결정 온도는 낮다. 새로운 결정립 조직은 변형정도에 크게 좌우된다. 즉, 결정립의 크기는 재결정 전에 존재한 변형량이 클수록 미세하다.

금속을 재결정 온도 이상으로 가열해서 그 온도에서 충분한 시간을 유지하면 재결정에 의해 발생한 결정립은 빠르게 성장하게 되는데, 이러한 결정립이 최후에 도달할 수 있는 크기는 가열온도에 의해서 정해진다.

(ㄷ) 열간가공

열간압연, 열간단조와 같은 열간가공 또는 고온가공은 금속의 재결정 온도 또는 그 이상의 온도에서 행해지는 가공이다. 열간가공에서 결정립은 변형을 받으면 곧 파괴되나 곧 새로운 결정립이 만들어진다. 그러므로 열간가공은 냉간가공 후 어닐링을 행하는 것과 동일한 결과를 가져온다. 아연(Zn), 카드뮴(Cd), 주석(Sn) 등과 같은 금속은 실온에서 가공해도 경화하지 않는다. 그 이유는 이러한 금속들의 재결정 온도가 실온 또는 그 이하이며, 실온에서 가공한 것이 실제로 열간가공과 동일한 이유이다.

3. 강의 명세법

(1) 한국 표준규격

우리나라의 강의 명세법은 한국 표준규격(KS)에 따른다. 한국 산업규격의 금속부분(D)에는 재료를 화학 성분, 기계적 성질 및 용도에 따라 재료기호를 지정하여 사용하고 있다. KS

에서 정하고 있는 재료 기호는 일반적으로 영문자와 숫자로 구성하고 있으며 다음과 같이 세 부분으로 구성되어 있다.

① 첫 부분 : 재질을 나타내는 부분으로 영어 표기의 머리글자나 원소 기호 등으로 표기한다. <표 3-4>에 KS규격에서 사용하고 있는 대표적인 강의 기호를 정리하였다.

표 3-4 강의 명세법(KS규격)

기 호	종 류	기 호	종 류
SS	일반 구조용 압연강재	SM	기계 구조용 탄소강재
SCr	크롬강	SCM	크롬 - 몰리브덴강
SNC	니켈 - 크롬강	SNCM	니켈 - 크롬 - 몰리브덴강
SUS	스테인리스강	SPS	스프링강
STC	탄소공구강	STS	합금공구강
STD	고속도강	STB	베어링강
STBA	내열강	SCH	스테인리스계 내열강

② 가운데 부분 : 규격명, 제품명, 형상별 종류나 용도를 나타내는 부분

③ 끝 부분 : 재질의 종류 번호, 최저 인장강도를 나타내며, 경우에 따라서는 재료의 제조 방법, 모양 열처리 방법 등을 표시하기도 한다.

아래는 KS규격에서 사용하고 있는 강의 명세법의 한 예를 나타내고 있다.

〈예 1〉

S S 300 (일반 구조용 압연강재)

최저인장강도(300 N/mm^2)

일반 구조용 압연재(general structural rolling plate)

강(steel)

〈예 2〉

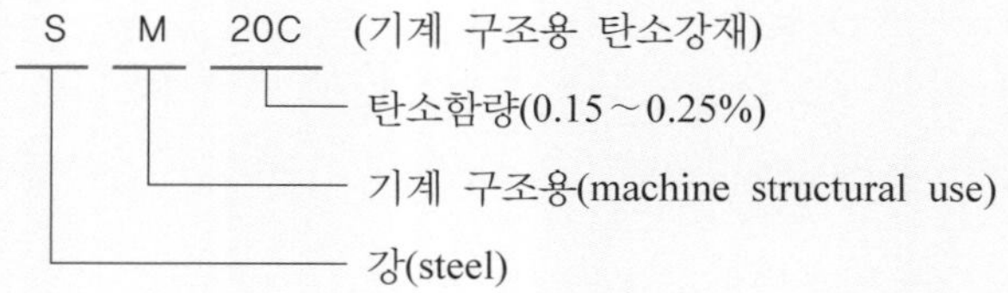

〈예 3〉

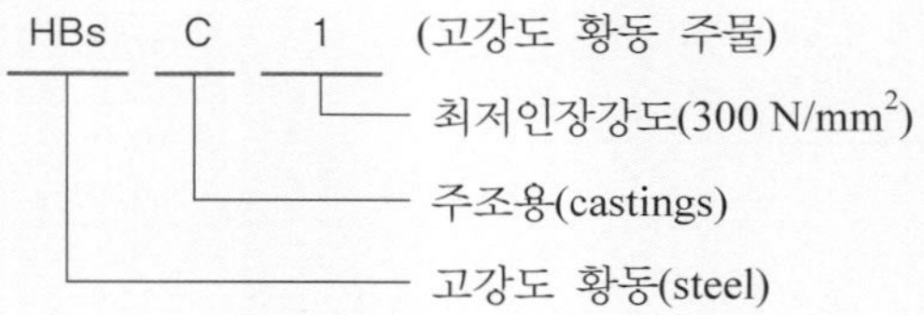

<예 1>에서 앞의 S는 강을 의미하고, 두 번째 S는 일반 구조용 압연재를 그리고, 마지막 부분의 숫자는 최저 인장강도를 의미한다. <예 2>에서는 첫 번째 S는 강을, 두 번째 M은 기계 구조용임을, 그리고 마지막 숫자는 탄소함유량을 의미한다. 20C는 탄소함유량의 범위가 0.15 ~ 0.25%임을 의미하고, 범위의 중간값을 나타낸다. 마지막 예는 주조용 황동의 표기 예이다.

(2) 미국의 명세법

미국의 철강규격인 AISI-SAE는 미국 철강협회(AISI, American Iron and Steel Institute)와 자동차 협회(SAE, Society of Automotive Engineer)가 제정한 규격이다. 이 규격은 강의 성분을 4개의 숫자로 표기하는데, 이 중 처음 두 개의 숫자는 탄소강의 화학조성을, 다음 2개는 탄소함량의 중간치를 표기한다. 예를 들어 1035는 탄소함량 0.32 ~ 0.38%인 탄소강을 의미한다. 또한, 숫자 뒤의 문자 'E'는 전기로에서 제조되었음을 의미하며, 문자가 없을 경우에는 '평로'에서 제조한 강을 의미한다. 표준 탄소강으로 1010, 1018, 1020이 가장 많이 사용되며, 강의 구성요소가 일정비율(망간 1.65%, 실리콘 0.6%, 구리 0.6%)을 넘을 경우 합금강으로 분류한다. 대부분의 재활 보조기구들은 AISI 4130, 4340, 8620강을 사용하며, 다음과 같은 특징을 가지고 있다.

① AISI 4130 - 크롬, 몰리브덴 합금으로 강도가 뛰어나며, 가공성, 용접성이 용이
② AISI 4340 - 크롬, 니켈, 몰리브덴 합금으로 연성과 인성이 뛰어남
③ AISI 8620 - 크롬, 니켈, 몰리브덴 합금으로 가공성이 뛰어나고, 연마성이 좋음

<표 3-5>에 여러 강의 명세법이 간략하게 정리되어 있다.

≫ 표 3-5 강의 명세법(SAE)

종 류	SAE번호	종 류	SAE번호
탄소강	1XXX	Ni-Cr-Mo강	43XX
Mn강	13XX	Cr강	5XXX
Ni강	2XXX	Cr-V강	61XX
Ni-Cr강	3XXX	W-Cr강	72XX
Mo강	40XX	Si-Mo강	92XX
Cr-Mo강	41XX	Ni-Cr-Mo강	93XX-98XX

AISI-SAE규격 이외에도 AMS(Aerospace Material Specification, 항공재료규격), ASTM (American Society for Testing Material, 미국재료시험학회), Mil(Military Specification), FS (Federal Specification) 등의 규격이 있어, 여러 산업분야에서 요구되는 강의 재질을 분야별로 상세히 분류하여 사용하고 있다.

4. 강의 열처리

(1) 강의 열처리

구조용 재료로서의 강은 사용 중에 단단하고 강인하며, 장시간 사용해도 원형을 유지할 수 있는 성질을 구비할 것이 요구되며, 이것에 적합한 것을 제작할 때는 절삭가공, 소성가공이 용이한 것이 요구된다. 금속재료에 대해서 희망하는 성질을 부여하기 위해 적절한 조건으로 가열 및 냉각을 하여 필요한 강의 성질 및 조직을 얻는 조작을 열처리(heat treatment)라고 한다. 기계적 이외의 물리적, 화학적 성질 등의 개선을 목적으로 하는 경우일지라도 넓은 의미에서의 열처리의 범위에 포함시킨다.

강은 다른 금속에 비해 열처리 효과가 크고, 그 방법에 따라 다양한 성질의 재료를 얻을 수 있다. 열처리는 강도와 경도를 향상시키거나 가공성을 개량하려는 목적으로 시행되는데, 열처리의 주된 목적은 다음과 같이 정리할 수 있다.

① 기계적 성질 개선

(ㄱ) 강도와 경도 향상

(ㄴ) 공구나 다이, 칼, 절단장치와 같은 큰 응력을 받게 되는 구조용 부품의 경우 열처리를 통해 강도와 경도를 향상시킬 수 있다.

(ㄷ) 경화된 강의 취성을 감소

(ㄹ) 경화시킨 조직의 연화 - 열처리하여 기계가공한 상태로 되돌림

(ㅁ) 응력제거 - 냉간가공이나 용접을 한 금속의 내부응력을 제거

② 재료의 가공성 향상

(ㄱ) 소성 가공성 향상

(ㄴ) 피삭성 개선

(2) 평형상태도(equilibrium diagram)

평형상태도는 합금을 용융상태로부터 천천히 냉각시킬 때, 금속내부에서 일어나는 상의 관계를 보여주는 도표이다. 어떤 계에서 어떤 농도와 온도에서 평형상태에 있는 각 상의 종류와 조성 성분을 표시한 그림을 상태도(phase diagram)라고 한다. 두 가지 상(phase)간의 평형관계를 표시하는 경우의 상태도를 평형상태도라고도 부른다.

① 고용체(固溶體, solid solution)

한 성분의 금속 중에 다른 성분의 금속이 혼합되어 용융상태에서 합금이 되었을 때, 혹은 고체상태에서도 균일한 융합상태가 되어 각 성분의 금속을 기계적인 방법으로 구분할 수 없을 때, 이것을 고용체라고 한다. 고용체를 형성하고 있는 결정격자에는 <그림 3-11>과 같이 (a), (b), (c)의 세 가지 경우가 있다. <그림 3-11> (a)의 경우에는 어떤 성분 금속의 결정격자 중에 다른 원자가 침입한 것으로 침입형 고용체(inter substitutional solid solution)라고 한다. 이는 용매원자 사이에 용질원자가 비집고 들어간 경우로 결정구조 사이의 공간은 크지 않기 때문에 침입하여 들어갈 수 있는 용질원자는 용매원자보다 작은 것으로 한정되며 일반적으로 비금속원소인 경우가 대부분이다. (b)는 어떤 성분 금속의 원자가 다른 성분 금속의 결정격자의 원자와 위치가 바뀐 형식의 고용체로서, 이것을 치환형 고용체(substitutional solid solution)라고 한다. 치환형 고용체는 금속끼리 일어나며 특히 용매금속과 용질금속의 결정구조가 같은 경우나 용매, 용질금속 원자의 크기가 같은 경우에 치환이 일어나기 쉽다. (c)의 경우는 두 성분 금속의 원자에 규칙적으로 치환된 배열을 가지는 고용체로서 규칙격자형 고용체(ordered lattice solid solution)라고 한다.

고용체를 만들 때에는 성분 금속의 원자직경의 차이가 15% 이상이 되면 같은 원자격자를 가지고 있어 고용체가 되지 않는다. 원자의 크기가 서로 다른 금속이 고용체를 만들 때 원자들이 서로 침입하든가, 또는 치환하여 합금으로 되었을 때의 결정은 단일 금속의 결정에 비하여 큰 변형이 생기게 된다. 따라서, 가공변형이 어렵게 되고, 또 합금으로도 강도와 경도가 크게 된다.

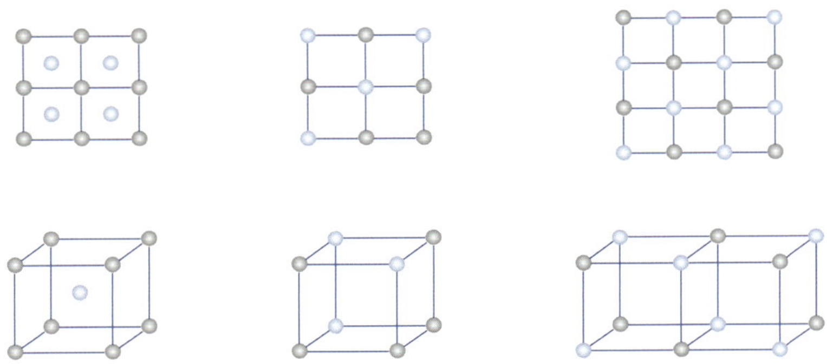

(a) 침입형 (b) 치환형 (c) 규칙격자형

그림 3-11 고용체의 결정격자

② 합금의 평형상태도

우리가 금속을 정련하는 기술에는 한계가 있기 때문에 실제로 순수한 금속은 존재하지 않으므로 모든 금속은 내부에 소량의 다른 원소를 포함할 수밖에는 없다. 이는 모든 금속재료의 상태를 고려하기 위해서는 평형상태도를 살펴보아야 함을 의미한다. 금속의 내부에 존재하는 다른 원소의 함량이 증가할수록 만들어지는 합금은 단일한 용융점을 갖지 않고 어떤 용융 온도범위를 가지게 된다. 이는 삼계탕 국물을 예를 들면 국이 뜨거울 때에는 모든 것이 액체상태이지만, 국이 식어 가면 지방성분이 국 위로 떠올라 액체 국물 위에 고체의 지방층이 형성되는 것과 같은 원리이다. 이와 같이 특정 온도범위에서 금속은 일부는 고체, 일부는 액체상태로 존재하게 되는데, 이는 마치 물과 얼음이 혼합된 진눈깨비와 같은 상태가 된다.

(ㄱ) 완전고용 고용체(all proportional solid solution)의 상태도

모든 범위의 조성에 대해 완전히 고용되는 단일합금 원소를 가지는 금속의 상태도가 <그림 3-12>에 나타나 있다. 이를 완전고용 고용체라고 하는데, 완전고용 고용체일 때에는 격자가 같고, 변형이 적어야 한다는 조건이 필요하다. 원자의 직경이 다를 때에는 원자직경의 차가 거의 없어야 하며, 원자직경의 차이가 15% 이상이 되면 변형이 커지므로 완전고용 고용체가 되지 못한다. 그림에서 보면 100% 단일 원소로 이루어진 금속의 경우(금속 A 또는 B)에는 단일 온도에서 금속의 상이 변하게 되지만, 두 금속이 일정 비율로 조성된 경우에는 두 금속의 용해점의 차이로 인해 일부 성분은 용해되어 액체로 변환되고, 나머지 일부성분은 고체상태로 그대로 남는 현상이 일어나게 되는 원리이다.

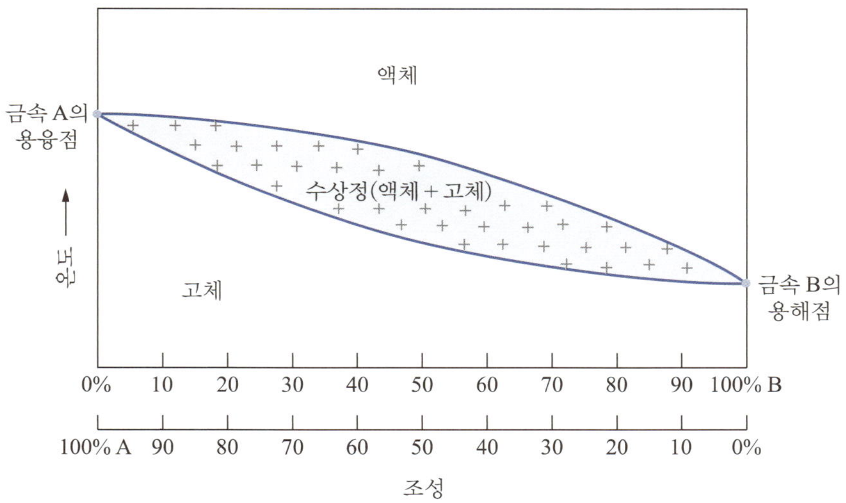

그림 3-12 완전고용 금속의 상태도

(ㄴ) 부분고용 고용체(partially miscible solid solution)의 상태도

결정격자가 같고 원자직경의 차이가 클 때, 혹은 결정형이 다를 때에는 A금속의 격자점에 B금속이 치환되는 수가 많아짐에 따라 응력이 크게 되어, 결국 A금속의 격자가 존속할 수 없는 한계가 존재하게 된다. 이 한계를 A금속에 대한 B금속의 용해한도라고 하며, 이와 같은 고용체를 부분고용 고용체라고 한다. 이와 같이 두 개의 금속이 조성의 모든 범위에서 완전한 고용상태를 유지하지 못한다면, 2차 상이 결정입계에 발생한다. 이에 대한 상태도가 <그림 3-13>에 나타나 있다. 평형상태도를 살펴보면 완전고용 고용체와는 다르게 A와 B 두

개의 성분 금속이 어느 한도까지는 서로 융합된 고용체(α상, β상)를 만든다. 또, 이 상태도를 보면 응고 시에 넓은 범위가 아닌 단일 용융온도를 가지는 조성이 있는 것을 볼 수 있는데, 이러한 조성으로 되어 있는 금속을 공정(eutectic)합금이라고 부르며, 이 점을 공정점이라고 부른다. 이는 완전히 순수한 금속과 같이 단일 용융점을 가지고 있다. 공정합금은 주요 두 가지 상의 층상구조로 되어 있는 것이 보통이다.

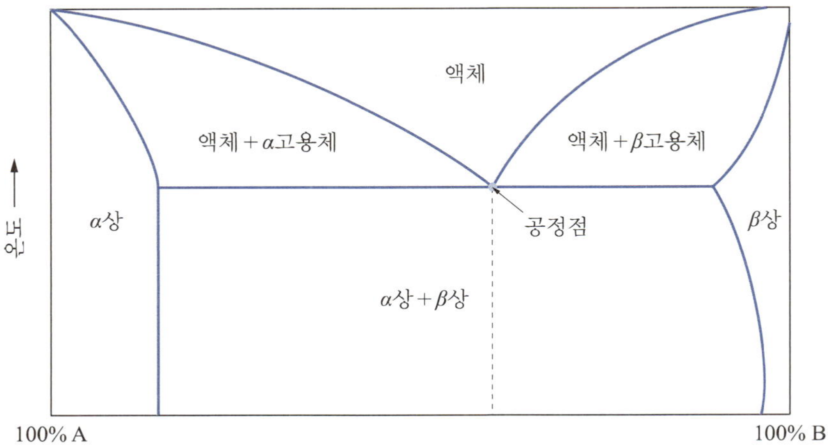

그림 3-13 부분고용 고용체의 상태도

(ㄷ) 지렛대 법칙(lever law)의 계산

<그림 3-14>와 같은 2성분 계에서 주어진 합금에 대한 존재하는 상의 백분율을 계산하는 데 사용하는 법칙이다. <그림 3-14>의 상태도에서 700℃에서 B가 22% 포함된 합금에 존재하는 상의 상대적인 비율을 알고자 한다면, 먼저 700℃의 온도에서 등온선을 연결시켜 선을 그린다. 선 abc는 이 온도에서의 전체 합금을 나타내고, 이 등온선으로부터 해당 합금은 두 개의 상, 즉 α와 액체가 존재하는 것을 알 수 있다. 각 상의 상대적 백분율은 지레의 받침점에 해당하는 b지점에 지렛대를 이용한 연결선의 비로서 계산할 수 있다. 즉, b지점이 지렛대의 받침점에 해당하게 되고, 이를 기준으로 α상의 비는 지레의 받침점인 b점의 오른쪽 길이 즉, bc의 길이를 전체의 길이로 나눈 만큼의 비율을 가지게 된다. 즉,

$$700℃\text{에서 } \alpha\text{상의 비}(\%) = \frac{c-b}{c-a} \times 100 = \frac{36-22}{36-9} \times 100 = 51.9\%$$

이 때 액체의 비율은 다음과 같이 지레의 받침점인 b점의 왼쪽 길이, 즉 ab의 길이를 전체 길이로 나눈 만큼의 비율을 가지게 된다.

$$700℃\text{에서 액체의 비}(\%) = \frac{b-a}{c-a} \times 100 = \frac{22-9}{36-9} \times 100 = 48.1\%$$

이와 같은 계산은 지렛대 법칙의 계산으로 불리며, 이 기술은 여러 상을 가지는 모든 금속과 합금계통의 상대적 백분율을 계산하는데 이용되고 있다. 이 선도와 지렛대 법칙 계산은 평형상태에서 주어진 합금에 존재할 수 있는 조직을 예측하는데 유용하게 사용되고 있다.

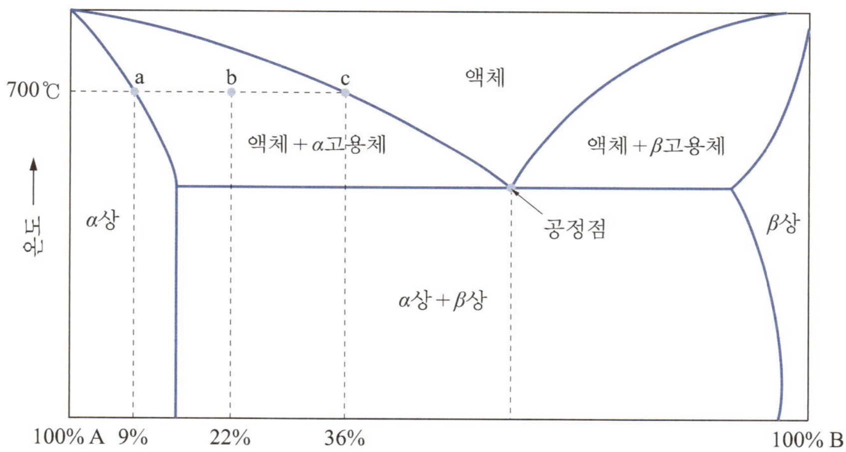

그림 3-14 상태도를 이용한 상의 상대적 백분율 계산(지렛대의 법칙)

③ 강의 평형상태도

우리는 3.2절에서 강은 '탄소함유량이 0.02～2.1%인 철과 탄소의 합금'으로 정의하였다. 탄소는 체심입방격자(BCC)의 철 속에서도 고용체로 존재할 수 있으며, 면심입방격자(FCC)의 결정구조에서도 마찬가지이다. 또한 탄소는 철탄화물(Fe_3C)의 형태로도 존재할 수 있는데, 이와 같은 상을 시멘타이트(cementite)라고 한다. 이와 같은 것들은 강 내부에 존재할 수 있는 대표적인 안정적인 상이다. 특정한 강합금 내에 존재하는 이런 상들의 상대적인 양은 강이 가지고 있는 대부분의 성질에 영향을 미치게 된다.

금속의 열처리 과정은 탄소함유량의 비율과 온도에 따라 달라지는 금속 조직의 변화를 이용한 것으로 그 과정은 <그림 3-15>와 같은 철 - 탄소(Fe-C)계의 평형상태도(equilibrium diagram)를 통하여 이해할 수 있다.

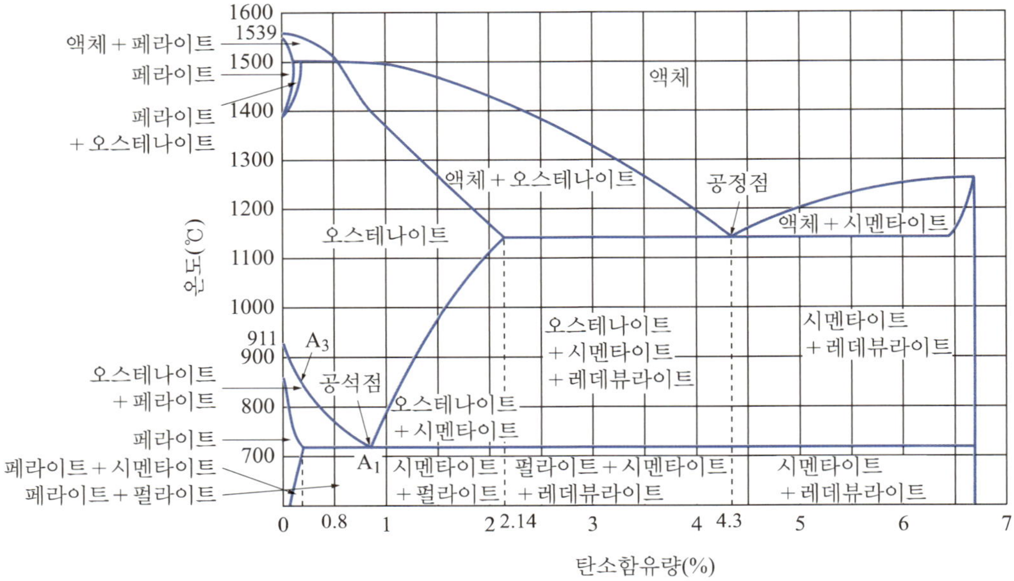

그림 3-15 강의 평형상태도

<그림 3-15>의 평형상태도는 가로축을 강의 탄소함유량(%)으로 하고, 세로축을 온도(℃)로 했을 때, 각 조성의 비율에 따라 나타나는 합금의 변태점을 연결하여 만든 선도이다. 이 상태도에 나타난 주요한 조직을 살펴보면 다음과 같다.

(ㄱ) 페라이트(ferrite) - 이 조직은 α철(BCC)에 탄소가 최대 0.02% 고용된 α고용체로 현미경으로 보면 흰색의 입상으로 나타나는 조직으로 대단히 연한 성질을 가지고 있다. 탄소원자는 철원자에 비해 원자반경이 작아, 철원자의 틈에 들어가서 침입형 고용체를 형성한다. α철은 723℃에서 최대 0.025%의 탄소를 고용한다. 브리넬 경도가 80, 인장강도는 약 294 MPa이며, 강자성체이다.

(ㄴ) 오스테나이트(austenite) - γ철(FCC)에 탄소가 최대 2.0% 고용된 γ고용체로 실온에서는 존재하기 어려운 조직이다.

(ㄷ) 시멘타이트(cementite) - 탄소와 철의 화합물(Fe_3C)로서, 철(Fe)의 원자량은 56이며, 탄소(C)의 원자량은 12이므로 시멘타이트 내의 탄소함유량은 다음과 같은 식으로 주어지며 $[12/(56\times3+12)]\times100=6.67\%$이다. 대단히 단단하고 부스러지기 쉬운 조직이다. 브리넬 경도는 약 800 정도이다.

(ㄹ) 펄라이트(pearlite) - 0.8% C의 오스테나이트가 723℃ 이하로 냉각될 때, 0.02% C의 페라이트와 6.67% C의 시멘타이트로 석출되어 생긴 조직. 공석반응에 의해 생긴 층

상의 조직으로 페라이트와 시멘타이트가 층상으로 나타난다. 펄라이트는 육안으로 관찰하면 빛의 간섭 때문에 진주와 같은 광택을 나타내는 관계로 이와 같은 이름이 부여되었다. 브리넬 경도는 약 300, 인장강도는 588 MPa 정도가 된다.

(ㅁ) 레데뷰라이트(ledeburite) - 공정반응에 의해 생긴 조직으로 4.3%의 탄소와 시멘타이트, 오스테나이트의 공정조직으로 이루어져 있다.

(ㅂ) 마르텐사이트(martensite) - 오스테나이트를 급냉할 때 얻을 수 있는 조직으로 평형상태도 상에는 나타나 있지 않다. 체심정방조직(BCT)의 조직구조를 가지고 있으며, 경도가 강한 것이 특징이다.

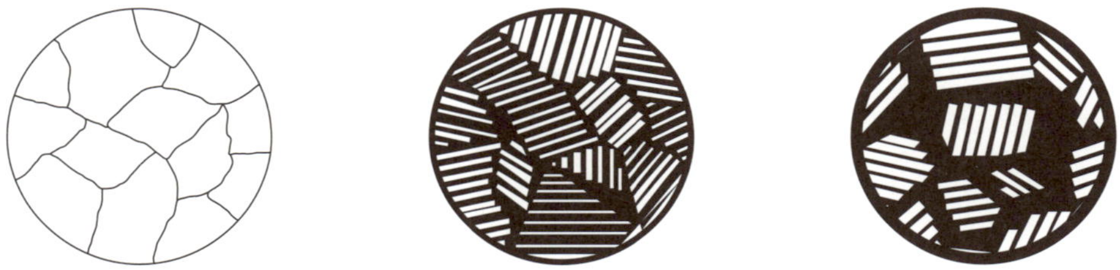

(a) 페라이트 (b) 펄라이트 (c) 시멘타이트

그림 3-16 강의 조직

<그림 3-16>에서 0.8% 탄소를 가진 강은 723℃에서 공석점(eutectoid point)을 가지는데, 이와 같은 조성의 강을 공석강이라고 하며, 그 이하의 탄소를 가진 강을 아공석강(hypo-eutectoid steel), 그 이상의 범위 즉, 0.8～2% 탄소 범위의 강을 과공석강(hyper-eutectoid steel)이라고 한다.

(3) 열처리의 원리

강의 열처리 과정은 평형상태도를 이용하여 잘 설명할 수 있다. 상온에서의 강은 탄소함유량에 따라 조금씩 그 조성은 차이가 있지만, 체심입방격자(BCC)의 조직을 가지고 있다. 이러한 강을 경화온도까지 가열하게 되면 강의 조직은 면심입방격자(FCC)의 형태인 오스테나이트 조직으로 변하게 된다. 물이나 기름 등을 이용하여 오스테나이트 조직을 냉각하게 되면, 원래 조직이 체심입방격자로 되돌아가는 대신에 체심정방조직(BCT)인 마르텐사이트(martensite) 조직으로 변형되게 되는데, 이 조직은 경도가 대단히 높은 것이 특징이다. 마르텐사이트는 독일의 금속학자인 아돌프 마르텐스(Adolf Martens, 1850～1914)의 이름을 따서 명명되었다. 오스테나이트가 마르텐사이트로 변형되는 데에 고려할 수 있는 가장 큰 요인은 냉각속도로, 금속의 열처리는 냉각속도를 조절하여 이루어지는 것이 대부분이다.

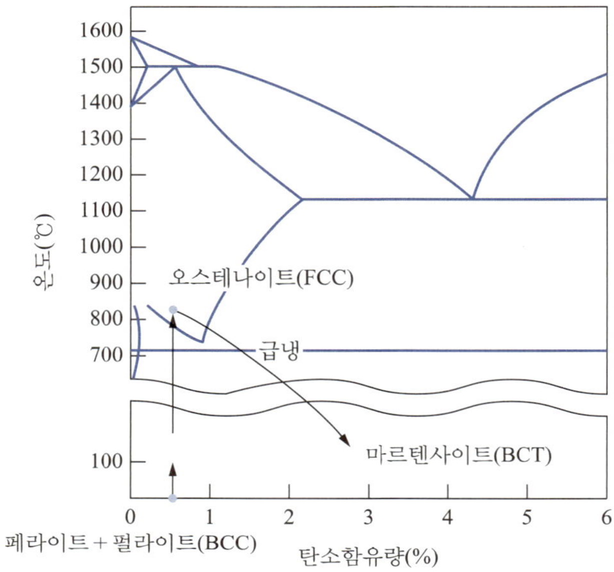

그림 3-17 강의 열처리 과정

(4) 열처리의 종류

철강 재료는 동일한 성분을 가지고 있어도 열처리 방법에 따라서, 그 조직이 크게 달라질 수 있다. 적절한 열처리는 기계적 성질의 개선이나 내부 응력의 제거 등의 효과를 거둘 수 있다.

① 일반 열처리

(ㄱ) 퀜칭(quenching) 혹은 담금질

강을 오스테나이트 상태로 가열했다가 서냉을 하게 되면, 그 조직은 펄라이트로 변한다. 즉, 페라이트에 순간적으로 고용되었던 탄소는 확산하여 시멘타이트를 만들어 페라이트와 시멘타이트를 섞은 펄라이트 조직이 되게 된다. 그러나, 이를 급냉하게 되면 마르텐사이트 조직으로 변화되게 되는데, 이와 같은 열처리 방법을 퀜칭(quenching, 담금질)이라고 한다. 냉각속도는 냉매에 따라 그 성질이 달라지는데, 냉각속도는 물 > 기름 > 용융염 > 기체의 순이다. 기름의 냉각속도는 물의 절반 정도이며, 물에 수산화나트륨(가성소다)을 10% 혼합하면 냉각속도는 실온으로 유지된 물에 비해 2배 정도 증가하고, 흔들어 주면 효과는 더욱 커진다. 반면에 물에 수용성 기름이나 고분자를 섞어주면 냉각속도는 느려진다. 유냉은 실온의 물에 의한 냉각속도의 절반 정도에 불과하고 260℃로 유지된 용융염은 고분자 - 물이나 고분자 - 기름보다 느린 냉각능을 가진다. 한편 공기나 불활성기체는 위에 열거한 냉매들보다 더욱 느린 냉각능을 가진다. 이것은 액체의 열전달률이 차이가 나기 때문이며, 수증기 등 가스의 절연성 때문에 흔들어 주게 되면 영향이 커지게 된다. 담금질한 조직은 매우 단단하고 내마멸성과 내충격성이 뛰어나나, 뒤틀림 현상이 나타나기 쉽다. 또한, 담금질한 강은 일반적으로 그대로 사용하는 일은 없고 반드시 뜨임처리 한 후 사용한다.

강의 담금질 온도는 아공석강의 경우 A_3선에서 30～50℃, 공석 및 과공석강의 경우 A_1 온도 이상 30～50℃의 범위가 적당하다. 가열온도가 너무 높으면 γ의 입자가 조대화해서 생성되는 마르텐사이트 조직은 거칠어지고 뜨임 후의 점성강도도 낮게 된다. 담금질 온도가 너무 높으면 가열 중에 산화나 탈탄이 일어나 강에 있어서 중요한 합금원소인 탄소가 없어질 가능성이 있다. 또, 변형이 일어나기 쉽고 열에너지의 손실도 되고, 또 가열로가 손상되기도 한다.

담금질 할 때 작업 중이나 담금질 직후, 또는 담금질 후 얼마되지 않아 균열이 생기는 경우가 많은데, 이를 담금질 균열(quenching crack)이라고 한다. 담금질 직후에 생기는 균열은 외부는 급격한 냉각으로 인하여 수축이 생기나 내부는 냉각이 느려 나중에 펄라이트로 변하여 팽창되는 결과로 인한 균열이며, 담금질 2～3분 후에 생기는 균열은 외부가 마르텐사이트로 변하여 팽창하는 결과로 생기는 균열이다. 담금질에서 이러한 균열을 방지하기 위해서는 소재의 단면적이나 두께 등이 급격히 변하는 곳, 구멍이 뚫린 곳, 기타 형상이 복잡한 곳에서는 너무 급격한 냉각속도를 피하고, 250℃ 부근에서는 냉각속도를 감소시키는 것이 좋다.

(ㄴ) 템퍼링(tempering) 또는 뜨임

담금질한 강은 강도가 개선되나 취성이 강하여 미약한 충격이나 굽힘하중에도 파손이 일어나기 쉽다. 이러한 강을 변태온도 이하에서 장시간 방치하면 변형(또는 뒤틀림)이 점차로 제거되고, 그에 따라 치수에 오차가 생긴다. 또한, 담금질에 의해 생긴 마르텐사이트나 잔류오스테나이트도 모두 불안정한 상이므로 사용 중 또는 보존 중에 안정화의 변화가 진행되고, 이 때문에 균열 또는 변형을 일으키는 경우가 있다. 이와 같이 불안정한 상을 안정화하고, 또 잔류응력을 제거함으로서 시간의 변화에 따른 변형이나 균열을 방지할 목적으로 담금질한 강을 적당한 온도로 재가열해서 냉각하는 것을 템퍼링 또는 뜨임이라고 한다.

템퍼링을 하면 담금질 할 때 생긴 내부응력이 감소 또는 제거되고 불안정한 조직이 온도에 따라 비교적 균일하고 안정된 조직으로 변한다. 칼날이나 공구 등과 같이 경도가 높아야 하는 것에는 고탄소강을 사용하고, 200℃ 이내의 저온 템퍼링을 행하여 담금질 경화로 생긴 변태응력을 제거한다. 이러한 공구용 강은 로크웰 C경도로 2～4 정도만 경도를 줄여준다. 이 경우 템퍼링은 강도에는 큰 영향을 미치지 않는다. 구조용 강은 탄성과 인성이 풍부해야 하므로 500～600℃의 고온템퍼링을 실시한다. 이를 위해 오스테나이트화 온도(변태온도)이하로 가열한 강을 식기 전에 원하는 템퍼링 온도로 맞춰진 노에 넣어 서서히 식히는 방법을 사용한다. 템퍼링 온도에 머무는 시간은 그리 중요하지 않으며, 두 시간 이상 가열한다고 해서 효과가 나아지지 않는다.

㈐ 어닐링(annealing) 또는 풀림

금속을 적당한 오스테나이트화 온도까지 가열하고, 그 조직이 경화조직으로 되는 것을 막기 위해 충분한 시간을 주어가며 천천히 식히는 열처리 방법을 말한다. 이는 철 및 강의 연화, 결정조직의 조정, 또는 내부응력을 제거하기 위하여 행해지며, 어닐링 열처리는 강을 $A_{3\text{-}1}$ 변태선 보다 20～30℃ 높게 가열한 후 내외부 온도가 같다고 인정될 때 노내에서 서서히 냉각시켜 연화시킨다. 어닐링 시간이 너무 길면 과도 어닐링(super annealing)이 되고, 조직이 거칠어져 재질이 불량하게 된다. 어닐링 시간은 지름 25 mm에 30분 정도가 적당하다. 보통강은 500℃ 정도일 때에 밖으로 꺼내 공냉하여도 상관없다. 어닐링의 목적은 다음과 같다.

- 단조, 주조, 기계가공에서 생긴 내부응력 제거
- 열처리로 인하여 경화된 재료의 연화
- 가공 또는 공작에서 경화된 재료의 연화
- 금속 결정입자의 균질화

어닐링 열처리는 강철을 재결정 온도 이상으로 가열하고, 오스테나이트 상태로부터 서냉한다. 보통 가열온도는 강의 화학성분에 의해 다르다. 미국 재료 시험협회(ASTM)에서 추천한 어닐링 온도는 <표 3-6>와 같다.

≫ **표 3-6** 압연재의 어닐링 온도(ASTM)

탄소함유량	어닐링 온도(℃)
0.12% 이하	875～925
0.12～0.20%	840～870
0.20～0.49%	815～840
0.50～1.00%	790～815
1.00～1.50%	800

일반적으로 특수 공구강은 750～850℃의 어닐링 온도 범위에서 어닐링을 한다. 공구강의 어닐링은 강철제 상자 속에 코크스 가루를 넣고 적당한 어닐링 온도에서 가열한 후, 노안에서 서서히 냉각시킨다.

어닐링의 종류에는 저온 어닐링과 고온 어닐링이 있다, 고온 어닐링은 A_1 변태점 이상에서 행하는 어닐링으로 완전 어닐링, 확산 어닐링, 항온 어닐링이 있으며, 저온 어닐링은 A_1 변태점 이하에서 실시하는 것으로 응력제거 어닐링, 중간 어닐링, 재결정 어닐링이 있다. 구상화 어닐링은 A_1 변태점 이상, 이하에서 실시하는 경우도 있다.

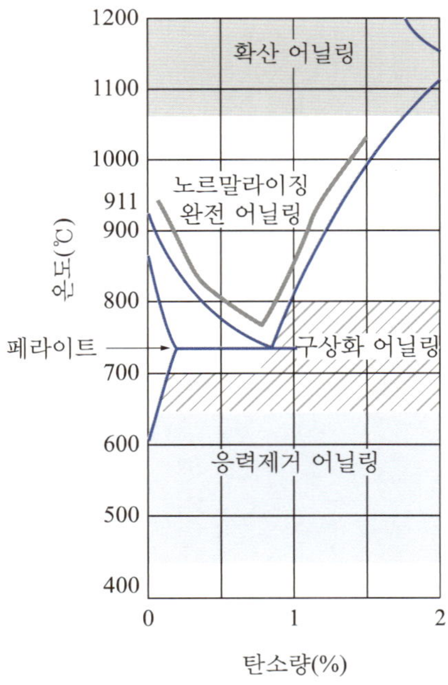

그림 3-18 각종 어닐링 온도의 범위

- 완전 어닐링(full annealing)

  일반적인 어닐링은 완전 어닐링을 의미한다. 아공석강은 A_{3-1} 보다 높은 20～30℃ 높은 온도로 가열한 다음 일정한 시간을 충분히 유지한 후 서냉한다. 서냉방법은 노 내부나 볏짚의 재 또는 석회 중에서 실시한다.

- 확산 어닐링(diffusion annealing)

  강의 고상선과 액상선의 현저한 온도 차이에 의해 강괴의 결정내에 편석이 존재하게 되며, 주조한 그대로의 시편을 파괴해 보면 결정입계로부터 깨지는 경우가 많다. 그러나 1,050～1,300℃와 같이 고온에서 확산시키게 되면 이러한 황화물의 편석을 없애게 하는데 효과가 크다. 이를 방지하기 위해서는 1,100～1,150℃에서 확산 어닐링을 하는데, 이러한 확산 어닐링을 안정화 어닐링 또는 균질화 어닐링이라고도 한다.

- 응력제거 어닐링(stress-relief annealing)

  재료의 잔류응력을 제거하기 위하여 적당한 온도와 적당한 시간동안 유지한 후에 냉각하는 작업을 말하며, 일명 저온 어닐링이라고 한다. 주조, 단조, 담금질, 템퍼링, 불림, 기계가공, 냉간가공 및 용접 등을 한 후에 존재하는 잔류응력을 제거하기 위해 사용한다. 일반적으로 500～600℃로 가열하여 적당한 시간동안 유지한 후에 서냉한다. 그 이유는 제거되기 시작하는 온도가 450℃ 부근이므로 적당하다.

- 중간 어닐링(process annealing)

  이것은 A_1 변태점 이하에서 실시하도록 변태점하 어닐링(subcritical annealing)이라고도 한다. 압연 또는 신연 작업에서 냉간가공 중 경화된 재료를 연화할 목적으로 행하는 어닐링이다.

- 재결정 어닐링(recrystallization annealing)

  냉간가공한 강재를 가열하면 600℃ 부근에서 먼저 응력이 감소하고, 재결정이 일어나는데 이를 재결정 어닐링이라고 한다.

- 구상화 어닐링(spheroidizing annealing)

  일반적으로 망상조직을 가지는 고탄소강은 단단하고 취약하기 때문에 경화하기 전에 구상화 어닐링 처리하여 조직을 개선한다. 공구류는 구상화 처리하고 담금질하면 수명이 길어지고 잘 부서지지 않는다. 또한, 냉간압연재에도 구상화 어닐링에서 재질을 개선하는 일이 많다.

(ㄹ) 노르말라이징(normalizing) 또는 불림

열간압연, 열간단조나 주조와 같이 고온에 가열한 재료는 결정입자가 조대화하고 내부 비틀림이 발생하기도 하고 또는 탄화물이나 그 외의 석출물의 분산이 생김으로 기계적 성질이 변화한다. 노르말라이징의 목적은 전가공의 영향을 제거하고, 조직을 미세 균질화하여 기계적 성질을 개선시키는데 있다. 이러한 노르말라이징에 의해 강도와 인성이 함께 개선된다. 보통은 공기 중에서 냉각하는 방법을 사용하며, 어닐링 처리를 한 강은 노르말라이징 처리를 한 강보다 경도가 낮고 연성은 크다. 따라서, 구조용으로 이용되는 강은 가공성을 크게 악화시키지 않으면서 강도를 높여주기 위해 노르말라이징 상태로 공급되는 경우가 많다. 노르말라이징의 원리는 다음과 같다.

거친 조직의 아공석강을 가열하게 되면 A_1점까지는 변화가 일어나지 않지만, γ(오스테나이트)의 소립이 α와 Fe_3C와의 경계부분에서 많은 변화가 일어난다. 즉, $A_1 \rightarrow A_3$의 가열 중에는 결정립의 크기가 서서히 증가하다, A_3에 도달했을 때 조직이 모두 미세한 오스테나이트가 된다. A_3점 이상으로 온도를 더욱 올리면 오스테나이트 입자는 더욱 급속히 커지게 되는데, 급속히 커진 오스테나이트 결정립이 오스테나이트를 지배하기 때문에 이러한 현상을 γ립의 조대화(grain growth)라고 한다. 조대화된 γ를 서냉하면 실온에서의 조직이 거칠게 되고, 미세한 γ를 냉각하면 조직은 미세화된다. 또, γ상태로부터의 냉각속도가 늦게 되면 조직은 거칠게 되고, 냉각속도가 빠르면 조직은 미세화된다. 즉, 완전 어닐링이 조대한 결정립과 조대한 펄라이트를 만들어 내는 반면, 노르말라이징은 이보다 작은 결정립과 미세한 펄라이트를 만들어 어닐링의 경우보다 20% 이상 강도를 높여준다.

<표 3-7>에 일반 열처리의 내용 및 특징이 정리되어 있다.

표 3-7 열처리의 특징

종 류	온 도	냉각속도	목 적
퀜칭(quenching, 담금질)	변태온도 이상	급냉(수냉)	강도, 경도 증가
템퍼링(tempering, 뜨임)	변태온도 이하	서냉(노냉)	인성 증가
어닐링(annealing, 풀림)	변태온도 이상	서냉(노냉)	냉간가공 등으로 인한 내부변형 제거, 기계가공
노르말라이징(normalizing, 불림)	변태온도 이상	약서냉(공냉)	가공성을 약화시키지 않으면서 강도 강화

② 특수 열처리

특수 열처리 방법으로는 오스템퍼링(austempering), 마르템퍼링(martempering), 마르퀜칭(marquenching) 등의 방법이 있다.

(5) 항온변태곡선

강을 오스테나이트 상태까지 가열하고 이것을 A_1점 이하의 온도까지 급냉해서 그 온도에서 유지하면 시간이 경과함에 따라 변태가 시작되고, 그 후 어느 시간이 지나면 변태가 종료된다. 변태의 도중에 수냉하면 잔류하는 오스테나이트가 마르텐사이트화하므로 현미경 또는 경도시험기에 의해서 변태를 개시해서 종료할 때까지의 시간을 결정할 수 있다. 이와 같은 실험을 각 온도에 대해서 행하고 각각의 변태개시 및 종료점을 곡선으로 나타내면 <그림 3-19>와 같은 선도가 된다. 이를 항온변태곡선(isothermal transformation curve, IT곡선) 또는 ITT곡선(time-temperature-transformation curve)이라고 한다.

곡선형은 C 또는 S자의 모양을 하고 있어, 이를 C곡선 혹은 S곡선으로 지칭하기도 한다. 이 곡선은 550℃ 부근에서 좌측으로 기울고 있어, 이 부분을 곡선의 '코'라고 한다. 200~300℃에서는 온냉 오스테나이트의 영역이 넓어진다. 이 부분을 '만(bay)'이라고 한다.

<그림 3-19>는 0.89% 탄소강의 항온변태곡선으로 냉각의 예를 보여주고 있다. 만약 경화될 부품을 760℃ 정도의 온도에서 오스테나이트화 시켜서 실온에서 약 2초 이내에 냉각시킨다면, 이 부품의 조직은 마르텐사이트가 되기에 충분을 조건을 가지게 된다. 만일 이 부품의 냉각속도가 곡선의 코 부분의 오른쪽 부분을 살짝 통과하게 되면, 부품의 조직은 단단하고 연한 두 가지 조직으로 이루어지게 되고, 그 곡선이 완전히 오른쪽으로 이동하게 되면 전체가 연한 조직으로 되게 된다. 이와 같은 결과로부터 담금질을 통해 부품을 경화하기 위해서는 빠른 냉각속도가 필요하게 되고, 이를 위해서는 수냉 밖에는 없음을 의미한다.

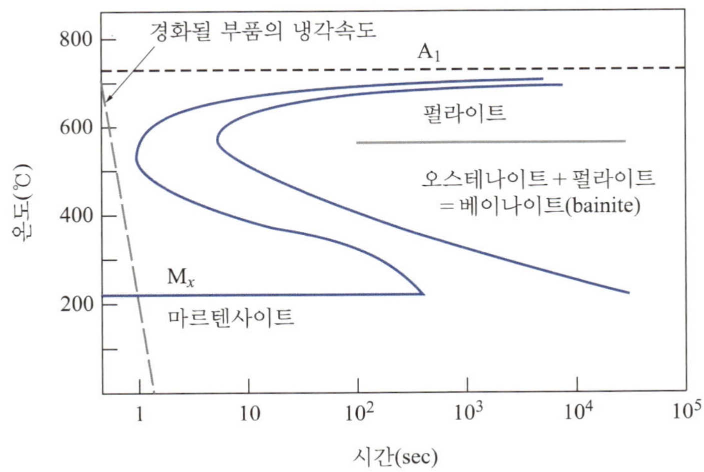

그림 3-19 0.89% 탄소강의 항온변태곡선

열처리를 위해서 경화시키려는 부품의 온도를 측정하거나 IT곡선 위에 냉각곡선을 그리는 경우는 거의 없다. 이 곡선은 단지 변태곡선의 코를 위한 시간을 알아내는데 주로 사용된다. 이외에도 IT곡선은 여러 관점에서 기술자들에게 강을 경화시키는데 도움을 주지만, 설계사들은 강의 경화능을 비교하는 것 이외에는 이 곡선을 사용할 일이 없다. 설계사가 경화능을 비교하고 싶다면 코의 시간위치를 비교해 보는 것만으로 충분하다. 만약 어떤 재료의 코의 위치가 10초에 있고, 다른 것이 30초에 가 있다면, 후자의 경우가 경화능이 더 우수한 것이고, 따라서, 담금질 조건을 맞추기가 더 용이하다.

5. 강의 표면경화

많은 재료의 표면은 경도가 크고 내부는 인성이 큰 재질이 요구될 때가 많다. 이와 같은 경우에는 표면경화 혹은 선택경화를 하게 되는데, 이는 전체를 경화시키는 것보다 비용이 적게 소용되고, 경화과정에서 생기는 뒤틀림과 같은 부작용을 감소시키는 효과가 있다. 강이 경화될 때에는 수% 정도의 부피팽창이 일어나는데, 템퍼링은 이러한 팽창을 변경시키지만 경화과정에서의 크기의 변화는 그것이 결정구조가 변화한 결과이기 때문에 제거되지 않는다. 표면경화와 선택경화는 비교적 작은 체적의 재료만이 경화되므로 전체의 경화보다 경화에 의한 뒤틀림이 감소되게 된다. 금속의 표면을 경화시키는 방법에는 화학적 방법, 질화법 등의 여러 방법이 있다.

(1) 화학적 방법

① 침탄법(carburization)

탄소강은 탄소량이 많을수록 경도가 크나 취성도 커지기 때문에 충격에 약하게 된다. 마모작용과 충격을 동시에 받는 기계부품 및 기구의 재료는 내부적으로는 탄소함유량이 적어서 높은 인성을 구비해야 하며, 겉표면은 탄소함유량이 많고 마모저항이 큰 성질을 가져야 한다. 침탄법은 탄소를 0.1～0.2%를 가지는 저탄소강의 표면에 탄소를 침투시켜 표면을 고탄소강 조직으로 만들고, 이를 담금질하면 표면만 경화된 재질을 얻는 열처리 방법으로, 고체 침탄법, 액체 침탄법, 가스 침탄법 등이 있다.

㈀ 고체 침탄법

고체 침탄법은 침탄할 부품을 강 상자에 포장하고 숯덩어리로 완전히 감싸준다. 숯은 일산화탄소 가스 형성을 촉진하는 탄산바륨($BaCO_3$)과 같은 활성 화학물질로 처리된 것이다.

이 가스는 일산화탄소(CO)를 만들기 위해 숯 속에 있는 과도한 탄소와 반응하게 되는데, 일산화탄소는 전탄소강 표면과 반응하여 탄소원자를 생성하고 이 탄소가 강 속으로 확산해서 들어간다. 상자 침탄공정에 대한 예가 <그림 3-20>에 나타나 있다.

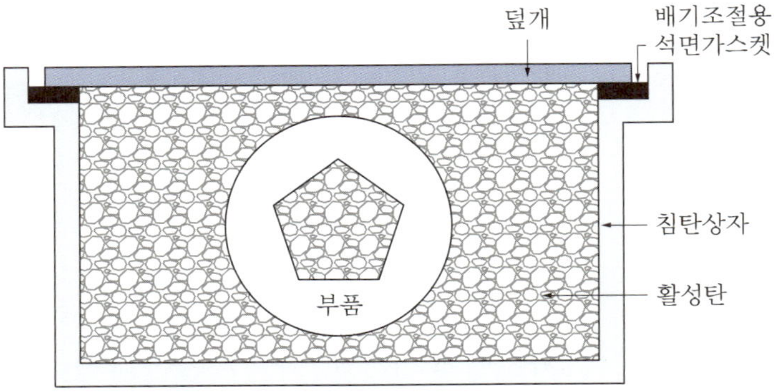

그림 3-20 고체 침탄법

일산화탄소는 확산에 필요한 탄소농도구배를 제공하게 된다. 이 때 반응과 다음과 같이 진행된다.

$$2C + O_2 \rightarrow 2CO$$
$$2CO + Fe \rightarrow [Fe\text{-}C] + CO_2$$
$$CO_2 + C \rightarrow 2CO$$

침탄깊이와 침탄시간은 <그림 3-21>과 같이 변화되며, 시간이 길수록 침탄깊이도 증가된다. 또, 가열온도가 높으면 침탄속도가 빠르고 또 깊게 침탄되나 1,000℃ 이상의 온도에서는 강의 재질이 불량해질 가능성이 있다.

고체 침탄제는 여러 번 사용하면 침탄효과가 감소하므로 사용 시 새로운 침탄제를 1/4 정도씩 보충하여 사용하는 것이 좋다. 고체로 된 침탄제는 5～10 mm의 체구멍을 통과하는 정도의 크기를 가진 것이 적당하며, 작은 물건에는 다소 작은 입자를 가진 침탄제를 사용하며, 큰 물건에는 다소 큰 침탄제를 사용하는 것이 좋다. 가열시간은 침탄하고자 하는 제품의 구조나 침탄제의 종류 및 침탄상자의 크기 등에 영향을 받으며, 침탄할 깊이에 따라서도 달라지게 된다. 대개 침탄깊이는 0.4～2.0 mm 정도가 적당하다. <표 3-8>에 침탄온도와 깊이와의 관계를 나타내었다.

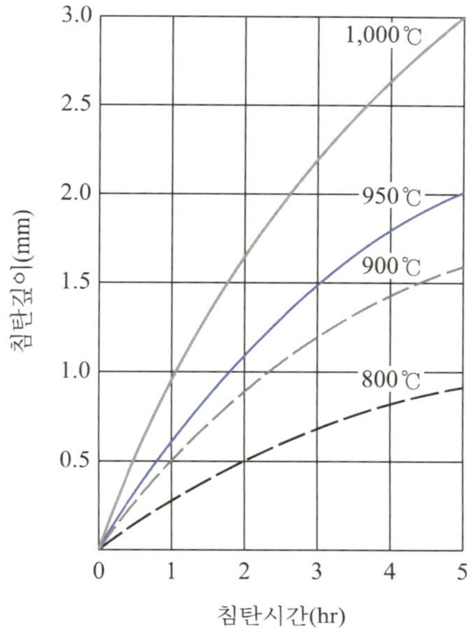

그림 3-21 침탄깊이와 침탄시간

표 3-8 침탄온도와 침탄깊이(1시간 침탄한 물건의 침탄) (단위: mm)

가열온도(℃)	60% 목탄과 40% $BaCO_3$	$K_4Fe(CN)_6$	목 탄
800	0.51	0.51	0.51
900	2.2	2.0	1.2
1,000	3.0	3.0	2.4
1,100	4.7	5.2	3.5

침탄을 방지할 필요가 있는 부분에는 일반적으로 진흙을 표면에 바르고 석면으로 위를 싸고 얇은 철판으로 감거나, 구리로 도금하는 방법을 사용하나 이 기술은 상당한 수작업이 요구된다. 이 밖에도 가공여유를 크게 잡고 전체를 침탄한 후 적당한 치수로 깎아내는 방법 등도 사용한다.

침탄과정은 그 자체로는 강을 경화시키지 않으며, 이는 담금질 경화가 가능하도록 충분한 양으로 표면속의 정해진 깊이까지 탄소의 함량을 증가시키는 역할을 한다. 침탄은 높은 온도에서의 가공으로 인하여 결정이 조대해져 있으므로, 침탄 후 상온까지 냉각하고 열처리를 할 필요성이 있다. 이를 위해 제1차 담금질은 $A_{3\text{-}1}$ 변태점보다 높은 온도(850～900℃)의 범위로 가열하고 이것을 수중 또는 기름에 담금질 하여 침탄재료의 중심부 조직을 미세화시킨다. 이 때 표면도 경화되나 이 온도는 표면 담금질 온도보다 너무 높아 표면조직이 거칠어, 제2차 담금질은 A_1 변태점보다 다소 높은 범위인 700~800℃까지 가열하고, 물 또는 기름 중에 냉각하여 전체를 치밀한 조직으로 만든다.

(ㄴ) 액체 침탄법(liquid carburizing) 또는 청화법(cyaniding)

액체 침탄법은 강철을 활혈염 등의 CN화합물을 주성분으로 하는 시안화나트륨(NaCN), 시안화칼륨(KCN)과 일반적으로 유동성을 좋게 하고, 융점을 강화시키기 위하여 염화나트륨(NaCl), 염화칼륨(KCl) 등을 첨가한 액중에 침지하는 방법을 말한다. 보통 침탄법은 탄소만이 침투되지만 청화법은 청화물(CN)이 철과 작용하여 침탄과 질화가 동시에 진행되는 장점이 있다. 이것을 액체 침탄법(liquid carburizing) 혹은 청화법(cyaniding)이라고 한다. 액체 대류에 의한 가열은 가스 대류에 의한 가열보다 더 빠르기 때문에 액체 침탄에 걸리는 시간이 가스나 고체 침탄보다 더 빠르다. 그러나 이 방법의 단점은 한 배치(batch)씩 처리해야 하고, 대량생산이 가능한 컨베이어 방법을 채택할 수 없다는 점과 환경적으로 안전하게 청화물을 처리하는 것은 힘들고 비용이 많이 든다는 점이다. 청화법은 온도가 높을수록 침탄 깊이가 깊어지고, 청화물 혼합제를 녹이는 도가니는 주철, 내열강 또는 내열 도가니를 사용한다. 최근에는 전기열원을 사용하는 염욕(salt bath)이 사용되고 있다.

(ㄷ) 가스 침탄법

가스 침탄은 어떠한 탄소가스로도 행해질 수 있으며 보통 천연가스, 프로판 가스 등이 많이 사용된다. 확산원소로는 CH_4, C_3H_2 등에서 발생되는 일산화탄소(CO)로부터 나온 탄소이다. 가열로는 원통형 노, 회전로 등이 사용되고 작은 물건의 침탄에 사용된다. 이들 가스가 고온의 강재와의 사이에서 활성화되면 발생기의 탄소가 석출되어 오스테나이트 상태의 철 중에 고용된다. 가스 침탄은 활성탄 대신에 탄화수소로부터 침탄가스를 얻는 것을 제외하고 상자 침탄과 동일하고 침탄시간도 상자 침탄과 비슷하다. 상자 침탄에 비하여 이 방법의 이점은 침탄온도에서 담금질 할 수 있는 능력이며, 컨베이어로는 제어된 분위기 속에서 담금질을 가능하게 한다.

② **질화법(nitriding)**

질소는 고온에서 철 또는 강에 작용하여 질화철을 형성한다. 이 질화물은 경도가 크고 취성이 있다. 그러나 표면에만 작용시키면 마모저항 및 경도가 큰 재질을 얻을 수 있다. 강 제품을 500~550℃의 암모니아 가스 중에서 장시간(50~100시간) 가열하면 질소를 흡수하여 표면에 질화물이 형성되는데, 이것이 확산되면 굳은 표면이 생기게 된다. 이때의 변화는 다음과 같다.

$$2NH_3 \rightarrow 2N + 3H_2$$

즉, 질소는 강 속으로 확산하여 들어가고 수소는 배기된다. 전형적인 질화장치의 구성도는 <그림 3-22>와 같다. 암모니아는 뜨거운 부품과 접촉할 때 분해되며, 경우에 따라서는 외부에서 암모니아를 질소와 수소로 분해해서 사용하기도 한다.

질화법은 담금질이 필요없기 때문에 부품은 노내에서 천천히 냉각된다. 질화법으로 경화되는 깊이는 강의 종류와 분위기 중 질소의 분압, 질화 온도에서 질화 처리 시간에 따라 달라진다. 질화법은 자동차의 크랭크 축, 캠, 스핀들, 동력전달용 체인, 펌프 축, 밸브 등 다양한 용도에서 사용되며, 충격이 큰 부분에는 사용이 되지 않는다. 질화에 사용되는 강은 C = 0.3 ~ 0.4%, Mn = 0.4 ~ 0.7%, Al = 0.6 ~ 1.5%, Cr = 1.2 ~ 1.8%, Mo = 0.15 ~ 0.3%의 것을 사용한다. 즉, 질화의 확산과 경질의 질화물의 형성은 알루미늄, 크롬, 몰리브덴, 바나듐 등의 원소가 있는 경우에 더 잘 이루어지며, 이러한 원소가 별로 들어 있지 않은 보통 탄소강과 같은 강은 가스질화에 적합하지 않다.

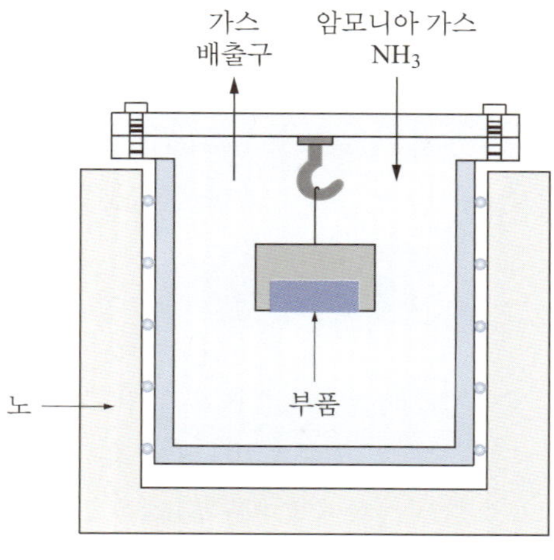

그림 3-22 가스 질화법

③ 금속침투에 의한 경화법(metallic cementation)

금속침투에 의한 경화법이란 강의 표면에 타 금속(Cr, Al, Ti, Co, Si)을 삼투시켜 그 표면에 합금속 및 금속피복을 만들어 표면을 경화시키는 방법이다. 금속증기를 사용하여 모재 표면에 흡착, 침투시키기도 하나, 일반적으로는 금속보다 증기압이 높고 모재 표면에서 용이하게 분해될 수 있는 가스상 금속화합물을 사용한다. 이 가스가 침투하여 물질을 모재 표면으로 운반하고 여기에서 분해되어 활성기체 상태가 되고, 모재 표면에 흡착, 침투한다. 금속 할로겐 화합물은 일반적으로 완전한 휘발성을 가지고 있으므로 금속침투에 의한 경화법에 널리 사용된다.

(ㄱ) 크로마이징(chromizing)

이 방법은 확산온도 1,093℃에서 크롬을 다량 함유한 가스를 발생시키는 고체 화합물에 부품을 쌓아놓고(pack cementation) 크롬 확산처리를 한다. 만약 저탄소강에 크로마이징을 해주면, 강 표면이 페리틱 스테인리스강의 부식저항을 가지게 된다. 고탄소강에 크로마이징을 해준다면 크롬은 강중탄소와 결합하여 강에 50～150 μm의 깊이로 경질의 내마모성을 형성한다.

(ㄴ) 보로나이징(boronizing)

강재의 표면에 붕소를 침투, 확산시켜 경도가 높은 층을 형성시키는 표면경화법이다. 이 방법은 붕소 용융 전해에 의해 얻어지며, 900℃에서 전류밀도가 10 A/dm^2 이상에서 완전히 붕소화 된 층이 형성되어 표면경도는 HV 1,300～1,400에 달한다. 붕소처리에 의한 경화깊이는 약 0.15 mm이다. 이 처리는 처리 후의 담금질이 필요하지 않으며 각종 강재에 적용이 가능하다.

(ㄷ) 칼로라이징(calorizing)

이 방법은 강의 표면에 알루미늄을 침투시키는 방법이며, 내 부식성을 증가시키는 것을 목적으로 한다. 현재 많이 사용하는 방법은 혼합분말에 의하여 침투시키는 방법이다. 알루미늄이 침투된 부품은 900℃의 고온산화에 견디는 성질이 있으며 이 보다 높은 온도에서는 약간의 산화가 일어난다. 또, H_2S, SO_2를 함유하는 노의 연소가스에 대한 내식성이 강하여 침탄상자, 흡열관과 가스 발생장치의 부품 등 고온에서 사용되는 기계와 기구의 부품에 사용된다.

(ㄹ) 실리콘나이징(siliconizing)

내식성을 증가시키기 위하여 강의 표면에 규소를 침투, 확산시키는 처리이다. 고체분말법과 가스법이 있는데, 고체분말법은 강철 부품을 규소분말, Fe-Si, Si-C 등의 혼합물 속에 넣고 회전로 또는 보통의 침탄로에서 염소가스를 통과시킨다. 염소가스는 용기내의 규소 또는 Fe-Si와 작용하여 강철 속으로 침투, 확산한다.

(2) 물리적 방법

① 고주파 유도가열 경화법

보통 열처리 사용되는 가열방법은 열에너지가 전도 및 복사의 형식으로 가열하는 물체에 도달하는 방법이 이용되고 있으나, 고주파 가열법에서는 경화시킬 부분의 표면에 인덕션 코일을 접근시켜 수 kHz에서 수 백 kHz의 고주파 전류를 보내면 전자유도현상에 의해 가열표면층에 유도전류가 발생되어 수 초 내에 변태점 이상의 온도로 가열되어 표면층만 경화된다. 이 방법은 열효율이 높고 경화깊이의 조절과 국부담금질이 가능하며, 처리시간이 짧아 작업능률이 높으며 표면경도가 높고 피로강도가 우수하여 기어, 핀, 축 등에 이용된다.

② 화염 경화법(flame hardening)

이 방법은 독일에서 발달한 방법으로 산소-아세틸렌 가스로 강의 표면을 급속히 가열하고 이것을 담금질하는 방법이다. 주로 대형 가공물의 열처리 경화에 사용되며, 가공물이 울퉁불퉁한 것은 균일한 가열이 곤란하다.

③ 방전 경화법(spark hardening)

방전 경화법은 최근에 개발된 새로운 표면 경화법으로 방전현상을 이용하여 강의 표면을 침탄, 질화시키는 방법이다. 즉, 음극에 탄화텅스텐, 탄화타이타늄 등의 초경합금을 사용하는데, 이것을 해당 부위에 방전시켜, 그 부위에 탄화텅스텐, 탄화티탄을 융착시키고 동시에 그 열로서 주위도 경화시키는 방법이다. 전압 120 V로 50～70 μm 두께의 경화층이 얻어진다.

6. 주철

주철은 주조형태로 사용되는 탄소 2% 이상을 함유한 철-탄소 합금을 의미한다. 주철은 취약하여 소성가공하기가 어렵고, 융점이 낮아 주조하기 쉽다. 또한, 가격이 저렴하고, 큰 충격이나 변화하는 힘이 작용하지 않는 물품의 재료에 적합하다.

(1) 주철의 종류

주철 중에서 탄소(C)의 형태는 화합탄소(combined carbon)와 유리탄소(free carbon)의 형태로 존재하는데, 화합탄소는 시멘타이트(Fe_3C)화 하여 아주 단단한 백색의 탄화물을 형성하며, 유리탄소는 흑연상태로 철 중에 섞여서 존재하게 된다. 이렇게 흑연화 되면 주철의 파단면이 회색을 띄게 되는데, 이와 같은 주철을 회주철(grey cast iron), 그 파단면이 백색을 띄게 되면 백주철(white cast iron)이라고 한다. 그리고, 이 두 주철의 중간상태는 시멘타이트와 흑연(C)이 혼합되어 있는 상태인데, 이를 반주철(mottled cast iron)이라고 한다. 또한, 화학조성에서 비슷한 성분을 가지지만, 어느 정도 연성을 가지도록 열처리하여 조직을 변화시킨 것을 가단주철(malleable cast iron), 연성에 있어서는 가단주철과 같지만, 레이들 성분첨가에 의해 얻어지는 구상흑연 주철(ductile cast iron) 등이 있다. 각 주철의 특징 및 사용처는 다음과 같다.

① 회주철

회주철은 총 탄소함유량이 2～4%이고, 실리콘이 최소한 1% 함유된 것이다. 회주철의 강기지는 페라이트, 펄라이트, 마르텐사이트의 미세조직을 가지며, 흑연은 3차원의 장미모양의 형태로 존재한다. 일반적인 주철이라 함은 회주철을 가리키며, 주조 및 절삭성이 좋아 각종 구조용 재료 및 공작기계의 베드(bed), 내연기관의 실린더, 피스톤, 난방용 기구, 농기구, 가정용품, 기어 등에 사용된다.

② 백주철

백주철은 파단면의 외관으로부터 그 명칭이 기인한다. 즉, 회주철의 파단면이 회색을 나타내는 것처럼 백주철은 흰색을 나타낸다. 비합금 백주철은 2～4% 범위의 탄소, 0.5～2%의 실리콘 그리고 0.5% 정도의 망간을 함유한다. 회주철을 주조온도로부터 빠르게 냉각시킬 때 주로 나타나며, 보통 칠드주철(chilled cast iron)이라고 불린다. 주조된 상태에서 매우 우수한 마모저항을 가지는 표면을 만들 수 있어, 내마모성이 필요한 광산이나 농업용 기계에 널리 사용된다.

③ 가단주철

가단주철은 우수한 연성을 가지도록 열처리된 주철을 의미한다. 미국에서 가단주철은 백주철을 작은 꽃 같은 모양의 덩어리 형태로 존재하는 잉여탄소(템퍼흑연, temper carbon)를 가지는 페라이트나 펄라이트 기지로 변화시켜 제조한다. 흑연이 입상으로 되어 산재하므로 연강에 가까운 인장강도와 연신율을 가지며, 보통 주철보다 훨씬 강하고 특히 인성이 풍부하다.

④ **구상흑연주철**

흑연을 작은 구형으로 만들기 위해 용해과정에서 특수한 처리를 해서 만든다. 구상흑연주철은 주조상태에서도 연성이 우수하며, 주조된 상태에서의 강도가 회주철이나 연강보다 크다. 절삭성이나 마모특성도 우수하지만 회주철만큼은 좋지 않다. 기계의 골격, 기어, 캠 및 충격하중을 받는 기계부품의 재료로 주로 사용된다.

⑤ **합금주철**

경도를 높이고 부식 저항성을 갖도록 하기 위하여 니켈(Ni), 크롬(Cr), 몰리브덴(Mo), 알루미늄(Al), 타이타늄(Ti), 바나듐(V) 등의 합금원소를 첨가하여 우수한 기계적 성질, 내마모성, 내식성, 내열성 등을 향상시키려는 목적으로 사용한다.

(2) 주철의 성질

주철 중 가장 일반적으로 사용하는 회주철의 특징을 살펴보면 다음과 같다.

① 주조성이 양호하다. 즉, 유동성이 양호하며 응고 시 수축률이 작아 얇은 주물의 제조에도 유리하다.

② 절삭성이 우수하여, 마무리면이 깨끗하다.

③ 모든 환경에서 부식저항은 탄소강보다 우수하다. 부식이 시작되면 강 기지의 일부가 녹아서 표면에 단단하게 붙어 있는 흑연 박편을 남긴다. 이러한 효과는 부착력이 강한 표면피막의 형성을 도와주고 부식속도를 감소시킨다. 이와 같은 특성으로 인해 주철은 배관 시스템에 널리 사용되며, 상하수도나 소방용관의 표준 건설재료로 사용된다. 또한, 급열, 급냉을 반복해도 깨지지 않는 성질을 가지고 있다.

④ 감쇠능력이 크다. 이로 인해 공작기계나 시험기용 재료로도 많이 사용된다.

⑤ 마모특성이 좋아 내마모성이 요구되는 기어나 자동차의 엔진블록용 재료 등으로 많이 사용된다.

주철은 이와 같이 장점도 많지만, 결점도 있다. 이를 살펴보면 다음과 같다.

① 인성이 좋지 않으므로, 충격하중을 받지 않는 재료에 한하여 사용하여야 한다.

② 산류 등에 부식당하기 쉽고 인장강도도 충분하지 못하다.

③ 주물의 두꺼운 부분은 냉각속도가 느리므로 조직이 거칠어지게 되고, 결정립이 조대화되어 해당 부분의 강도가 저하된다.

3.4 합금강

합금강은 탄소강에 어느 양 이상의 합금원소를 1종 또는 2종 이상을 특별히 합금시킨 강으로 그 합금원소의 첨가에 따라서 유요한 성능이 얻어지는 강을 합금강이라고 한다. 탄소강은 기본적으로 철(Fe)과 탄소(C)의 2원 합금이며, 일반 탄소강에도 탄소 이외에도 여러 가지 원소가 불순물로서 소량 함유되어 있지만 이를 합금강이라고 부르지는 않는다. 미국 철강협회(AISI)에서는 탄소강을 탄소 2%, 실리콘 0.6%, 구리 0.6%, 망간을 1.65%까지 함유한 강으로 정의하고 있다. 합금강은 1% 정도까지의 탄소함량과 5% 이하의 총합금 성분을 가진 강의 한 그룹으로 AISI에서는 1.65%의 망간, 0.6%의 실리콘, 0.6%의 구리 중 하나 이상의 원소가 이 최대치를 초과하는 강을 합금강으로 정의하고 있다.

합금강이 순금속에 첨가되면 원자들은 <그림 3-23>처럼 치환형이나 침입형 형태로 고용체 속으로 들어가거나, 모금속의 원자와 쌍을 이루거나 자기들끼리 뭉치기도 한다. 합금원소의 존재는 1.9절에서 살펴본 바와 같이 전위의 움직임을 방해하여 금속을 강화시키는 역할을 한다. 또, 합금원자가 규칙적으로 배열되면 원자들 사이에 금속전자 결합보다는 이온이나 공유결합 형태로 화합물을 형성하게 된다. 금속이 화합물을 형성하는 것은 보편적인 현상이고 강의 펄라이트 조직에서와 같이 금속의 강도를 강화하는 효과가 있고 또 때로는 취성의 원인이 되기도 한다. 어떤 침입형 화합물은 구조용 재료의 강도를 오히려 악화시켜 쓸모없게 만들기도 한다. 이와 같은 합금원소의 첨가효과는 자유에너지의 효과 같은 열역학적 요인과 모금속원자에 대한 상대적인 크기, 전기 화학적 성질 등에 의해 영향을 받는다.

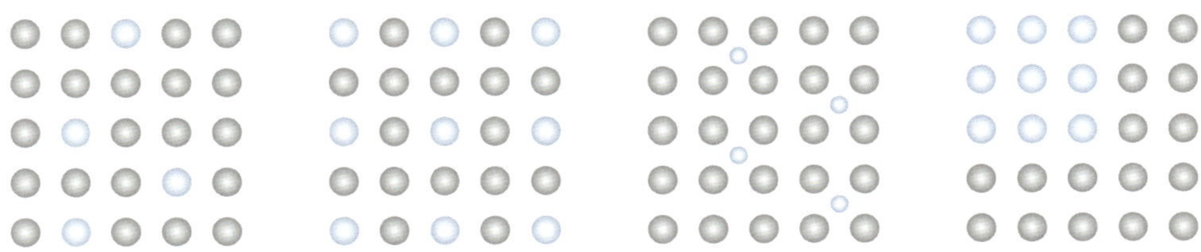

(a) 치환형(랜덤) (b) 치환형(규칙) (c) 침입형 (d) 집합형(clustering)

그림 3-23 순금속원자에서의 합금원자의 분포

1. 합금원소의 효과

합금강을 사용하는 가장 중요한 이유는 강의 경화능(hardenability)을 개선시키는데 있다. 예를 들어 강이 0.2%의 탄소에 1%의 몰리브덴을 포함하고 있을 경우, 이 강은 0.45%의 탄소를 함유한 강과 동일한 경화능을 가진다. 즉, 합금원소를 첨가한 탄소강의 경우 강의 질량효과를 적게 하고 담금질 효과를 크게 하며, 일반 탄소강과 비교하여 고온까지 뜨임처리를 할 수 있으므로 동일한 강도일 때를 비교하면 탄소강보다 강인성이 커진다.

강에 합금원소를 첨가하게 되면 경화능을 개선하는 것 이외에 부식저항, 물리적 성질 혹은 절삭 가공성을 향상시켜 주는데, 예를 들어 구리는 부식저항을 향상시켜 주고 황과 인의 첨가는 구조 속에 작은 개재물을 만들어 칩(chip) 형성을 촉진시켜줌으로써 기계 가공성을 개선시킨다. 다른 한편으로 황을 0.06% 정도 포함시키면 적열취성에 의해 강의 용접이 불가능해지기도 하는데, 이와 같은 합금원소의 첨가는 강의 성능을 개선시키기도 하지만, 악화시키기도 한다. <표 3-9>는 합금강에서 사용되는 원소들의 주요효과들을 요약한 것이다.

표 3-9 합금원소의 효과

합금원소	성분범위(%)	주요 효과
알루미늄(Al)	<2	질화촉진, 결정성장을 억제, 강의 용해에서 산소제거
황(S)	<0.5	가공성 향상, 용접성, 연성의 감소
크롬(Cr)	0.3 ~ 4	내식성, 경화능 향상, 고온강도증가
니켈(Ni)	0.3 ~ 5	고용강화, 오스테나이트 조직촉진, 경화능 향상, 인성증가
구리(Cu)	0.2 ~ 0.5	대기 부식저항성 향상을 위한 산화 피막형성
망간(Mn)	03 ~ 2	탈산, 탈황, 고용강화에 의한 경화능 향상, 오스테나이트 조직 촉진
실리콘(Si)	0.2 ~ 2.5	제강에서 산소제거, 인성개선, 경화능 향상
몰리브덴(Mo)	0.1 ~ 0.5	입자미세화 촉진, 경화능 향상, 고온강도의 향상
바나듐(V)	0.1 ~ 0.3	결정정제촉진, 경화능 향상
붕소(B)	0.001 ~ 0.005	담금질성 강화

2. 구조용 합금강

(1) 크롬강(Cr강)

탄소강에 1% 정도의 크롬을 첨가해서 경화능을 개선한 강으로서 뜨임처리에 대한 저항도가 높은 강인한 재질이다. 크롬강은 2~5종(SCr2~5)이 있으며, 주로 볼트나 너트, 스터드류의 제조에 사용된다.

(2) 크롬 - 몰리브덴강(Cr-Mo강)

크롬 외에 몰리브덴을 감유한 강은 경화능이 크고 뜨임저항성도 크며, 뜨임취성의 경향도 적으므로 구조용 니켈 - 크롬강과 함께 많이 사용된다. 크롬 - 몰리브덴강은 고온가공이 용이하며, 다듬질이 깨끗하여 박판이나 관의 제조에 많이 사용된다. 1~4종은 자동차용 크랭축, 볼트 등에 널리 사용되며, 열처리는 830~880℃에서 유냉하고, 580~680℃에서 뜨임한다. 몰리브덴 첨가에 의해 같은 인장강도라도 크롬강보다 뜨임온도가 높아지므로 강인성은 증가한다. SCM430, SCM432, SCM436, SCM440, SCM445 등이 있다.

(3) 니켈 - 크롬강(Ni-Cr강)

니켈 - 크롬강은 구조용 특수강의 시초이며, 최초에는 무기용 특수강으로 개발되어 2차 세계대전 전까지 무기의 주재료로 사용되었다. 그 후 니켈 - 크롬 - 몰리브덴강(Ni-Cr-Mo강)이나 크롬 - 몰리브덴강(Cr-Mo강)의 출현으로 점차로 대체되었다. 니켈은 취성이 크지만, 니켈만으로는 경화능이 상대적으로 크지 않으므로, 크롬을 첨가함으로써 이 점을 보완하였다. 이 합금간은 크랭크 축, 강력 볼트, 기어류의 제조에 사용한다. 1~3종(SNC1~3)이 있다.

(4) 니켈 - 크롬 - 몰리브덴강(Ni-Cr-Mo강)

니켈 - 크롬 - 몰리브덴강은 구조용 강 중에서 가장 우수한 강으로, 휠체어의 주요 프레임의 재료로 사용된다. 몰리브덴을 첨가함으로써 경화능은 증가하고 뜨임에 따른 연화저항도 크므로 뜨임이 가능하며 강인성도 높다. 또, 니켈 - 크롬강의 결점인 뜨임취성 경향도 몰리브덴을 첨가함으로써 감소한다. 1~9종(SNCM1~9)이 있다.

3. 스프링강(Spring steel)

스프링 재료로는 탄성한도, 항복강도가 크고, 피로한도가 높은 재질을 사용해야 영구변형이 생기지 않고 큰 충격력에도 잘 견딘다. 스프링의 재료로는 상온가공으로 경화시킴으로써 탄성한도를 상승시킨 일반 탄소강을 사용하기도 하나, Si-Mn, Cr-Mn, Cr-V이 첨가된 합금강을 사용하는데, 이와 같은 합금강을 스프링강이라고 한다. 일반적으로 자동차용에는 Si-Mn강, Cr-Mn강이 사용되고, 정밀한 고급 스프링 재료로는 Cr-V강이 사용된다. 내열용 스프링은 스테인리스강, 고Cr계 강을 사용하는 일도 있다. 1～7종(SPS1～7)이 있다.

(1) 크롬 - 바나듐강(Cr-V강)

크롬 - 바나듐강은 크롬 - 몰리브덴강의 몰리브덴 대신 바나듐을 합금한 것이다. 이 강은 특히 인성이 높고 항복점이 높으며, 내열성도 좋다. 크롬 - 바나듐강은 규소 - 망간(Si-Mn)강보다 고급 스프링 재료로서 정밀한 소형판, 코일 스프링에 널리 사용된다.

(2) 쾌삭강(free cutting steel)

쾌삭강은 피절삭성이 좋아 고속절삭에 적합한 강으로, 칩이 짧고, 공구날로부터 분리가 잘되어 공구의 냉각에 유리한 특징을 가지고 있다. 이를 위해 일반강보다 인(P), 황(S)의 함유량을 많게 하거나, 납(Pb)을 첨가하는 방법을 사용한다. 약 0.1～0.25%의 황을 첨가할 경우 결정의 경계면에서 MnS, FeS가 석출되어, 칩이 짧고 분리가 잘되어 절삭성이 크게 향상되고, 납을 첨가(약 0.2%)한 연쾌삭강의 경우 결정의 경계면에 납이 석출되어 피삭성이 증대된다. 일반적으로 쾌삭강은 강도가 별로 요구되지 않고, 가공면이 미려해야 할 기계부품의 제작에 사용된다.

4. 공구강(tool steel)

공구강은 "경화되고 뜨임될 수 있는 탄소강이나 합금강"으로 미국철강협회(AISI)에서 정의하고 있다. 많은 합금강이 이 넓은 정의에 포함되고 있으나 공구강은 합금강보다 합금원소를 더 많이 함유하고 있다. 그러나, 공구강이 탄소강이나 합금강과 확실히 구별되는 것은 제조공정이다. 공구강은 전기로에서 용해되며, 일부는 특수한 기술에 의해 재용해 되기도 한다. 이러한 제조방법은 강의 청정도를 향상시키고, 탄소강이나 합금강의 용해 시 얻어지지 않는 합금성분 제어를 위한 것이다. 용해방법 이외에 공구강은 보통 소량씩 용해되고 기계제조용 등급이나 구조용 강에서 실시하지 않는 품질관리나 검사를 해야 한다. 상업적으로 제조되는 것은 대략 70여종이 있으며, 이는 오랜 기간 동안 개발되어온데 따른다. 공구강은 사용특성에 따라 절삭용, 연삭용, 전단용, 프레스용 등으로 분류되며, 넓은 의미에서는 게이지 및 측정기구 등도 포함된다. 공구용 재료가 구비해야 할 조건은 사용목적에 따라 다소 차이가 있으나, 대략 다음과 같다.

- 상온 및 고온 경도가 높을 것
- 내마성이 크고 강인성이 있을 것
- 열처리 및 가공이 용이할 것

따라서, 공구강은 고탄소강을 사용하거나, 합금원소 크롬(Cr), 텅스텐(W), 니켈(Ni), 망간(Mn), 몰리브덴(Mo), 바나듐(V), 코발트(Co) 등을 첨가하여 사용한다.

(1) 탄소 공구강

탄소 공구강은 킬드강을 사용하며 인이나 황의 함유량이 낮은 고품질의 고탄소강을 사용한다. 이를 위해 탄소 중 0.5% 정도를 마르텐사이트 중에 고용시키고, 나머지의 탄소를 마르텐사이트 중에 탄화물로서 분포시켜 놓아야 하나, 고탄소강의 표준조직은 오스테나이트의 입계에 망 모양으로 발달되어 있게 되므로, 그 상태 그대로 담금질을 하면 부서지기 쉬운 상태가 된다. 따라서, 고탄소 공구강은 담금질 전에 반드시 탄화물을 구상화시켜 놓는 것이 일반적이다. 1～7종(STC1～7)이 있다.

(2) 합금 공구강

탄소 공구강은 경화능이 작으므로 잘 경화시키기 위해서는 수냉이 필요하게 되는데, 이럴 경우 담금질 균열이나 담금질 변형이 발생하기 쉽다. 따라서, 이러한 점을 보안하기 위하여 강의 경화능을 증가시키기 위해 망간, 크롬, 몰리브덴 등을 첨가하여 만든 강을 합금 공구강이라고 한다. 합금 공구강은 그 용도에 따라 절삭용, 정이나 펀치류와 같은 내충격용, 내마모용, 고온용 등으로 나눠지며, 각각의 용도에 따라 탄소의 함유량과 합금원소 및 열처리 방법을 적절히 조절하여 사용한다. 1～8종(STS1～8)이 있다.

5. 스테인리스강

강은 주위 환경에 따라 녹슬거나 수용액의 작용에 의해 용해되어 부식(corrosion)되는데, 이와 같은 현상을 개선하기 위하여 내식성을 부여한 재료가 스테인리스강이다. 강의 내식성은 크롬(Cr)을 합금함으로써 현저하게 향상시킬 수 있는데, <그림 3-24>에서 볼 수 있듯이 합금 중의 크롬의 함량이 증가함에 따라 내식성이 현저히 개선되는 것을 볼 수 있다. 최소한 10.5% 이상의 크롬을 함유할 경우에 내식능의 향상을 기대할 수 있으며 12% 이상에서는 거의 침식이 되지 않는 특징을 보이고 있다. 스테인리스강은 1915년 상업화가 되었으며, 크롬계 스테인리스강, 크롬-니켈계 스테인리스강 등이 있다. 페라이트계, 마르텐사이트계, 오스테나이트계 등이 있으며, 강과 마찬가지로 열처리에 의해 기계적 성질이 달라진다. 가장 많이 사용되는 18-8 스테인리스강은 18%의 크롬과 8%의 니켈이 합금된 강이며, 17-7 PH 스테인리스강은 17%의 크롬과 7%의 니켈과 알루미늄이 합금된 강이다. 스테인리스강은 크롬산화물이 표면에 치밀한 피막을 형성하기 때문에 부식이 거의 발생하지 않으나, 염화물 용액인 환원성 산 용액에서는 피막이 국부적으로 파괴되어 이 부분에 구멍이 뚫리는 등의 균열이 일어나기도 한다.

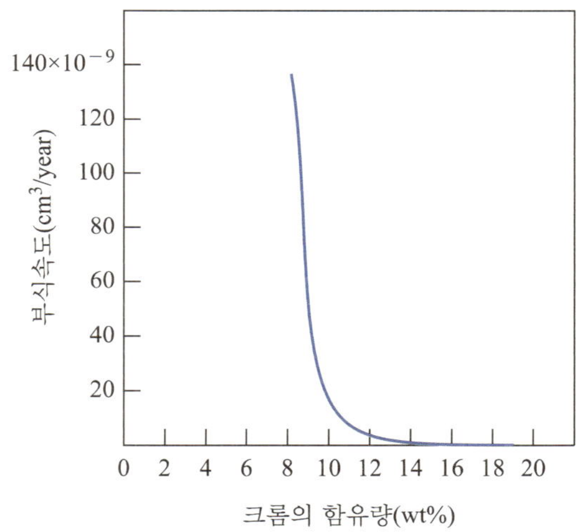

그림 3-24 Cr계 스테인리스강의 내부식성능

(1) 크롬계 스테인리스강

크롬을 12~15%까지 합금한 강은 내식성이나 내산성이 우수하여 크롬계 스테인리스강이라 불린다.

① 철 - 크롬 상태도

<그림 3-25>는 철 - 크롬의 이원 상태도이다. 그림에서 볼 수 있듯이 실온에서 철 - 크롬 합금은 크롬 함량이 20%가 될 때까지 페라이트 조직을 가진다. 이 점에서 시그마(sigma)로 불리는 한 개의 상이 나타나기 시작하는데, 시그마상은 원자비로 50%의 철과 50%의 크롬으로 이루어진 단단하고 취성이 있는 화합물이다. 이 상은 부식저항을 감소시키고 기계적 성질을 저하시킨다. 니켈이 철 - 크롬 합금에 첨가되면 오스테나이트는 상온에서 평형조직으로 될 수 있다. 따라서, 합금원소에 따라 스테인리스강은 페라이트 조직, 오스테나이트 조직, 마르텐사이트 조직으로 경화될 수 있다.

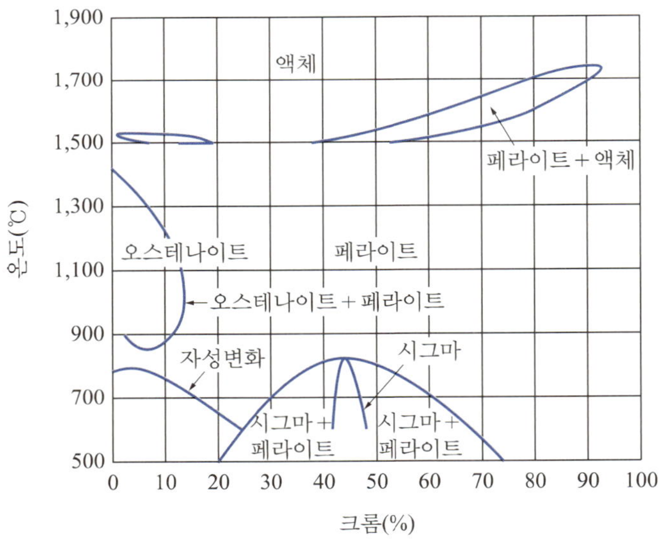

그림 3-25 철 - 크롬 상태도

② 페라이트계

페라이트계 스테인리스강은 체심입방격자(BCC) 구조의 페라이트 미세조직을 가지며, 낮은 탄소함량(0.2% 이하)과 16~20% 범위내의 크롬을 함유한다. 탄소와 질소함량이 적은 페라이트계 스테인리스강의 평형조직은 용융점까지의 모든 온도에서는 물론 실온에서도 페라이트이다. 그래서 이들 강은 결정조직에 변화가 일어나지 않고 따라서 담금질 경화도 일어나지 않는다. 페라이트계 스테인리스강은 용접성이 나쁘고 노치에 민감하기 때문에 특수용도로만 사용되며, 일반적으로 얇은 두께의 부품에 사용된다. 그럼에도 불구하고, 페라이트계 스테인리스강을 사용하는 이유는 바닷물 같은 부식환경에서의 부식저항이 매우 우수하고, 응력부식저항에도 상대적으로 강하기 때문이다.

③ 마르텐사이트계

마르텐사이트계 스테인리스강은 대략 12～18% 범위의 크롬을 함유하고, 대략 1.2%의 높은 탄소함량을 가지고 있다. 탄소함량이 다소 높은 이유는 감마루프를 확대시켜 가열 시에 담금질 경화가 가능한 오스테나이트로 변태시켜주기 위한 목적이다.

(2) 크롬 - 니켈계 스테인리스강

오스테나이트계 스테인리스강으로 철, 크롬, 탄소 이외에 니켈을 주요 합금원소로 가지기 때문에 페라이트나 마르텐사이트계보다 특성이 훨씬 복잡하다. 탄소함유량은 상업적으로 제조가 수월하도록 낮고, 크롬은 16～26% 범위이며, 니켈함량은 8～22% 정도의 범위를 가진다. 오스테나이트계 스테인리스강 중 고가인 니켈을 최소한으로 하여 상용화한 것인 18Cr-8Ni 스테인리스강이다. 이 강은 산화성 산뿐 아니라 비산화성 산에 대해서도 내식성이 강하나, 탄화물이 입계에 석출되기 쉽다는 단점을 가지고 있다. 탄화물이 입계에 석출하면 탄화물과 격자사이에 국부전지가 형성되어 부식이 결정립계를 따라 내부로 진행한다. 또 탄화물이 석출하면 탄화물 중 크롬이 농축되어 탄화물 근방은 크롬양이 적어져 내식성이 저하하게 된다. 이와 같은 단점을 개선하기 위하여 탄소함유량을 낮추거나, 타이타늄 등을 첨가하여 탄소량을 고정하거나, 내식성 향상을 위해 몰리브덴(Mo)이나 구리(Cu)를 합금하는 방법을 사용하기도 한다.

(3) 석출경화(PH) 합금

내식성과 강도를 동시에 갖추기 위해 사용하는 것이 석출경화형이다. 석출경화형은 스테인리스강에 적당한 탄화물을 석출, 분산시켜 그 분산강화에 의해서 강도를 증가시키는 것이다. 그런데 스테인리스강에서 부식은 탄화물 석출에 의해서 이루어지므로 석출분산은 내식성을 열화하지 않아야 한다. 구리는 오스테나이트 중에 많이 고용하나 페라이트 중에는 그 고용도가 작으므로 과포화되기 쉽다. 따라서, 페라이트의 석출경화에 기대를 할 수도 있다. 이를 응용한 것이 17-4 PH 스테인리스강이다. 이는 마르텐사이트계 PH 스테인리스강으로 크롬과 니켈의 비가 17 : 4인 크롬 - 니켈 합금이다. 이 조성은 합금이 어닐링 상태에서 마르텐사이트 조직을 갖도록 제어되며, 540℃ 저온시효처리로 강화시켜 준다. 석출경화는 수%의 타이타늄, 알루미늄 혹은 구리의 첨가에 의해 얻어진다.

또, 알루미늄을 첨가해서 니켈과 알루미늄 화합물을 석출시킨 것이 17-7 PH 스테인리스강으로, 크롬과 니켈의 비가 17 : 7인 합금으로 오스테나이트계이다. 이 합금은 어닐링 상태에서는 오스테나이트로 조건 열처리와 심냉처리는 조직을 마르텐사이트로 변태시키고 또 마르텐사이트 PH강과 같이 석출경화된다. 이것은 마르텐사이트계 PH 합금보다 더 높은 강도와 경도를 가질 수 있다.

(4) 기계적 성질

스테인리스강의 기계적 성질은 화학공정 산업이나 부식물질을 보관하는데 사용하는 양이 매우 많기 때문에 중요하다. 화학공장은 스테인리스강을 저장탱크, 파이프, 압력용기, 펌프, 배관 같은 곳에 사용한다. 이런 형태의 용도는 항상 우수한 강도, 인성, 성형성을 요구한다. 원자력 산업은 스테인리스강을 가장 많이 사용하는 분야로, 높은 압력 혹은 높은 온도에서 작동하는 열교환기의 재료나 배관에 사용된다.

기계적 성질은 스테인리스강의 계열 및 열처리 방법에 따라 크게 달라진다. 그 중 PH스테인리스강은 고강도 강을 요구하는 분야에서 주로 사용되며, 항공 및 우주산업에서 구조용 부품으로 널리 사용된다. 기계재료에서는 스프링이나 높은 응력을 받는 구조물로 매우 유용하게 사용된다.

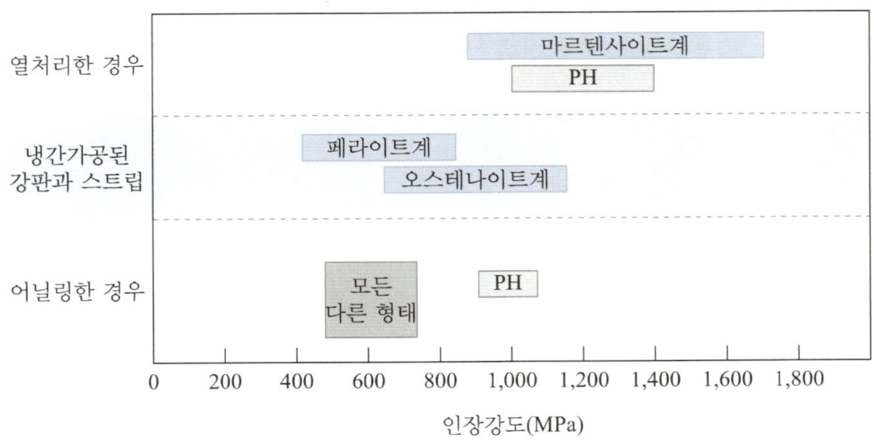

그림 3-26 스테인리스강의 인장강도 범위

(5) 부식특성

스테인리스강의 내식성은 고용체 속에 있는 크롬에 기인한다. 크롬은 산소에 대해 친화력을 가지고 스테인리스강의 고용체 속에서 부식을 억제하는 표면 피막을 형성한다. 네 가지 종류의 스테인리스강 즉, 페라이트계, 마르텐사이트계, 오스테나이트계, PH계는 철 - 탄소 - 크롬의 기본 합금에 합금원소를 첨가하여 제조한다. 고탄소 합금은 저탄소 합금보다 부식저항이 떨어진다. 니켈의 첨가는 조직을 변화시키고, 강의 문제없이 크롬의 함량을 증가시켜 줄 수 있게 한다. 기계가공을 쉽게 하기 위해 황과 셀레늄(Se)을 첨가시키면 부식저항성이 낮아지며, 나이오븀, 탄탈럼, 타이타늄의 첨가는 강의 예민화를 억제한다. 몰리브덴의 첨가는 피팅경향을 감소시켜 주는데, 이와 같이 스테인리스강에 첨가되는 여러 합금 성분은 부식특성을 변경시켜 준다.

스테인리스강은 일반적으로 대기 중에서의 부식성능은 매우 뛰어나며, 바닷가의 환경에서는 염화물 때문에 일부 영향을 받지만 그 효과는 보통 무시할만하다. 또한, 고온의 공기와 같은 산화분위기나 황산, 질산, 인산 등에 대해 저항성이 있다. 소금물과 같은 염화물은 인장응력이 작용하면 48℃ 이상의 온도에서 응력부식균열을 야기시킨다. 또한, 특정 환경에서는 핏팅이 발생할 위험성도 있다. 그 밖에 염산, 불산 등에서는 사용이 추천되지 않는다. 이와 같이 스테인리스강은 대부분의 부식 환경에서 뛰어난 내식성을 가지므로 각기 다른 환경에서 최적인 강을 선정하는 노력이 선행되어야 한다.

3.5 비철 금속재료

1. 동과 그 합금

동(copper)은 인류가 오래 전부터 사용한 금속으로 철강 재료에 비하면 강도는 다소 떨어지나, 전기 및 열전도도가 크고 금속간의 마찰계수가 적고 내식성이 우수하며 가공성이 양호한 특징을 가지고 있다. 이러한 특징으로 동은 전기재료, 배관 등의 재료로 널리 사용되며 저탄소강의 5배 정도의 가격을 형성하는 고부가가치 금속으로 매우 중요한 위치를 차지하고 있다. 동은 초기에는 의지의 재료로 사용되었으나, 최근에는 플라스틱이 그 자리를 대체해나가고 있으며, 현재에는 내마모성이 요구되는 일부 부품에 사용되고 있다. 동은 적동광(Cu_2O), 황동광($CuFeS_2$), 휘동광(Cu_2S), 자연동 등의 동광석을 용광로에서 녹여, 20～40%

동을 함유하는 황화구리(Cu_2S)와 황화철(FeS)의 혼합물을 만든 후 다시 전로에서 산화정련하여 순도 98～99.5%의 조동을 만든다.

> 동광석 → 전기로(용광로) → 조동 → 반사로 → 형동(주물) → 전기정련 → 전기동(판, 선, 봉)

(1) 동의 특징

동은 열전도도가 보통 금속 중에서 가장 높고, 전기전도도는 은(Ag) 다음으로 우수하여 상용 물량의 50%는 전기전도체로 사용된다. 또한, 철강에 비하여 내식성이 크므로 공기 중에서도 거의 변화하지 않으며, 대기 중에 방치하면 이산화탄소(CO_2), 이산화황(SO_2) 및 수분 등의 작용에 의하여 녹색의 염기성 탄산동($CuCO_3 \cdot Cu(OH)_2$), 염기성 황산동($CuSO_4 \cdot Cu(OH)_2$)이 생겨 보호 피막의 역할을 하여, 부식률이 대단히 낮아 수도관, 탱크 열교환기 등에 널리 사용된다. 그러나, 물속에 이산화탄소 및 산소의 용해량이 많아지면 부식률이 높아지는데, 이는 탄산이 생겨서 보호 피막의 생성을 저지하기 때문이다. 해수의 경우 유속이 늦을 때는 내식성이 좋고, 1년에 0.05 mm 정도의 부식률을 나타낸다. 중성 염류 수용액에는 비교적 강하나 산소 및 제 2 철염 및 기타의 산화력이 강한 것과 공존하면 용해하게 된다. 동의 탄성계수는 강과 알루미늄의 중간 정도로, 구조용 재료로서는 적합하지 않지만, 연하고 가공성이 풍부하여 동판이나 선, 봉 등으로 만들기 용이하다. 비자성의 성질을 띠며, 낮은 용융온도(815～1,100℃)를 가지고 있어 상온에서의 가공이 가능하다. 동의 가공은 고온이나 상온에서 가능한데, 고온 가공은 850～950℃ 정도에서 하고, 필요에 따라 적당한 상온 가공을 하여 제품을 완성한다. 동은 전기 및 열전도율이 높아 판재, 봉재, 관재 등으로 가공되어 전기재료로 많이 사용되며, 뛰어난 도전율로 인하여 송전선, 전기 기기류 등의 재료로도 사용된다. 또한, 뛰어난 내식성과 절연성으로 인하여 인쇄용 부품, 급수관 및 장식품, 메달, 화폐 등의 재료로도 널리 사용된다.

(2) 동 합금

동 합금은 동의 기계적 성질을 향상시키기 위해 합금의 형태로 많이 사용되는데, 동에 아연(Zn)을 섞어서 만드는 황동과 동에 주석(Sn)을 섞어서 만드는 청동이 대표적이다. 이들 동 합금은 철강에 비해 내식성이 좋고, 기계적 성질이 양호하여 공업용과 일반 생활용품에 널리 이용되고 있다.

① 황동(brass)

동과 아연(Zn)을 합금하여 만들며, 아연함유량의 변화에 따라, 인장강도, 연신율 및 경도 등의 기계적 성질이 변화한다. 황동은 순동에 비하여 화학적 부식에 대한 저항성이 크며, 고온으로 가열해도 별로 산화되지 않는다. 또한, 주조성 및 가공성이 좋고 기계적 성질 및 내식성도 우수하며, 청동에 비하여 저렴하므로 널리 이용된다.

<그림 3-27>에서 아연의 함유량의 변화에 따른 황동의 기계적 성질을 살펴보면, 아연의 함유량이 30%일 경우 연신율이 최대가 되며, 경도와 인장강도는 상대적으로 낮으나, 아연의 함유량의 40%일 경우에는 인장강도가 최대가 된다. 따라서, 상용화된 황동 중 7/3 황동 및 6/4 황동은 아연의 함량에 따른 특성을 이용한 것이라고 할 수 있다. 황동은 순동에 비하여 화학적 부식에 대한 저항이 크며, 고온으로 가열해도 별로 산화되지 않으나, 불순물 또는 부식성 물질이 공존할 경우나 고온에서 사용할 경우 탈아연(dezincification) 현상이 발생하는 특징을 보인다.

상용화되어 흔히 사용되는 7/3 황동은 70% 동, 30% 아연의 합금으로 가공에 사용되는 대표적인 황동이다. <그림 3-27>에 나타난 것과 같이 연신율이 좋고 인장강도가 상당히 높아 판, 막대, 관, 선 등의 형태로 가공하여 소재로 널리 사용된다. 자동차용 방열기용 부품, 파이프, 전구 소켓, 탄피 등으로 가공되어 이용된다.

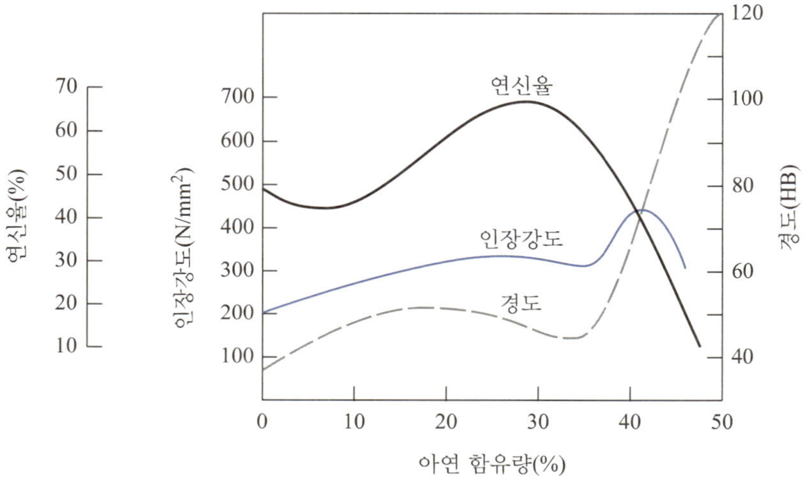

그림 3-27 황동의 기계적 성질

6/4 황동은 60% 동, 40% 아연의 합금으로 연신율이 낮고 인장강도는 높아 판, 로드 등의 형태로 가공된다. 상대적으로 고가인 동 대신에 아연함유량이 높아, 동 합금 중에서는 가격대가 낮아 가장 많이 이용된다. 일반적으로 열교환기용 핀, 파이프, 밸브, 대포 탄피 등에 사용된다.

그 밖에 보통 황동에 망간, 주석, 납, 니켈, 알루미늄 등의 원소를 소량 첨가하여 색, 내식성, 내마모성을 개선하여 사용하는데, 황동에 납을 1.5～3.7% 첨가하여 절삭성을 개선한 쾌삭황동, 6/4 황동에 주석을 0.5～1.5% 첨가하여 내해수성을 강화한 주석황동, 6/4 황동에 0.3～3%의 망간, 1% 이하의 알루미늄, 철, 니켈, 주석 등을 첨가하여 강도를 높이고, 내식성을 개선한 고장력황동 등이 있다. 또한, 아연함유량이 10～40%인 황동은 주물재료로도 이용되는데, 용탕의 유동성이 좋아 복잡하고 정밀한 주물에 적합하다. 황동 주물은 청동 주물에 비해 강도, 경도 및 내식성은 낮으나, 절삭성과 주조성이 좋기 때문에 기계, 보일러, 건축용 부품 등의 재료로 사용된다.

② **청동(bronze)**

청동은 좁은 의미에서는 동-주석(Sn)계 합금을 말하며, 넓은 의미에서는 동을 주체로 하고 여기에 아연 이외의 금속원소를 합금하여 강도, 경도, 내식성의 세 가지 성질을 구비하고 있는 합금을 모두 청동이라 한다. 오랜 역사를 가지고 있으며, 고대의 가구, 장신구, 무기, 불상, 종, 기타의 금속제품에 사용되어 왔다. 청동은 일반적으로 순동이나 황동에 비해 주조가 용이하고, 강도, 내마멸성, 내식성이 우수하여 각종 기계부품과 미술 주물 등으로 널리 사용되고 있다.

<그림 3-28>에서 주석의 함량에 따른 청동의 기계적 성질을 살펴보면 인장강도는 주석 함량이 18% 내외에서 최대가 되며, 연신율은 5%에서 급격하게 저하된다. 또한, 경도는 주석함유량이 13%까지는 완만하게 커지다가 그 이후로는 급격하게 증가하는 특징을 보이고 있다. 소성 가공품으로서의 청동은 인 청동(phosphor bronze)을 제외하고는 거의 없으며, 대부분 주조품으로 사용된다.

청동은 표면에 SnO_2 피막이 형성되어 부식으로부터 표면을 보호해 준다. 또, 황동과 같이 탈아연 현상이 없어, 해수에 대한 내부식성도 좋은 특징을 가지고 있다. 청동으로 만든 조각의 경우 표면이 녹청색으로 변한 것을 볼 수 있는데, 이는 금속표면에 생긴 Cu_2O가 습기와 탄산가스에 의해 $2CuCO_3$, $Cu(OH)_2$(초록색) 층으로 변화하기 때문이다. 대기 중에서의 청동의 부식감량은 1년에 수 μm에 불과하며, 해수 중에서의 내식률도 1년에 0.05 mm 이하로 뛰어난 내식성을 가지고 있어 선박이나 해양 구조물 재료로 널리 사용된다.

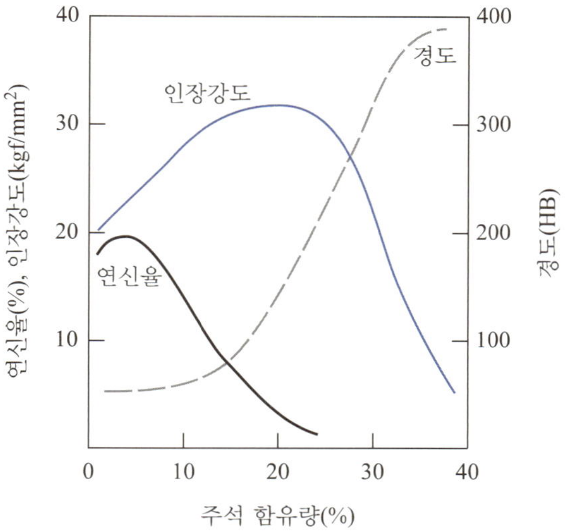

그림 3-28 청동의 기계적 성질

표 3-10 동과 동 합금의 기계적 성질

성 질	동(주조 상태)	황동 주물	청동 주물
인장강도(MPa)	150～200	245	245
연신율(%)	15～20	20 이상	15 이상
경도(HB)	30～55		

* 황동 주물 - 3종(YBsC 3, 전기부품, 일반기계 부품, 건축용 설비 등)
청동 주물 - 3종(BC 3, 베어링, 부싱, 펌프, 일반 기계 부품 등)

주석을 8～12% 포함한 합금을 포금(gun metal), 주석 10%, 아연 2%의 합금을 해군 포금(admiralty gun metal)이라고 하며, 강도와 내식성이 풍부하다. 주석을 13～18% 포함한 합금은 연한 α상 주변을 단단한 δ상이 메우고 있는 조직으로 윤활성이 좋고 내마멸성이 뛰어나 베어링 합금으로 사용된다. 또한, 납을 첨가한 베어링 연청동도 있다. 청동에 P(인)를 첨가한 합금을 인 청동(phosphor bronze)이라고 하는데, 인을 첨가하면 냉간가공에 의해 탄력성이 좋아져 스프링 재료로 사용된다. 이 밖에 12% 이하의 알루미늄을 포함한 알루미늄 청동(aluminum bronze), 베릴륨 청동, 니켈 청동 등이 있다.

청동의 경도는 HB 30～400 정도로 어닐링된 강에 비해 연삭저항은 좋지 않으나 경화된 강에 대해 윤활성을 가지고 있어 금속사이의 마모를 감소시키기 때문에 항공기용 베어링 재료 등의 내마멸성 재료로 오랫동안 사용되어 왔다. 또한, 청동 주물은 기계적 성질이 뛰어나

밸브나 펌프의 몸체, 베어링, 슬리브, 부싱, 기어 등의 기계 부품용 재료로서도 그 가치가 뛰어나다.

③ 특수청동

(ㄱ) 인 청동(phosphor bronze)

청동의 용해, 주조 시에 탈산제로 사용한 인의 첨가량을 많이 하여 합금 중에 0.05~0.5% 정도의 인이 남도록 하면, 용탕의 유동성이 좋아지고 합금의 경도, 강도가 증가하며, 내마모성, 탄성이 개선된다. 인은 극히 소량으로 동에 고용되며, 그 이외에는 단단하고 취약한 Cu_3P상으로 존재하고, 또 인의 함량에 의하여 주석의 고용도도 저하하므로 주석을 증가한 것과 같은 효과가 있다. 인 청동은 고탄성을 이용하는 판, 선 등의 가공재로서 또 내식성, 내마모성을 요구하는 펌프 부품, 기어, 선박용 부품, 화학 기계용 부품 등의 주물로 사용된다.

(ㄴ) 알루미늄 청동(aluminum bronze)

알루미늄을 약 12% 이하로 함유하는 동 합금을 알루미늄 청동이라 하고, 황동 또는 청동에 비하여 강도, 경도, 인성, 내마모성, 내피로성 등의 기계적 성질 및 내열성, 내식성이 좋으므로, 화학 공업용 기기, 선박, 항공기, 자동차 등의 부품 등으로 우수한 재료이다. 그러나, 주조, 단조, 용접이 곤란하다.

(ㄷ) 기타의 동 합금

동에 소량의 규소를 첨가한 규소 청동(silicon bronze)이라고 하며, 이는 내식성이 대단히 좋고 주조성이 좋아 터빈의 날개, 선박의 기계부품 등에 사용된다. 또, 동에 2.5% 이하의 베릴륨을 첨가한 합금을 베릴륨 청동(beryllium bronze) 또는 베릴륨 동(beryllium copper)이라고 하는데, 이 합금은 비싸고 산화되기 쉬우며, 경도가 커서 가공하기가 매우 어려우나, 강도, 내마모성, 스프링 특성, 도전율이 우수하여 가공재 주물로서 이용된다. 이 동 합금은 고강도, 내식성, 고전도성을 요하는 스프링, 볼트, 나사, 외과기구, 용접용 전극, 내마모성을 요하는 다이, 부싱, 소형공구 등에 이용된다. 이 밖에 망간 동(manganese copper), 크롬 동(chromium copper), 티탄 동(titanium copper) 등이 있다.

2. 경금속과 그 합금

금속 중 그 비중이 5 이하인 것을 편의상 경금속(light metal)으로 분류하며, 경금속이 주가 된 합금도 경금속으로 취급한다.

≫ **표 3-11** 금속의 분류

분 류	금속(비중)
경금속	리튬(Li, 0.53), 나트륨(Na, 0.97), 마그네슘(Mg, 1.74), 베릴륨(Be, 1.85), 알루미늄(Al, 2.7), 타이타늄(Ti, 4.51)
중금속	강(Steel, 7.8), 동(Cu, 8.9), 금(Au, 19.3)

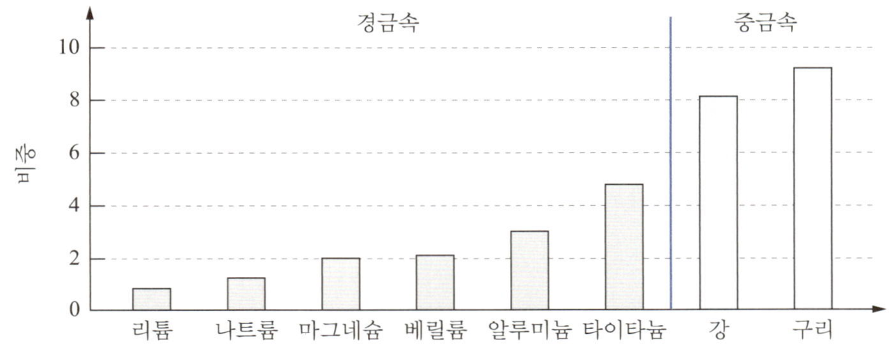

그림 3-29 금속의 비중

(1) 알루미늄

① 알루미늄의 특징

알루미늄은 백색의 금속으로 비중이 강에 비해 1/3 정도 밖에는 되지 않는 대표적인 경금속으로 Mg(1.74), Be(1.95) 다음으로 비중이 작으며, 현재 실용화되어 널리 사용되어지는 금속 중 가장 가벼운 금속이다. 지구 지각 무게의 8% 가량을 차지하는 금속으로, 지각 중 규소(Si) 다음으로 많은 양이 존재하는 금속이나, 보크사이트(bauxite, $Al_2O_3 \cdot 2H_2O$)와 같은 복잡한 화합물의 형태로 존재하는 것이 대부분이다. 이로 인해 순수 알루미늄을 추출하는 것이 대단히 복잡하여 이용 초기인 1850년대에는 kg당 가격이 $1,000에 이를 정도로 고가였었지만, 1886년 Martin Hall이 알루미늄 정제방법을 특허 출현한 이후 정제기술의 발전으로 최근 들어서는 kg당 가격이 $1 정도로 널리 사용되는 금속 중 하나가 되었다.

주조가 용이하며 다른 금속과 잘 합금되고, 또 상온 및 고온 가공이 용이하다. 또한, 내식성이 뛰어나고 전기전도도가 동의 65% 정도로 동(Cu) 다음으로 양호하다. 가공성, 성형성이 뛰어나 판, 봉, 관, 선 등의 형태로 가공하며 단조, 주조도 용이하며 그 용도가 매우 다양하다. 의지·보조기에서는 얇게 가공하여 복잡한 형태의 보조기 부속품의 제작에 이용된다.

또한, 다른 원소를 첨가하여 여러 가지 합금의 형태로 사용하기도 하는데, 경량화라는 측면에서 타이타늄 등과 함께 의지의 부품용 재료로도 사용된다.

알루미늄은 표면처리가 필수적인데, 도금이나 페인트, 에나멜 같은 것으로 표면을 보호처리하기도 하지만, 보통은 <그림 3-30>과 같이 양극으로 한 전기화학적 셀에서 도금하여 산화피막 처리하는 것이 일반적인데, 이 경우 표면에 산화알루미늄(Al_2O_3) 피막이 형성되어 내식성을 좋게 한다. 부식률은 해상에서는 0.11 mm/년, 공업지대에서는 0.08 mm/년 정도로 대기 중과 탄산염, 크롬산염, 초산염, 황화물 등의 중성 수용액에서는 내식성이 우수하나, 염화물 용액 중에서는 나빠진다. 황산, 질산, 인산 등의 부식성 용액에 대해서는 취약하나 유기산에서는 내식성이 좋아 화학 공업의 설비나 기계 부품의 재료로 널리 사용된다. 그러나, 중금속 이온을 포함한 물은 알루미늄 표면의 피팅(pitting)을 유발하며, 그 밖에 대부분의 세제나 비누도 피팅을 촉진시키게 된다.

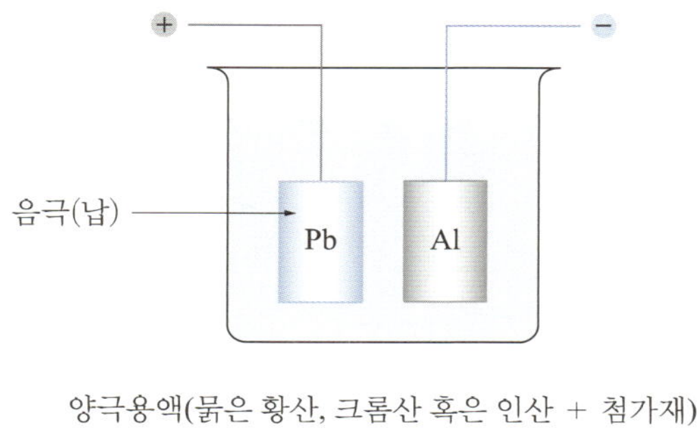

그림 3-30 알루미늄의 양극처리 시스템

순수 알루미늄의 경우 절대 탄성계수는 <그림 3-31>과 같이 70 GPa 정도로 210 GPa인 강에 비해 1/3 정도 밖에는 되지 않으나, 비강성(比强性, 탄성계수/비중량, specific strength)은 강과 거의 유사한 정도이나, 두랄루민과 같은 알루미늄 합금은 강에 비해 비강성이 약 2.5배 정도로 무게 대비 강도가 매우 뛰어나다.

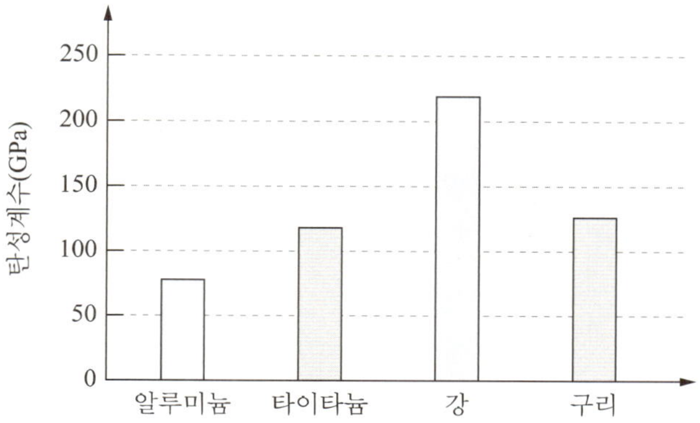

그림 3-31 여러 공업재료와 비교한 알루미늄의 강성

알루미늄 가공재는 냉간가공과 열처리에 의해 기계적 성질이 달라지므로 가공 또는 처리 여부를 나타내는 기호를 표기하여 사용한다. 기호는 미국 알루미늄협회(aluminum association of america, AA)에 있는 것이 관용되며, 우리나라도 KS규격 KS D 0004에 다음과 같이 규정하고 있다. 대문자 A와 4자리 숫자로 나타내며 각 자리의 의미는 다음과 같다.

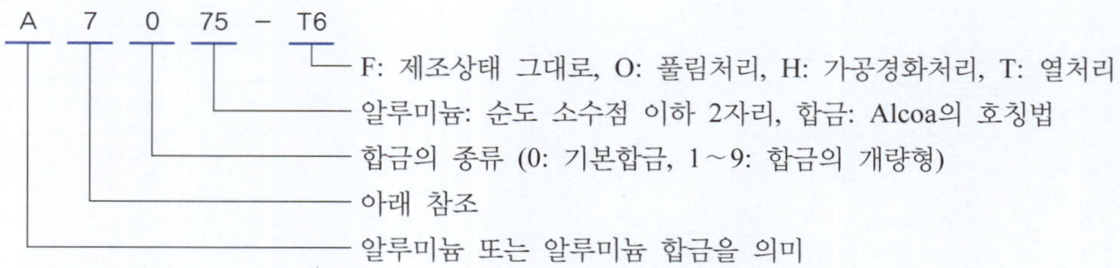

두 번째 자리는 순 알루미늄에 대해서는 숫자 1, 알루미늄 합금에 대해서는 주요 첨가 원소에 따라 2에서 9까지 다음의 구분에 의해 사용된다.

1	Al순도 99.0% 또는 그 이상	6	Al-Mg-Si계 합금
2	Al-Cu-Mg계 합금	7	Al-Zn-Mg계 합금
3	Al-Mn계 합금	8	상기 이외의 계통 합금
4	Al-Si계 합금	9	예비
5	Al-Mg 합금		

② 알루미늄 합금

알루미늄은 경금속이라는 특징으로 인해 다양한 형태의 합금들로 사용되어 오고 있다. 그 중 두랄루민(duralumin)은 강도는 강과 비슷하나 비중이 강의 1/3에 지나지 않아 항공기 부품용 재료로 널리 사용되어진다. 두랄루민은 알루미늄에 구리 4%, 마그네슘 0.5%, 망간 0.5%를 합금하여 만드는데 1906년 독일인 빌름이 발명하였으며, 빌름의 소속회사인 뒤렌(Duren)과 알루미늄에서 이름을 따 명명되었다. 시효경화성 금속으로 500~510℃ 정도로 가열한 후 급냉시킨 뒤 상온에서 방치하면 시간이 경과할수록 경화되는 특징을 가지고 있다. 강도가 크고 성형성이 좋으며, 가공은 용제화 처리 후 시효경화 전에 하는 것이 보통이나 이와 같은 용제화 처리 후의 냉간가공은 처음의 시효경화 속도를 크게 하나 가공후의 경화량은 가공도가 클수록 적어진다. 최근 들어서는 두랄루민에 비해 인장강도가 더 향상된 초두랄루민(super duralumin)과 초강두랄루민(extra super duralumin) 등도 생산되어 주로 항공기의 구조용 재료로 사용되고 있으며, 의지·보조기에서도 KAFO의 sidebar와 같이 강도가 필요한 부분에 사용되어 왔다.

≫ 표 3-12 알루미늄과 알루미늄 합금의 기계적 성질

성 질	99.6% Al (냉간가공도 67%)	두랄루민	초두랄루민	초강두랄루민
인장강도(MPa)	141.3	421.8	441.5	559.2
연신율(%)	9	22	19	11
경도(HB)	-	105	-	150

* 두랄루민 - Cu 4.0%, Mn 0.5%, Mg 0.5%, 풀림 415℃, 담금질 505℃
초두랄루민 - Cu 4.5%, Mn 0.5%, Mg 1.5%, 풀림 415℃, 담금질 465℃, 뜨임 190℃(8~10h)
초강두랄루민 - Cu 1.6%, Mn 0.2%, Mg<2.5%, Zn<5.6%, 풀림 415℃, 담금질 415℃, 뜨임 120℃(22~26h)

(2) 타이타늄(titanium)

타이타늄은 지각의 1% 정도를 차지하는 매장량이 풍부한 금속 중 하나이나 원료인 티탄철광(ilmenite), 금홍석(rutile)의 반응성이 극히 뛰어나 추출이 매우 어려워 최근 들어서야 상용화 되어 생산되고 있는 금속이다.

<표 3-13>에 나타난 것과 같이 타이타늄은 비중이 4.5로 알루미늄보다는 무겁지만 강보다는 가볍고, 강도는 강과 비슷한 정도로 통상의 구조용 재료로서는 순금속으로도 충분한

강도를 가지고 있다. 공업용 순 타이타늄은 인성, 연성이 좋고, 열간 및 냉간 가공성이 좋아 가공이 용이하다. 또, 산소함유량에 따라 강도, 연성이 크게 달라지는데, 산소함유량의 증가에 따라 강도는 현저히 증가하고 연성은 저하한다. 강보다 더 높은 용해점을 가지고 있으며 비강도가 높으며, 특히 고온에서의 비강도가 뛰어나다. 실온에서 조밀육방격자(HCP)의 조직 구조를 가지고 있어, 변태에 의한 강화효과는 미미하다. 내식성이 월등하여 해수에 대해서는 18-8 스테인리스강보다 우수하고, 산화성 수용액 중에서는 이산화티탄(TiO_2)의 보호피막이 생겨서 내식성이 증가된다. 즉, 양극산화나 질산, 중크롬산 이온과 같은 산화제의 작용을 받을 때는 내식성이 좋다. 내열성도 500℃ 정도에서는 스테인리스강보다 좋으나, 마모특성은 취약하다. 이와 같은 특성으로 인해 항공기, 선박, 화학공업, 원자로용 구조재료로 주목받고 있으며, 경량이면서 강도가 높아 KAFO의 sidebar나 AFO의 프레임과 같이 의지·보조기용 부품 및 생체재료로서 다양하게 사용되고 있다. 타이타늄 합금은 순 타이타늄보다 비강도가 높고 다른 고강도 합금에 비해서 고온 강도가 크므로 제트 엔진의 축류, 주변 온도가 450℃가 되는 압축기 블레이드(blade), 회전자(rotor) 등 고온 강도가 요구되는 부품에 사용된다.

표 3-13 타이타늄의 기계적 성질

성 질	고순도 타이타늄	마그네슘 환원 타이타늄
인장강도(MPa)	296	549
항복점(MPa)	185	494
비례한도(MPa)	76	264.6
연신율(%)	40	25
단면수축률(%)	61	55
뜨임경도(HB)	105	180

(3) 마그네슘(magnesium)

마그네슘은 비중이 1.74인 은백색의 금속으로 공업용 금속 중 가장 경량으로, 주로 항공기와 자동차용 경금속재료로 주목받아 왔다. 1755년에 원소로 정의되었으나 1920년대에 들어서야 상업적으로 생산이 되기 시작했으며, 항복응력이 높아 경량화를 필요로 하는 부분의 재료로 주로 사용이 고려된다. 마그네슘의 전기, 열전도율은 구리, 알루미늄보다 낮고, 다른 원소 등의 함유량의 증가에 따라 저하하며, 알칼리 수용액에 침식되지 않지만, 산, 염류의 수용액에서는 현저하게 침식된다. 마그네슘 합금은 비강도가 높아 경합금 재료로 큰 이점을 가지고 있다. 인장강도, 연신율, 충격값 등이 알루미늄과 비슷하며 절삭성이 좋아 부품의 경량화와 가공비의 절감에 큰 효과가 있다. 상온에서 조밀육방격자(HCP)의 형태를 띠고 있어 소성변형능력이 적기 때문에, 연성이 빈약하다. 따라서, 압연이나 성형이 곤란하며, 냉간가공에 제한이 있다. 200℃ 이상이 되면 연성이 커지기 때문에 열간 압출이나 다이캐스팅 등 정밀주물의 재료로 사용이 된다. 또한, 전기 화학적으로 전위가 낮아서 내식성이 좋으며, 공기, 물, 화학 약품과 접촉하면 쉽게 부식되는 특징을 가지고 있으나, 고온 특성은 우수하다. 이로 인해 마그네슘은 아연 등을 소량 첨가하여 합금의 형태로 주로 사용하며 어떤 형태로든 표면처리를 하여 사용하는 것이 일반적이다. 주로 경량화가 필요한 미사일이나, 항공기 부품, 경주용 자동차 부품, 의지·보조기용 부품 등으로 사용되고 있다.

표 3-14 마그네슘의 기계적 성질

성 질	금형 주물	압연재
인장강도(MPa)	122.6	181.5
탄성한도	-	17.2
연신율(%)	4～7	4.5
단면수축률(%)	6	5
경도(HB)	30	40

Chapter 4

플라스틱

4.1 플라스틱의 기초

플라스틱은 인공적으로 합성한 고분자 유기물질로 고분자재료인 폴리머(polymer)의 일종이다. 폴리머라는 용어는 1833년 바젤리우스(Jons Jacob Berzelius)에 의하여 처음 사용되었는데, 분자량이 10,000 이상의 큰 고분자재료로 천연재료인 나무의 수지, 섬유소, 단백질뿐만 아니라, 합성수지, 합성고무 등을 모두 포함한 개념이다. 플라스틱(plastic)은 '합성수지를 주성분으로 하여 이에 충전재(filler), 가소제(plasticizer), 안정제(stabilizer), 착색제 등의 배합제를 적당히 가하여 열과 압력으로 성형할 수 있는 물질'로 각종 제품, 재료의 대상이 된다. 즉, 합성수지는 플라스틱의 원료로 볼 수 있으며, 폴리머는 플라스틱을 포함한 고분자재료 전체를 의미한다.

플라스틱은 그리스어 'plastikos(성형하기 알맞은)'에서 유래한 용어로, 1868년 미국 하이엇(John Wesley Hyatt)이 상아 당구공의 대용품으로 발명한 셀룰로이드(celluloid)가 세계 최초의 플라스틱이라고 할 수 있다. 초기의 폴리머는 자연산 유기물질을 그 원료로 하고 있으며, 여러 화학반응을 거쳐 초산 섬유소(cellulose acetate) 형태로 만들어 사진필름, 포장용지, 직물섬유를 만드는데 사용되거나 질산 섬유소 형태로 만들어 플라스틱, 폭약, 레이온, 니스의 원료로 사용된다. 1909년 베이클랜드(Bakeland)가 발명한 페놀포르말린 수지인 베이클라이트(Bakelite)가 최초의 인조 폴리머로 셀룰로이드를 대체하였다. 셀룰로이드가 품질상의 문제로 그리 오랜 기간 동안 사용되어지지 못했고, 천연재료로부터 수지를 만들었다는 측면에서 베이클라이트를 인류가 합성한 진짜 플라스틱으로 간주하기도 한다. 베이클라이트는 외관상 송진(resin)과 비슷했기 때문에 일반적으로 합성수지(合成樹脂)라고 불리게 되었다. 베이클라이트는 저렴하면서도 튼튼했기 때문에 라디오나 TV케이스와 같은 수많은 기기의 케이스와 같은 곳에 사용되었으며, 베이클라이트와 같은 계열인 페놀수지는 열과 전기에 대한 저항성으로 인해 아직도 많은 전기회로 기판에 사용되고 있다.

플라스틱은 세계 제1, 2차 대전을 기점으로 화학기술이 발전함에 따라 비약적으로 그 기술이 발전했다. 두 번의 전쟁을 치르면서 폴리스타이렌(PS)과 폴리염화비닐(PVC)과 같은 다양한 종류의 플라스틱들이 개발되었으며, 1927년에는 듀퐁(DuPont)사에 의해 역사상 가장 유명한 플라스틱인 '나일론'이 개발되기도 하였다. 최근 들어서는 플라스틱이 가지고 있는 일반적인 단점들, 예를 들면 시간이 흐름에 따라 가소제가 빠져나가서 발생하는 열화의 문제 등을 해결하기 위해 개선한 제품들도 출시되고 있으며, 나노기술 등 첨단기술의 개발과 더불어 플라스틱에도 혁명적인 변화가 일어나고 있다.

의지·보조기 분야에서 플라스틱은 그 어떤 재료보다도 사용빈도가 높은데, 이는 가공, 성형, 수정이 용이한데다 가격도 타 재료에 비해 저렴하며, 기존 재료의 단점을 보완한 새로운 재료가 끊임없이 개발, 생산되기 때문이다.

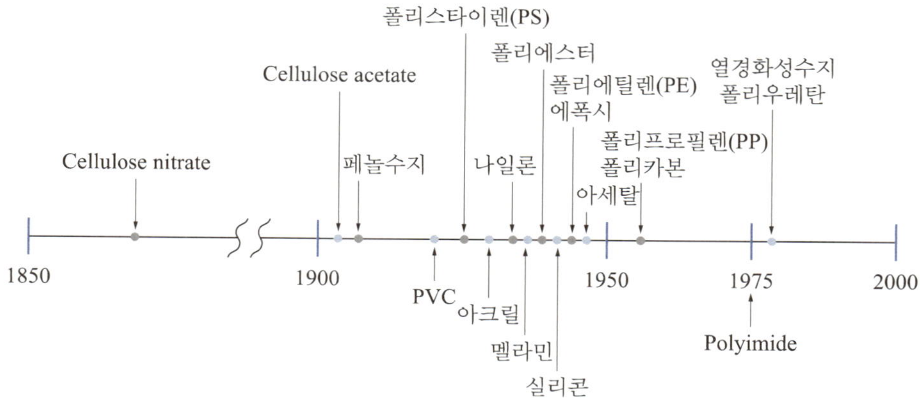

그림 4-1 플라스틱의 역사

1. 플라스틱의 특징

플라스틱은 어원 그대로 변형이 쉽고, 그 변형된 형태를 유지할 수 있는 가소성이 좋은 재료이다. 플라스틱은 합성수지를 주성분으로 하여 여기에 충전재(filler), 가소제(plasticizer), 안정제(stabilizer), 착색제 등을 넣어 가공한 물질로, 그 성질은 수지의 종류, 합성법 등에 따라 다르나, 일반적인 특성은 다음과 같다.

(1) 가소성이 우수하여 성형이 쉽고, 절삭, 접합 및 표면처리가 용이하다.
(2) 내식성이 좋고, 경량이며 단열성능이 좋으며, 가격이 저렴하다.
(3) 전기 절연성이 좋다.
(4) 산, 알칼리, 기름, 약품류에 견디는 힘이 강하다.
(5) 금속에 비해 내열성이 떨어진다.
(6) 착색이 용이하여 피부색을 맞추기 쉬워 의지·보조기의 외장에 주로 사용된다.
(7) 장기간 햇볕을 쬐거나 외기에 접하면 변색이 되고 경도와 강도가 감소된다.

2. 플라스틱의 성질

(1) 기계적 성질

플라스틱의 기계적 성질은 금속재료에 비해 저밀도, 저강도, 저강성, 낮은 전기전도도 및 열전도도, 화학물질에 대한 안전성, 높은 열팽창계수들로 특징지어진다. 구조용 재료로 사용되는 결정성이 강한 플라스틱의 역학적 거동의 양상은 금속과 유사한 면이 많이 있으나 강과 비교하면 일반적으로 크게 낮게 나타난다. 또한, 플라스틱의 구조는 매우 복잡하여 그 성분 및 합성법에 따라 다른 거동을 보이는 것이 일반적이다.

① 플라스틱의 크리프 특성

플라스틱에 힘이 연속적으로 가해지게 되면 플라스틱은 탄성(elastic)거동과 점성(viscous)거동을 보이게 된다. 즉, 플라스틱이 힘을 받게 되면 시간의 흐름에 따라 변형이 점진적으로 발생하게 되며, 대부분의 변형은 힘을 제거하게 되면 다시 원상태로 복구된다. 이와 같이 시간에 따라 변형량이 달라지는 플라스틱의 특성은 2.4절에서 설명한 것과 같은 크리프시험(creep test)을 통해 파악할 수 있는데 <그림 4-2>에 인장력을 받는 열가소성 플라스틱의 크리프 특성이 나타나 있다. 그림은 연성(ductile) 플라스틱과 취성(nonductile or brittle) 플라스틱의 크리프 특성이 나타나 있는데, 일정 수준 이하의 힘을 가할 경우 시간의 흐름에 따라 변형이 점진적으로 증가하다가 안정화 되지만, 그 크기가 일정 수준을 넘어갈 경우에는 시간의 흐름에 따라 변형이 증가하다가 파손이 일어남을 볼 수 있다.

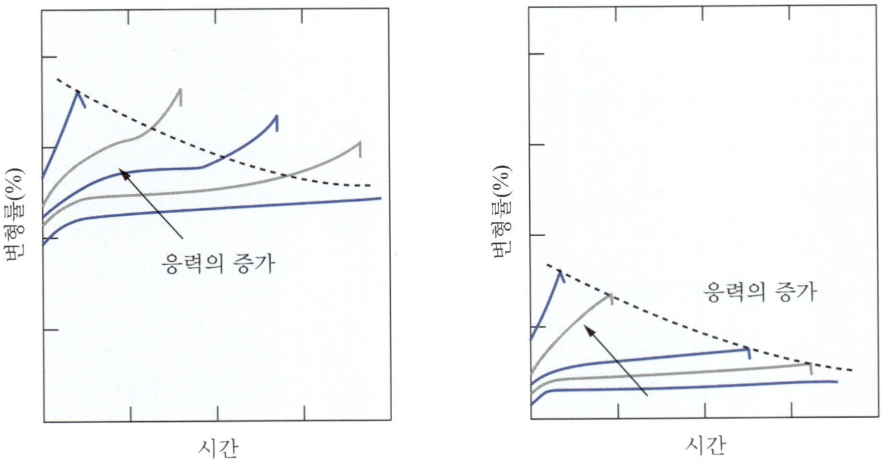

(a) 연성 플라스틱 (b) 취성 플라스틱

그림 4-2 인장력을 받는 열가소성 플라스틱의 크리프 특성

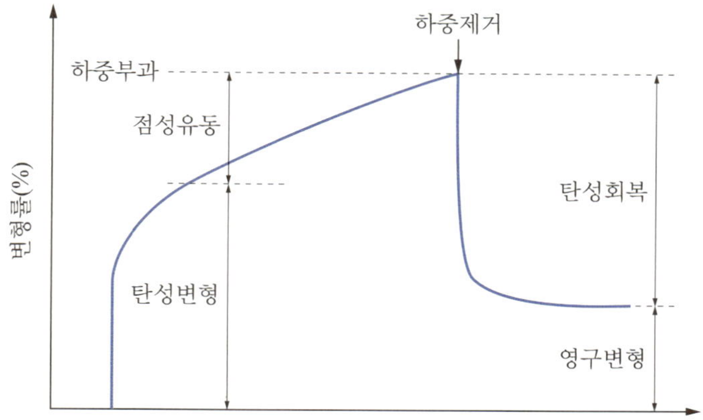

그림 4-3 하중 사이클(Loading Cycle)하에서의 일반적인 플라스틱의 특성

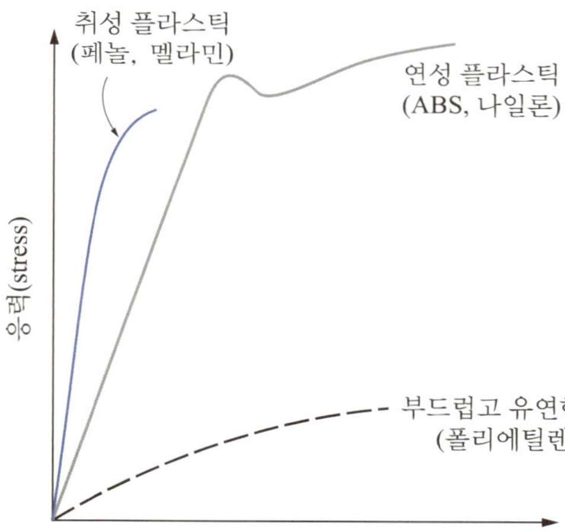

그림 4-4 플라스틱의 응력 – 변형률 곡선

인장하중을 받고 있는 플라스틱은 <그림 4-3>과 같이 초기에는 탄성거동(elastic behavior)을 보인다. 여기에 추가적인 하중이 더 가해지면 가해준 하중에 비해 변형이 느리게 진행되며, 이 구간이 지나면 시간의 흐름에 따라 일정하게 변형이 진행되는 점성유동 구간에 진입하게 된다. 이때 가해준 하중을 제거하게 되면 변형 중 탄성변형 부분은 원상태로 복구되게 되는데, 일부분은 즉시 복구되며 일부분은 느린 속도로 복구되게 된다. 탄성변형 부분이 완전히 복구되고 나면 일정 수준의 변형이 남게 되는데, 이는 영구변형에 해당한다.

<그림 4-3>에서 하중을 부가한 초기 과정을 자세히 묘사한 그림이 <그림 4-4>에 나타나 있다. 이 그림을 보면 플라스틱으로 분류되는 재료라고 하더라도, 그 특성에 따라 하중 특성

이 매우 다름을 알 수 있다. 일반적으로 플라스틱은 온도에 따라 분자의 결합 정도가 달라지므로, <그림 4-4>와 같은 응력 - 변형률 곡선이 의미를 가지기 위해서는 반드시 온도와 초기 하중조건 등을 명시해야 한다.

② 플라스틱의 강도

<표 4-1>에서 볼 수 있듯이 플라스틱의 강도는 금속에 비해 많이 낮다. 플라스틱의 변형은 시간이나 온도의 영향을 많이 받으며, <그림 4-5>에서 볼 수 있듯이, 플라스틱의 탄성계수 또한 하나의 값으로 주어지는 금속과는 다르게 시간이나 온도에 의해 영향을 크게 받게 된다. 일반적으로 플라스틱은 하중이 작용하는 시간이 길어질수록 더 부드러워지며, 그 비율은 거의 예측이 불가능하다.

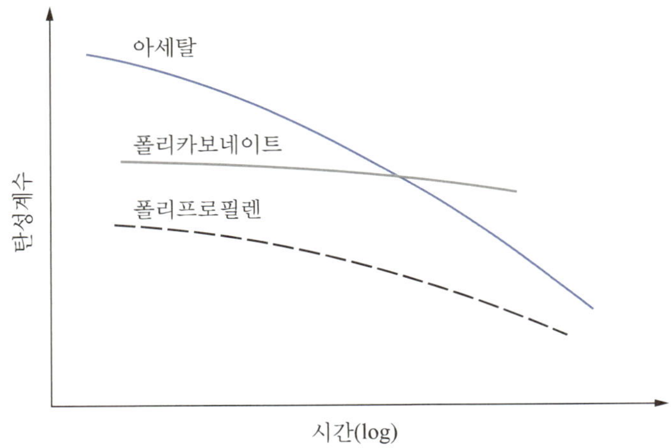

그림 4-5 탄성계수의 크리프 현상

표 4-1 몇몇 플라스틱과 금속의 기계적 특성(단기간)

분 류	재 료	탄성계수(GPa)
열가소성	폴리에틸렌(HDPE)	0.13 ~ 1.3
	폴리프로필렌	1.3
	나일론(6/6)	1.3 ~ 2.6
	폴리스타이렌	3 ~ 3.5

분 류	재 료	탄성계수(GPa)
열경화성	폴리에스터	2.1 ~ 4.2
	에폭시(접착제)	2.1
복합재료	Aramid(Kevlar or Twaron)	70.5 ~ 112.4
	탄소강화플라스틱	125 ~ 150
금 속	알루미늄 합금	69
	강합금	200

③ 반복되는 하중에 의한 변형

모든 플라스틱은 크리프 특성을 가지고 있지만, 가해진 하중을 제거하면 플라스틱의 변형은 점차 줄어들게 된다. 그러나, 단하지보조기(AFO)가 받게 되는 하중처럼 변형된 플라스틱이 회복할 충분한 시간없이 하중이 반복적으로 가해질 경우, <그림 4-6>처럼 크리프 변형이 축적되게 된다.

플라스틱재료는 일정하중 하에서 오랜 기간 사용하면 재료의 강도가 약해지는데, 이와 같은 현상은 재료의 크리프 현상과 관계있는 것으로 이를 재료의 정적 피로(static fatigue)라고 한다. 이러한 정적 피로에 의한 재료의 파괴는 파손이나 네킹으로 나타나며 다른 재료와 마찬가지로 온도와 관계가 깊은데, 온도의 상승은 재료의 연화를 가져오게 되고 이는 강도의 약화로 이어진다. 유리전이온도 이하로 온도를 내릴 경우 재료는 취성의 성질이 강해지게 된다.

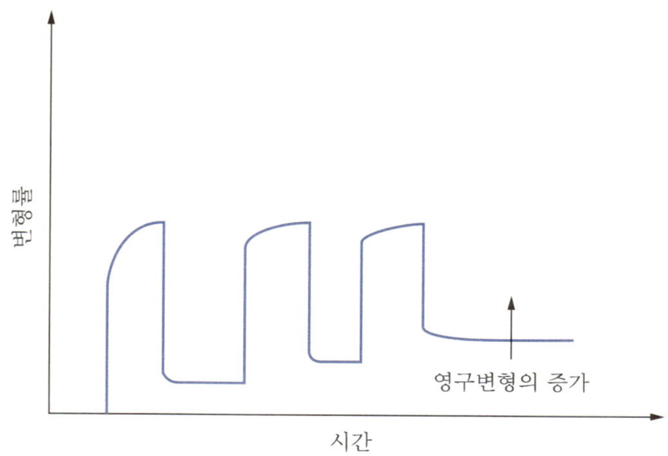

그림 4-6 반복되는 하중에 의한 변형

④ 크레이징(crazing)

폴리스타이렌이나 아크릴 같은 열가소성 수지는 인장응력이나 굽힘을 받을 때, 재료가 기형의 좁은 영역에서 국부적으로 심하게 변형된다. 이러한 현상을 크레이징이라고 하는데, 이 현상은 균열처럼 보이지만 스펀지와 같은 다공성 상태로 보통 50% 정도의 공극을 가진다. 시편에 인장하중을 더 가하면 이 공극들이 서로 합쳐져서 파단이 일어난다. 크레이징은 투명한 유리성 플라스틱 및 기타의 유형에서 모두 관찰된다. 용제, 윤활제, 수증기 등의 환경에서 더욱 촉진되며, 재료내의 잔류응력도 크레이지 현상을 촉진한다.

이와 유사한 현상으로 응력 백색화(stress whitening)가 있는데, 이 현상은 플라스틱이 접히거나 굽힘에 의해 응력을 받으면 색상이 연해지는 현상이다. 이 현상은 재료내부에 미세한 공극이 발생하는데 기인하며, 그 결과 재료의 투과성이 약해져서 생기는 현상이다. 가정용품이나 완구에 사용하는 플라스틱을 굽혀보면 이 현상을 쉽게 볼 수 있다.

(2) 내열성

플라스틱은 금속재료에 비하여 온도에 의한 열화현상이 현저해서 기계장치의 부품으로서 사용하는 것에는 크게 제약이 따른다. 따라서, 플라스틱은 50～200℃의 상온에서 사용하는 것이 일반적이며, 내열성이 큰 불소수지나 규소수지는 250℃까지도 사용이 가능하다.

» 표 4-2 플라스틱의 사용온도 범위

플라스틱의 종류	사용온도(℃)
폴리에틸렌(PE)	70
폴리염화비닐(PVC)	80
나일론	140
멜라민	100
에폭시	150

(3) 흡습성

나일론과 같은 폴리머의 중요한 한계는 흡습성이다. 흡수된 물은 가소제로서 작용하여 플라스틱의 소성화를 촉진한다. 어떤 의미에서 물은 비정질영역에 있는 사슬을 윤활시키는데, 습기를 흡수함에 따라 폴리머의 유리전이온도, 항복응력, 탄성계수들은 크게 저하하는 것이 보통이다. 습한 환경에서는 흡습으로 인해 치수가 변하는 경우도 있다.

4.2 폴리머의 구조

플라스틱은 탄소, 산소, 수소와 같은 여러 유기물들을 조합함으로써 새로운 물질들을 만들어내고 개선한 인간의 노력의 결정체로 최종적인 결과물로서는 고체이지만, 제조단계에서는 액체의 형태를 가지기도 한다. 플라스틱을 비롯한 폴리머는 단량체 혹은 단위체(monomer)라고 불리는 단위구조로부터 만들어진다. 단위체(mer)라는 용어는 "부분"을 뜻하는 그리스어인 "meros"로부터 유래된 용어로 결정구조의 단위격자의 최소단위를 나타낸다. 대부분의 단량체는 탄소원자가 수소, 산소, 질소, 불소, 염소, 규소, 황 같은 다른 원자들과 공유결합하고 있다. 예를 들어, <표 4-3>에서 볼 수 있듯이 에틸렌과 같은 단량체(monomer)는 다른 단량체와 결합하여 에틸렌 유닛이 반복되는 아주 긴 체인을 만들게 되는데 이 체인이 바로 폴리에틸렌(polyethylene)이 된다. 비슷한 방법으로 폴리스타이렌(polystyrene)은 스타이렌(styrene) 단량체로부터 형성되며, 폴리프로필렌(polypropylene)은 폴리프로필렌 단량체로부터 만들어진다. 그밖에 다른 열가소성 수지들도 각각의 단량체로부터 만들어진다. 만들어진 플라스틱은 단량체들을 결합하는 방식에 따라 각기 다른 물리적, 화학적 특성을 가지게 된다.

표 4-3 단량체와 폴리머

단량체(monomer)	폴리머(polymer)
에틸렌 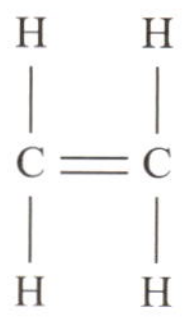	폴리에틸렌 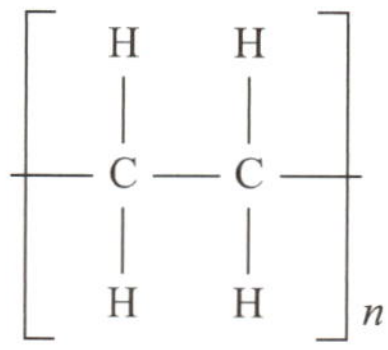
프로필렌 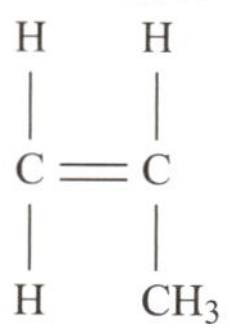	폴리프로필렌 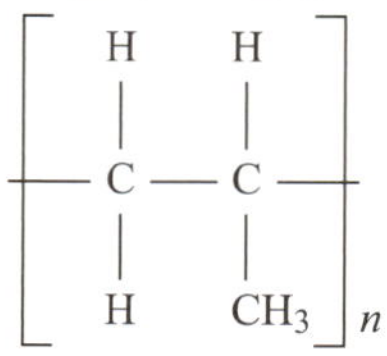

단량체(monomer)	폴리머(polymer)
염화비닐 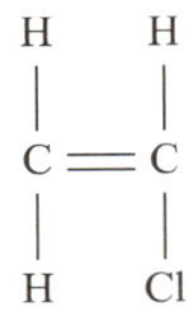	폴리염화비닐(PVC) 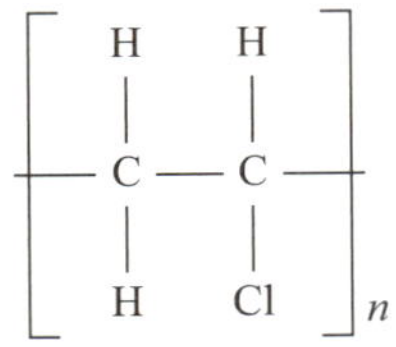
스타이렌 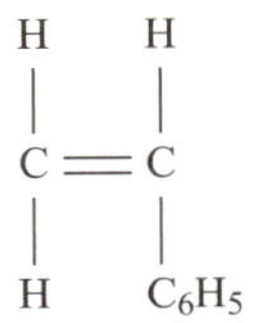	폴리스타이렌 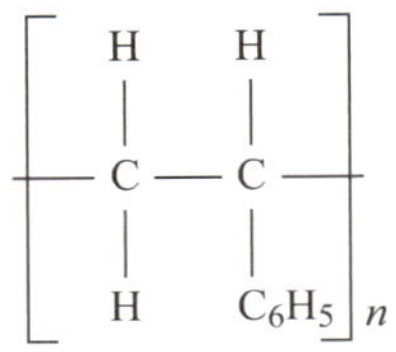
Tetrafluoroethylene(TFE) 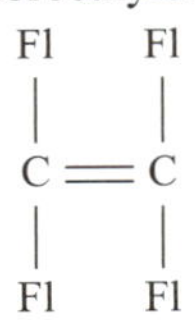	Polytetrafluoroethylene(PTFR, Teflon) 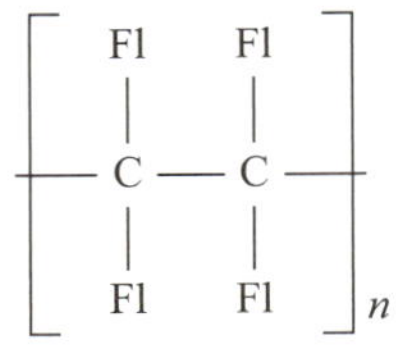

1. 중합(polymerization)

폴리머는 분자가 연속적으로 배열되어 이루어진 긴 사슬구조로 되어 있다. 각각의 분자가 서로 결합하는 방식은 크게 두 가지로 실에 꿴 구슬처럼 분자가 물리적으로 연결되어 만들어지거나(부가중합), 화학반응을 통해 새로운 분자가 다른 분자에 결합하여 만들어진다(축합중합).

(1) 부가중합(addition polymerization)

폴리머는 앞 절에서 설명한 바와 같이 단량체들을 결합함으로써 만들어지는데, 가장 간단한 결합방법은 단량체들을 단순히 연결한 형태이다. 예를 들어 천연가스의 주성분인 메탄(CH_4)의 경우 탄소원자 하나에 수소원자 네 개가 결합된 형태로 분자량이 16이 되게 된다. 여기에 탄소원자와 수소원자들을 결합하게 되면 분자량은 더 커지고 무거워지게 된다. 예를 들어 메탄(CH_4)에 탄소원자와 수소원자를 결합한 에탄가스(C_2H_6)는 분자량이 30으로 메탄

가스 보다 무겁게 된다. 이와 비슷한 형태로 탄소원자와 수소원자를 연결하게 되면 분자량은 14(탄소 1, 수소 2)만큼씩 커지게 되고 $C_{18}H_{38}$이 되면 고체 형태(파라핀 왁스)가 되게 되며, $C_{100}H_{202}$(분자량 1402)가 되게 되면 플라스틱으로 사용할 수 있을 만큼 강해지게 되는데, 이는 가장 단순한 구조를 가지고 있는 열가소성 수지인 저분자량 폴리에틸렌에 해당한다. 여기에 CH_2를 계속 결합하게 되면 강도는 계속 강해지는데, 가장 강한 폴리에틸렌인 초고분자량 폴리에틸렌(UHMW, Ultra-High-Molecular-Weight)의 경우 CH_2가 25만개 이상이 결합되어 있다.

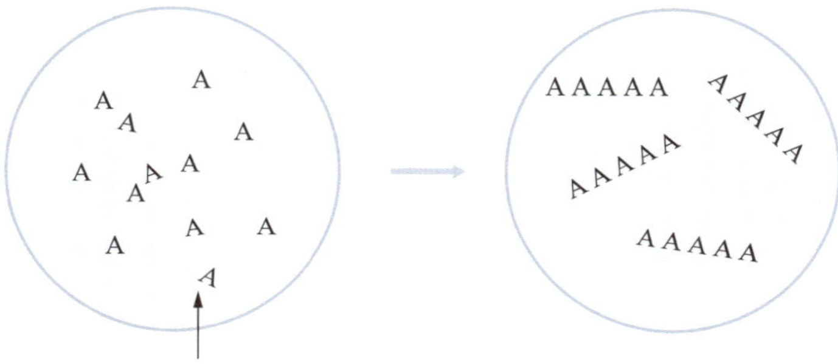

그림 4-7 부가중합(addition polymerization)

<그림 4-8>와 같이 CH_2를 계속 결합해 나가면 새로운 폴리머가 생성되게 되는데, CH_2는 안정된 물질이 아니기 때문에 쉽게 결합하지 않는다. 그 대신 단량체(monomer)라고 불리는 조금 더 복잡한 형태가 사용되게 된다. 이러한 단량체의 구조는 탄소가 4개의 원자와 결합하여 안정된 형태를 이루게 되는 규칙과 어긋나게 되는데, 이 경우에는 원자 사이에 이중결합(double bond)[1]을 이룸으로써 안정성을 유지할 수 있게 된다. 즉, <그림 4-9>에서 에틸렌 단량체 $CH_2=CH_2$는 에틸렌(CH_3)에 열과 압력을 가하여 2개의 수소를 빼냄으로서 만들어지게 되는데, 이 과정에서 전자의 재배치가 일어나고, 이중결합이 형성된다. 이와 같은 이중결합과 2개의 단일결합은 탄소가 안정된 단량체가 되기 위하여 가져야 하는 4개의 에너지 결합을 만족한다.

1) 이중결합(double bond)
분자내 원자 간의 화학결합에서 2개의 원자가 서로 2개의 원자가에 의해 결합되어 있는 화학결합. 보통의 이중결합은 2개의 공유결합으로 구성되어 있으며, 구조식은 C=C, C=O, C=N, N=O 등과 같이 2개의 선으로 나타난다. 이중에서 탄소 이중결합, 즉 C=C를 에틸렌 결합이라고 한다.

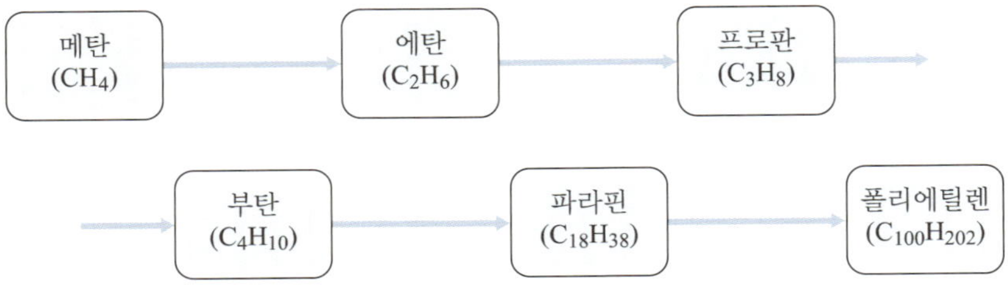

그림 4-8 CH_2를 결합하여 만드는 폴리머

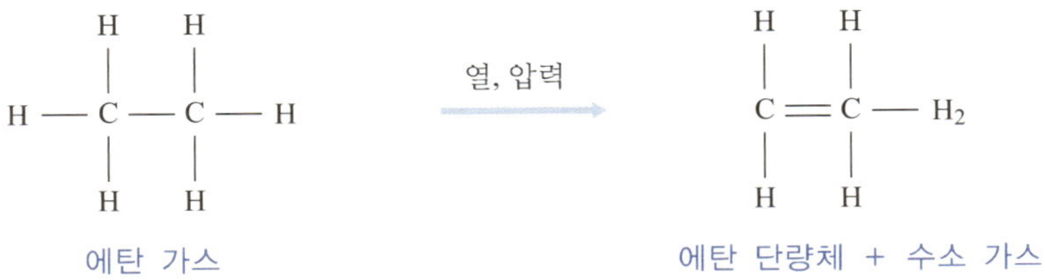

그림 4-9 에탄 단량체(ethane monomer)의 생성

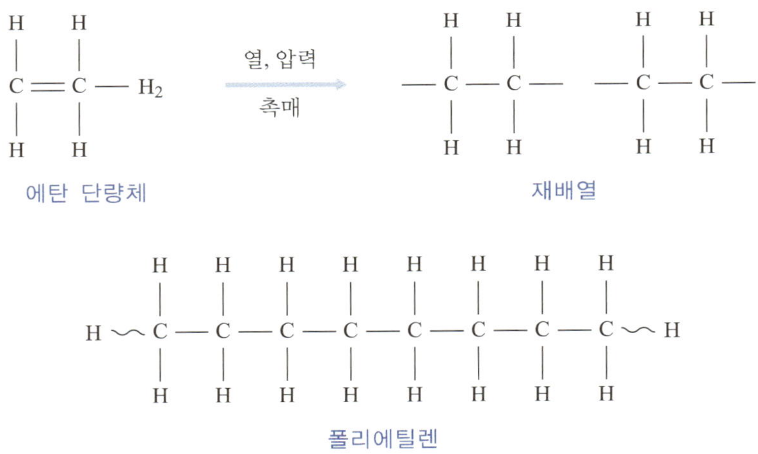

그림 4-10 폴리에틸렌의 생성

이러한 단량체들은 촉매와 함께 열과 압력을 가하면 이중결합이 <그림 4-10>과 같이 각각 1/2결합(half bond)으로 재배열되게 되고, 이 1/2결합들이 연결되어 완전한 결합(whole bonds)을 이루게 된다. 이와 같이 단량체들이 다른 단량체들과 결합하면서 고리(chain)의 길이가 길어지게 되고, 그 고리의 끝에 수소원자가 결합함으로써 결합이 더 이상 진행되지 않고 완성되게 된다. 수소원자는 결합의 진행을 막는 역할(stopper)을 한다.

이와 같은 반응은 모든 단량체들이 모두 결합할 때까지 수 백만 개의 폴리머 고리가 동시에 생성이 되는데, 화학자들은 수소나 다른 결합 방해물질(chain stopper)의 양을 조절함으로써 폴리머들의 평균적인 길이를 조절할 수 있다. 폴리머의 길이는 그 길이가 길어질수록 플라스틱의 인성, 크리프 강도, 크랙(crack) 강도, 녹는 온도, 점도, 가공성을 증가시킨다. 이렇게 폴리머를 만드는 방법을 사슬성장중합 혹은 사슬반응중합, 또는 부가중합이라고 하는데, 반응부산물 없이 결합이 일어난다. 이 반응은 빠른 반응속도로 수 초 내에 긴 사슬이 단번에 생기며 이때의 반응속도는 축합중합의 경우보다 훨씬 빠르다. 이 반응에서는 개시제(initiator)를 첨가하여 단량체의 탄소원자끼리 연결된 이중결합 중 하나를 끊어서 긴 사슬을 만드는 연결과정을 시작한다. 열가소성 수지의 대부분과 열경화성 플라스틱 중 일부가 이러한 형태의 중합방법으로 생성이 된다.

(2) 축합중합(condensation polymerization)

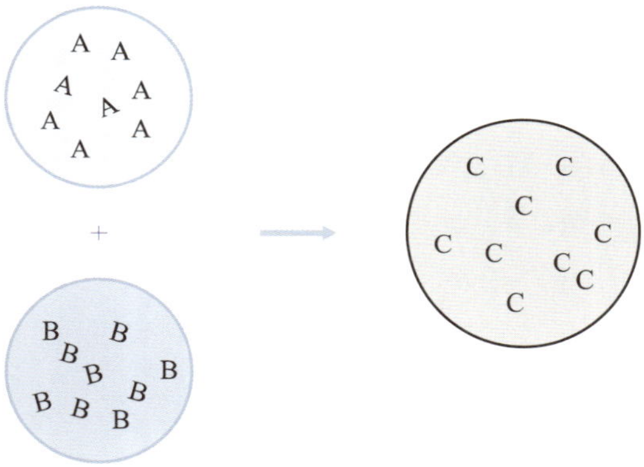

그림 4-11 축합중합(condensation polymerization)

반응하는 두 단위체간의 결합으로 새로운 폴리머가 만들어지는 방식으로, 대부분의 열경화성 폴리머의 중합방법이다. 중합반응으로 생겨난 폴리머도 처음의 단량체와 같은 반복단위를 가지고 있다. 즉, 축합중합의 경우에는 생성된 폴리머 사슬의 반복구조와 다르며, 이에 수반되는 화학반응의 부산물로 대개 물이 생겨나기 때문에 '축합'이라는 용어가 사용된다. 예를 들어 <그림 4-12>에 있는 페놀수지의 경우 압력과 열을 가한 상태에서 페놀과 폼알데하이드가 반응함으로써 페놀수지를 만들게 되는데, 페놀과 결합한 폼알데하이드 원자 중 산소원자는 2개의 수소원자와 결합하여 물이 생성되는 축합중합의 원리를 가지게 된다. 부가중합으로 만들어지는 폴리머가 두 개의 반응 종단부(reactive end)를 가지며 선형적으로 사슬이 길어지는 구조인데 반하여, 이 방법으로 생성되는 폴리머는 세 개 이상의 반응 종단부를 가지기 때문에 3차원적으로 상호 연결되는 가교결합(cross-linking)의 형태로 결합이 되게 된다. 이와 같은 결합구조로 인하여 영구적이고 강한 물리적 결합을 가지게 되어, 열을 가하더라도 다시 가공이 불가능한 성질을 가지게 된다.

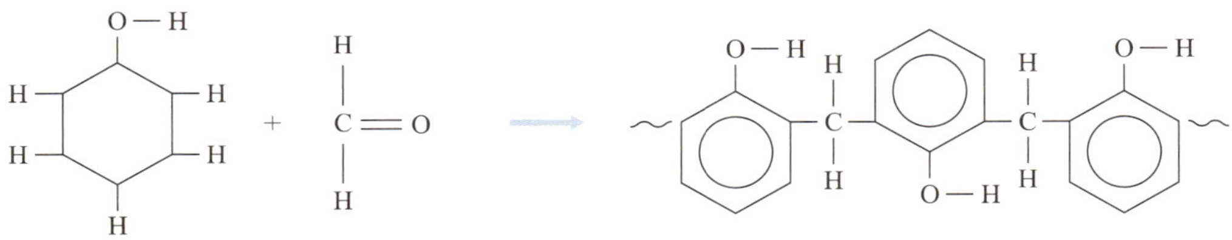

그림 4-12 페놀수지의 중합(polymerization)과정

2. 폴리머의 결합방법

앞서 폴리머들이 생성되는 두 가지 기본적인 방법 즉, 부가중합과 축합중합을 살펴보았다. 이와 같은 기본적인 방법으로 만들어진 폴리머들은 단량체의 종류뿐만 아니라 분자구조의 배열방법에 따라 결합구조가 단순해지기도 하고 복잡해지기도 한다. 이와 같은 폴리머의 결합방법은 폴리머의 성질에 중요한 영향을 미친다.

(1) 선형 폴리머(linear polymer)

<그림 4-13>에 나타낸 사슬모양의 폴리머는 선형구조를 가지므로 선형 폴리머라고 한다. 물론 선형 폴리머라고 해서 모두 직선의 형태를 띠는 것은 아니며, 가지 및 가교결합 링크를 포함할 수도 있고 또, 그로 인해 성질이 달라진다.

(2) 가지 폴리머(branched polymer)

가지 폴리머는 폴리머가 합성될 때 폴리머의 줄기에 가지 사슬(side-branch chain)이 붙은 것이다. 가지는 폴리머 전체의 상대운동을 방해하게 되므로 폴리머의 변형 및 응력균열 저항에 영향을 주어 강도를 높이는 역할을 한다. 일반적으로 가지 폴리머의 밀도는 선형 폴리머에 비해 낮은데, 이는 선형 폴리머를 가지가 없는 통나무 더미로 생각하고, 가지 폴리머를 가지가 있는 나무 더미로 생각해보면, 공간상에서 서로 얽혀 있는 나무 더미를 움직이는 것이 통나무 더미를 움직이는 것보다 훨씬 힘들다는 사실로 설명할 수 있다.

(3) 가교결합 폴리머(cross-linked polymer)

가교결합 폴리머는 3차원적으로 폴리머들이 얽혀 있는 것으로 생각할 수 있으며, 이와 같은 가교결합 구조를 가지는 폴리머는 단단히 결합되어 마치 하나의 큰 분자와 같게 되기 때문에, 일단 성형이 되고 나면 다시 열을 가하더라도 재성형이 불가능하다. 이는 마치 달걀을 한 번 요리하고 나면 다시 원상태로 돌아갈 수 없는 것과 같으며, 따라서, 이러한 결합구조는 열경화성 폴리머의 대표적인 구조이다. 강한 열경화성 수지일수록 가교결합의 숫자가 많고 링크의 길이가 짧으며, 유연한 열경화성 수지는 상대적으로 가교결합의 숫자가 적고 링크의 길이가 길다. 열경화성 수지도 너무 많은 열을 가하거나, 너무 오랫동안 열을 가할 경우, 고리가 끊어지고 특성이 변화할 수 있다. 이와 같은 가교결합은 강도, 경도, 강성, 취성, 치수 안정성과 같은 폴리머의 성질에 큰 영향을 미친다. 에폭시(epoxy), 페놀(phenol), 실리콘(silicone) 등이 이 결합구조를 가지는 대표적인 폴리머라고 할 수 있다. 고도로 가교결합 된 폴리머도 망상 폴리머로 볼 수 있는데, <그림 4-13>에서 보는 것처럼 망상 폴리머(network polymers)는 3중 공유결합의 삼차원 그물로 이루어진다. 이미 성형된 열가소성 폴리머들도 높은 강도를 얻기 위해 자외선, X선, 전자빔 등의 고에너지의 방사를 통하여 가교결합을 할 수 있다.

(4) 망상 폴리머(network polymer)

세 개 이상의 활성 공유결합을 형성하는 다기능성 단량체(multifunctional monomer)들은 선형 사슬 대신에 3차원 그물망 구조를 형성한다. 이를 망상 폴리머라고 하는데, 이는 열경화성 폴리머의 결합 형태이다. 심하게 교차 연결된 폴리머가 망상 폴리머로 분류되며, 이러한 재료들은 독특한 기계적 및 열적 특성을 가지며, 에폭시와 페놀-폼알데하이드 등이 이 군에 속한다. 폴리머는 대개의 경우 하나의 특징적인 구조형태만을 가지지 않는데, 예를 들면 선형 폴리머가 일부 가지형 또는 망상형 구조를 가질 수 있다.

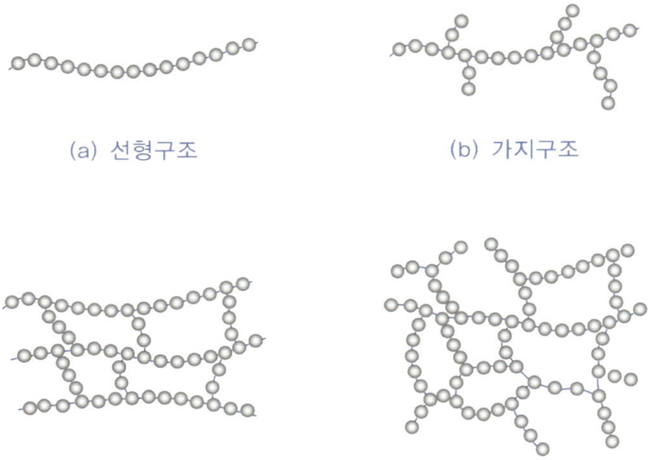

(a) 선형구조 (b) 가지구조

(c) 가교결합 (d) 망상구조

그림 4-13 폴리머의 결합구조

(5) 공중합체(copolymer)

폴리머의 결합구조를 바꾸는 또 다른 방법은 두 개의 다른 단량체를 조합하는 것이다. 폴리머 사슬을 구성하고 있는 폴리머 단량체가 한 가지 종류이면 동종 폴리머(homopolymer)라고 하는데 반하여, 고용체 합금처럼 두 가지의 서로 다른 단량체가 결합되어 또 다른 폴리머를 만들 경우 공중합체(copolymer)라고 한다. 또한, 각기 다른 3개의 단량체로부터 폴리머를 만들 경우 삼중합체(terpolymer)라고 한다. 공중합체의 대표적인 예로는 자동차 타이어에 널리 사용되는 스타이렌-뷰타다이엔 고무가 있으며, 삼중합체의 예로는 헬멧이나, 전화기 등에 사용되는 ABS가 있다.

공중합체의 특성은 단량체들간의 비율과 결합방식에 따라 달라진다. <그림 4-14>에 나타난 것처럼 교차형 공중합의 경우 결정화가 가능한 대칭형 구조를 만들게 되며, 랜덤한 배열(random copolymer)은 유연한 비정질 영역(amorphous area)으로 분리된 결정 영역을 가지게 되는데, 이러한 폴리머는 대개 좋은 강성(rigidity)과 충격강도(impact strength)를 가진다.

블록형 공중합(block copolymer)은 폴리머화 된 단량체들이 큰 블록을 이루고, 이러한 큰 영역들이 다른 단량체 블록과 교차하여 배열된 방식이다. 블록형 폴리머는 기본적으로는 교차형 폴리머와 비슷하나 좀 더 강인한 결정화 영역과 더 질긴 비정질 영역을 가지게 된다. 만약 두 블록이 모두 결정이거나 비정질이면 단단하고 부서지기 쉬운 플라스틱에서 부드럽고 유연한 성질의 플라스틱까지 다양한 성질의 플라스틱을 얻을 수 있다.

가지형 공중합체(graft polymer)는 <그림 4-14>와 같이 두 개의 단량체를 접목시켜서 만드는데, 주 고리가 유연하고 접목한 고리가 단단할 경우 충격에 강한 플라스틱을 얻을 수 있다.

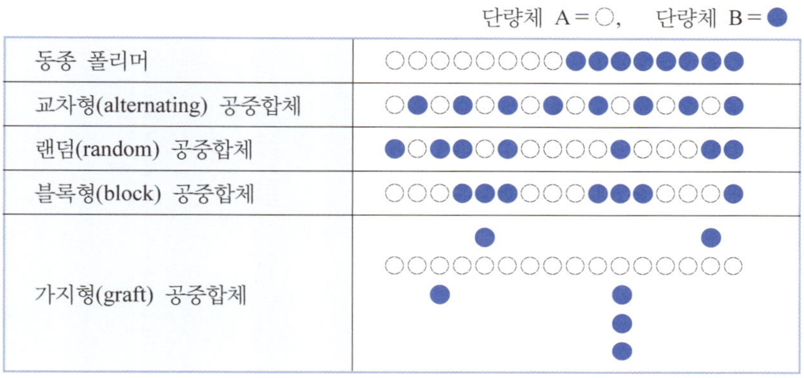

그림 4-14 공중합체(copolymer)의 결합방식

3. 폴리머의 기본특성

(1) 사슬의 길이(chain length)

폴리머의 분자량은 폴리머 사슬내 단위체들의 분자량의 합이다. 즉, 사슬의 길이가 길어질수록 폴리머의 분자량은 증가하게 되는데, 사슬의 길이는 stopper(폴리에틸렌의 경우 수소)의 양을 조절함으로서 조절할 수 있다. 모든 폴리머들을 원하는 길이로 정확하게 가늠하는 것이 불가능하지만, 평균 분자량은 조절가능하다. 대부분의 상업용 폴리머의 분자량은 10,000~10,000,000 사이의 범위에 있으며, 폴리머의 인장강도, 충격강도, 균열저항, 크리프강도, 용융상태의 점도 등은 모두 분자량에 비례한다.

(2) 중합도(degree of polymerization)

중합도는 단위체의 분자량에 대한 폴리머의 분자량, 즉 분자당 단위체의 평균 개수로 정의된다. 중합도가 클수록 폴리머의 유동저항이 커져 유체의 점도가 증가하는 것과 같은 거동을 보여주므로, 폴리머의 가공에 있어서 주요한 특성으로 취급된다.

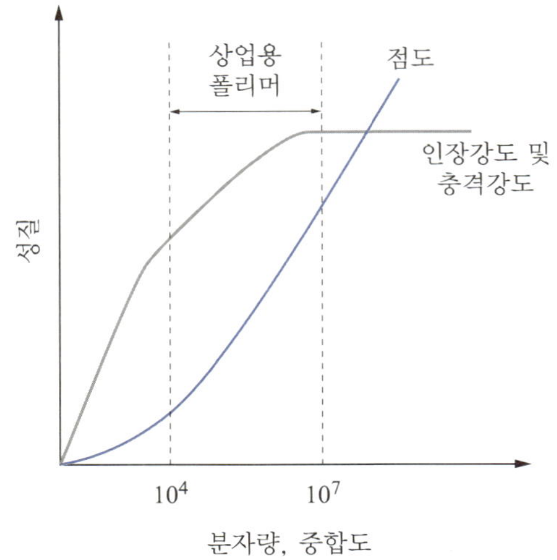

그림 4-15 분자량, 중합도에 따른 폴리머의 성질

(3) 결합(bonding)

중합반응으로 단량체가 분자사슬을 만들면 분자 내에서 원자끼리는 일차적인 공유결합을 한다. 서로 다른 사슬이나 같은 사슬이 겹쳐진 부분에서의 결합은 반데르발스(van der Waals)결합, 수소결합, 이온결합 등과 같은 이차결합으로 결합된다. 이차결합은 공유결합의 수십 내지 수백분의 일 정도로 약하다. 폴리머의 분자량이 클수록 강도나 점도가 증가하는 이유는 분자사슬이 길수록 이차결합을 극복하는데 많은 에너지가 필요한 것에 부분적으로 기인한다. 예를 들어, 중합도가 각각 1, 6, 35, 140, 1350인 에틸렌 단위체들은 실온에서 각각 기체, 액체, 그리스, 왁스, 고체의 형태로 존재한다.

(4) 결정도(crystallinity)

아크릴, 폴리카보네이트, 폴리스타이렌과 같은 폴리머는 폴리머 분자사슬이 넓은 범위에서 볼 때 규칙성이 없는 상태로 존재하는 비정질(amorphous)의 배열을 가진다. 폴리머 분자의 비정질 배열은 그릇 속에서 아무런 규칙없이 서로 꼬여 있는 국수가닥에 비유할 수 있는데, 이러한 배열은 폴리머의 합성과정 또는 이차가공에서 결정성을 주어 그 성질을 변화시킬 수 있다.

폴리머의 결정체 영역을 결정자(crystallites)라고 하는데 이는 폴리머가 화장지 박스 속의 화장지나 소화전 속의 소방호스와 같이 긴 분자가 규칙적으로 놓여 있는 상태를 말한다. 결정성 폴리머가 부분적으로 존재할 때는 결정체와 비정질을 가진 2상 재료의 형태로 존재한다. 폴리머의 결정도는 냉각중의 응고속도와 사슬의 모양을 조절함으로써 어느 정도 조절이 가능하다. 결정도는 분자의 형태에 영향을 받는데, 선형 폴리머에 비해 가지 폴리머의 결정도가 일반적으로 낮다. 이는 가지 폴리머의 가지가 폴리머가 규칙적인 결정구조로 배열하는 것을 방해하기 때문이다.

일반적으로 결정성 폴리머는 비정질 폴리머보다 높은 가공온도와 낮은 점성, 높은 수축도로 인해 가공이 어렵다. 또한, 급격한 용융온도를 가지고 있는데, 이는 점진적으로 연화되지 않음을 의미한다. 이와 같은 성질로 인해 일정량의 열이 흡수될 때까지 딱딱한 채로 있다가 급격히 저점성 액체로 변한다. 유리섬유나 기타 재료를 이용하여 보강할 경우 결정성 폴리머의 강도는 급격히 좋아진다. 비정질 폴리머는 이와 반대로 열을 받으면 점진적으로 연화된다. 유리섬유 등을 이용한 보강은 고온에서의 강도를 증가시켜 주지 못한다.

폴리머의 기계적, 물리적 성질은 결정도의 영향을 크게 받는데, 결정도가 증가함에 따라 폴리머는 강성이 증가하고, 경해지며, 연성이 줄고 밀도가 높아져서 고무의 성질을 벗어나고, 용제와 열에 대한 저항이 커진다. 결정도가 높아지면 분자의 효율적인 배치로 인해 밀도가 높아진다. 폴리에틸렌의 고결정 형태(결정도 80~95%)인 고밀도 폴리에틸렌(HDPE)은 비중이 0.941~0.970으로 결정도 60~70%인 저밀도 폴리에틸렌(LDPE)보다 강도, 경도가 높고 연성이 낮다.

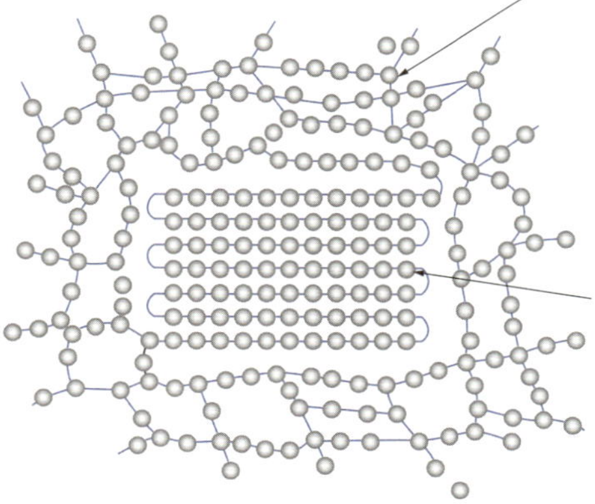

그림 4-16 폴리머내의 비정질 영역과 결정 영역

(5) 유리전이(glass-transition)온도

비정질 폴리머는 특정한 용융점을 가지지 않지만, 특정 온도범위를 지날 때 기계적 거동에 변화를 가진다. 즉, 저온에서는 경하고 강성이 있으며 취성이고 유리 같지만, 특정 온도범위를 지나고 난 고온에서는 고무나 가죽과 같은 상태가 된다. 이때의 온도 T_g를 유리전이온도 혹은 유리점(glass point)이라고 한다. 동일한 비정질 물질인 유리가 비정질 폴리머와 같은 양상으로 거동하기 때문에 "유리"라는 명칭으로 이를 정의하고 있다. 대부분의 비정질 폴리머들은 이와 같은 양상을 보이나, 폴리카보네이트와 같이 T_g 이하에서도 강성이나 취성이 없는 경우도 있다. 유리전이온도는 폴리머의 비체적을 온도의 변화에 따라 측정하여 구할 수 있으나, 고도의 가교결합 폴리머의 경우에는 T_g 근처에서의 곡선경사의 변화가 완만하여 T_g점을 찾기가 어렵다. 유리전이온도는 폴리머에 따라 달라서 실온 이하의 T_g를 가지는 폴리머도 존재한다. 부분 결정성 폴리머는 비정질 폴리머와는 달리 분명한 융점 T_m을 가진다.

표 4-4 폴리머의 유리전이온도 및 용융온도

재 료		T_g(℃)	T_m(℃)
열경화성	폴리에스터	73	265
	폴리카보네이트	150	265
열가소성	폴리에틸렌(HDPE)	−110	115
	폴리에틸렌(LDPE)	−90	137
	폴리프로필렌	−14	176
	나일론 6/6	57	265
	폴리염화비닐(PVC)	87	212
	PTFE	90	327
	폴리스타이렌	100	239

(6) 혼합과 섞음

혼합과 섞음은 폴리머의 강도를 증가시키거나 성질을 변경시키려고 사용되는 기술이다. 이 기술을 사용하면 새로운 플라스틱을 개발하는 것보다 훨씬 저렴한 비용으로 새로운 폴리머를 얻을 수 있게 된다. 혼합하려는 두 종류 혹은 그 이상의 플라스틱이 서로 잘 혼합되면 금속에서 합금으로 불리는 것처럼 단일상의 재료를 형성하는 것이 가능하다. 예를 들어 취성거동을 개선하기 위해 소량의 탄성 중합체를 섞는 경우 작은 입자들이 비정질 폴리머에 퍼져서 균열의 전파에 대한 저항을 크게 하여 인성과 충격강도를 높여준다. 이러한 폴리머를 수정고무 폴리머(rubber modified polymer)라고 하는데, 최근의 혼합기술에 의하면 여러 성분을 섞은 중혼합체(polyblend)로 서로 다른 폴리머의 좋은 성질만을 이용한다. 폴리머 혼합물은 전체 폴리머 생산량의 20% 정도를 차지한다. 이러한 혼합물 중에서 가장 오래된 것 중 하나는 염화폴리비닐(PVC)과 아크릴(PMMA)의 혼합물로 이 재료는 열성형을 하기 위한 박판(얇은 판)의 형태로 사용되며, 비닐의 유연성과 아크릴 성분의 강도 및 태양빛에 대한 저항성을 가진다.

(7) 첨가제

폴리머에 특정한 성질을 주기 위해서는 일반적으로 첨가제를 가한다. 첨가제는 강성, 강도, 색상, 내후성, 가염성 등을 향상시키고, 후속공정이 쉽도록 폴리머의 특성을 변화시킨다.

① 충전재(filler)

폴리머재료의 성질을 개선하기 위해 혼합해주는 첨가재료로 대개 강도를 증가시키는 효과를 가진다. 첨가재료가 강도를 증가시키는 것은 유동성을 줄이기 때문인데, 이는 폴리머에 충격이 가해지면 첨가제는 폴리머 사슬이 견뎌야 하는 장애물과 같은 작용을 한다. 목재가루(미세한 톱밥), 석면, 섬유조각, 유리섬유, 탄소, 금속분말 등을 사용하는데, 다른 폴리머의 형태를 띠고 있는 윤활제는 폴리머에 첨가되어 마찰특성을 개선하는 역할을 하며, 비활성 무기물은 치수상의 안정성을 증가시키기도 한다. 무기성 충전재료는 대개 폴리머의 강도를 높여주지만 너무 많이 넣게 되면 서로 엉켜 붙어서 오히려 일부분을 약화시키는 경우가 있으며, 심한 경우에는 일정부위가 파손되기도 한다. 유리나 석면같이 단단한 충전재는 사출성형틀과 주입로에 흠집을 낼 위험성이 있다. 또한, 직물모양의 조직을 가지고 있는 유리나 직물로 된 충전재는 폴리머의 이방성을 증가시킨다. 이와 같이 충전재는 그 유형에 따라 플라스틱의 강도, 경도, 인성, 마모저항, 치수안정성, 강성 등을 향상시키므로 폴리머와 충전재의 다양한 혼합비율에 따라 기계적 성질을 극대화시킬 수 있다. 충전재는 가격이 저렴하기 때문에 폴리머의 전체적인 가격을 낮추는데 중요한 역할을 한다.

② 가소제(plasticizer)

가소제는 일종의 윤활제로서 폴리머에 첨가하여 인성과 유연성을 증가시키는데 사용한다. 가소제는 비휘발성 유기화학약품인 경우가 많으나 다른 폴리머와의 공중합을 통하여 내부적으로 가소화가 가능하다. 예를 들어 사슬 유동성은 분자가 큰 폴리머와의 공중합을 통해서 강화할 수 있다. 이것은 사슬간의 간격을 넓히는 그물효과를 가져와서 윤활제나 가소제를 첨가하는 것과 같은 효과를 가진다. 가소제는 <그림 4-17>과 같이 긴 사슬분자간의 이차 결합력을 약화시켜 폴리머를 연하고 유연성 있게 만드는 한편, 강도를 낮추는 효과를 가진다. 가소제를 사용한 가장 보편적인 것은 폴리염화비닐이다. 기름이나 그밖에 짧은 사슬을 가진 폴리머에 의해 가소화된 폴리머는 시간이 지남에 따라 변질되거나 빠져나갈 수 있는데, 이 경우 폴리머는 원래의 강도를 잃게 된다. 최근 들어서는 폴리머 제조 기술이 발전함에 따라 이와 같은 문제는 많이 개선되었다.

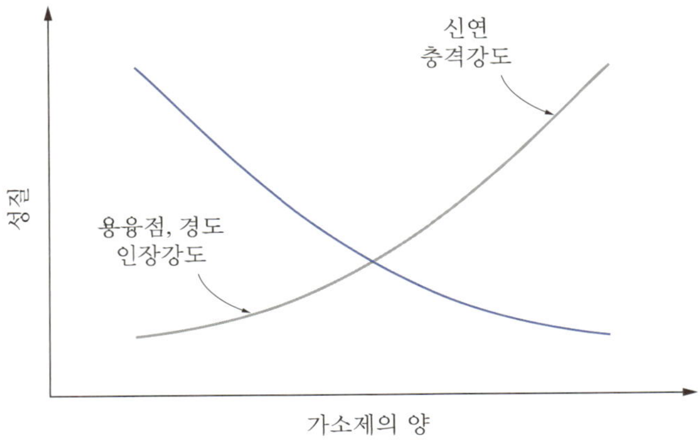

그림 4-17 폴리머 성질에 대한 가소제의 영향

③ 산화방지제

대부분의 폴리머들은 자외선과 산소에 의해 분해되는데, 이들은 일차결합을 약화시키거나 파괴시킴으로써 긴 사슬분자의 분리를 초래한다. 이 경우 폴리머는 분해되고 깨지기 쉬우며 딱딱해진다. 반면에, 플라스틱 제품을 폐기할 때는 환경에 노출시켜 분해시켜 분해를 촉진시키는 것이 도움이 된다. 폴리머를 자외선으로부터 보호하기 위한 전형적인 방법은 고무에 탄소막(soot)을 입히는 것으로, 이 경우 탄소막은 자외선의 대부분을 흡수하게 된다. 산화로 인한 열화, 특히 고온산화에 대해서는 폴리머의 산화방지제를 첨가함으로써 보호할 수 있다.

④ 기타

플라스틱에 다양한 색상을 낼 수 있는 색상제(colorant)를 첨가하기도 하고, 폴리머의 가염성을 감소시키기 위해 방염제(flame retardant)를 첨가하기도 한다. 또한, 후속가공 시 마찰을 감소시키거나 제품이 주형에 부착되는 것을 막기 위해 윤활제를 첨가하기도 하는데,

윤활제는 얇은 폴리머 필름이 서로 붙는 것을 막는데도 중요한 역할을 한다.

4.3 플라스틱의 분류 및 표기방법

1. 플라스틱의 분류

플라스틱은 원료로 사용되는 합성수지의 분류기준에 따라 <그림 4-18>과 같이 크게 열가소성 플라스틱(thermoplastic)과 열경화성 플라스틱(thermosetting plastic)으로 나눌 수 있다. 이 중 열가소성 플라스틱은 가공이 완성된 이후라도 다시 열을 가하면 성형이 가능한 특성을 가지고 있는데 반해, 열경화성 플라스틱은 결합구조가 복잡하여 일단 가공이 된 후에는 다시 열을 가하더라도 재가 되거나, 불에 타기만 할뿐 다시 녹지 않는 특성을 가지고 있다. 이러한 플라스틱은 다시 범용 플라스틱과 엔지니어링 플라스틱으로 나눌 수 있는데, 엔지니어링 플라스틱은 내구성이나, 강도가 일정수준 이상이고 내마모, 내식성 등의 성질을 가지고

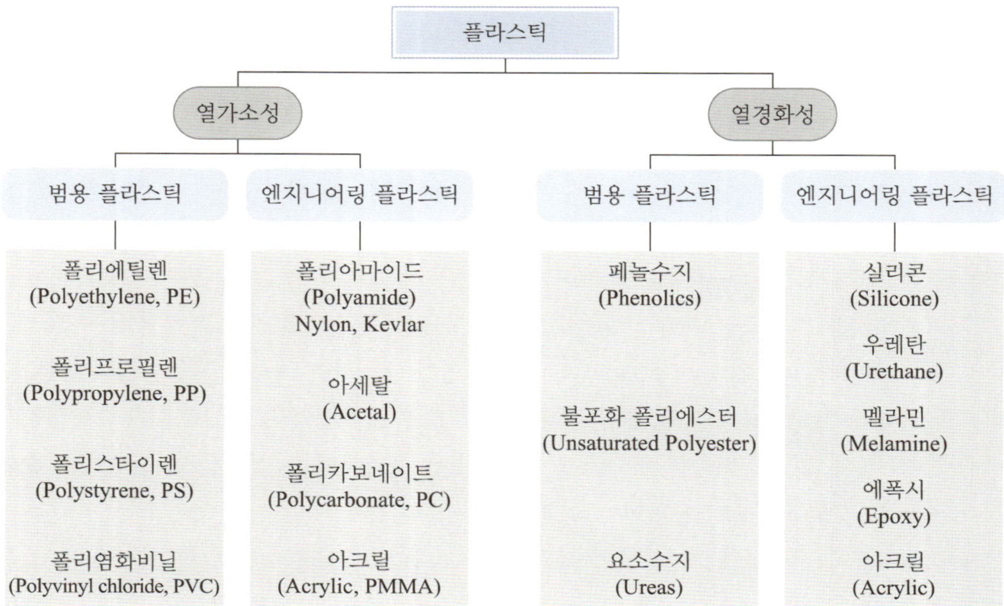

그림 4-18 플라스틱의 분류

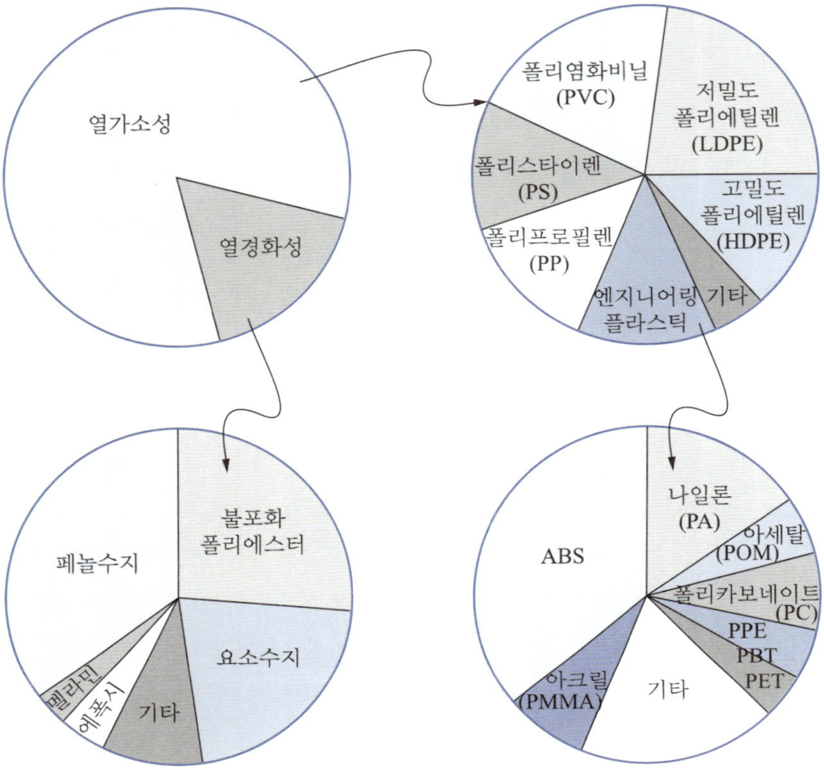

그림 4-19 플라스틱의 사용비중(1995년, 추정치)

있어, 공업용 재료나 구조용 재료로 사용되는 플라스틱을 의미한다. 현재 사용빈도를 보면 전체 플라스틱 중 약 열가소성 플라스틱이 약 80~90%를 차지하고 있으며, 열가소성 플라스틱 중 약 70%를 범용 플라스틱이 차지하고 있다.

의지·보조기용 열가소성 플라스틱은 양성 모형을 만드는 과정없이 환자에 적용이 가능한 저온 플라스틱(low-temperature plastic)과 양성 모형에 대해서만 적용이 가능한 고온 플라스틱(high-temperature plastic)으로 분류할 수 있다. 저온 플라스틱은 60~65℃(140~149°F) 이하의 온도에서 가공이 가능한 열가소성 플라스틱을 가리키며, 성형가공 시 건열이나 습열을 이용하여 신체에 직접 적용하여 가공할 수 있다.

저온 플라스틱은 주로 임시 지지, 보호를 위한 보조기에 사용되며, 반복되는 응력, 높은 하중, 온도변화에 대한 취약성으로 인해 척추 및 상지보조기에는 제한적으로 사용된다. 이 종류의 상용 제품으로는 PVC계열의 Orthoplast(Johnson & Johnson, USA), 합성고무류인 Polysar(Bayer, Germany), Aquaplast(WFR/Aquaplast Corp, USA), Orfit(Orfit Industries,

Belgium) 등과 같은 제품이 있다. 이와 같은 저온 플라스틱은 환부에 직접 맞추는 일시적인 의수족 소켓이나 상지의 스프린트 또는 골절시 석고붕대의 대용으로 주로 사용된다. 저온 열가소성 플라스틱은 뜨거운 물이나 히트건(heat gun)을 이용하여 작업하는 것이 일반적이며, 시간의 경과에 따라 중합구조가 파괴되어 산화와 결정화가 되기 쉬우므로 용도 및 요구되는 수명에 따라 적절한 재료를 선택하여 제작하여야 한다.

2. 플라스틱의 표기방법

재활용 가능한 플라스틱의 경우 국제적으로 그 종류를 표기하도록 되어 있으며, 그 표기법은 다음과 같다.

(1) PP - 폴리프로필렌(polypropylene)
(2) PVC - 폴리염화비닐(polyvinyl chloride)
(3) LDPE(PE-LD) - 저밀도(low density) 폴리에틸렌(polyethylene)
(4) HDPE(PE-HD) - 고밀도(high density) 폴리에틸렌(polyethylene)
(5) PS - 폴리스타이렌(polystyrene)
(6) ABS - acrylonitrile butadiene styrene 수지
(7) PET - 폴리에틸렌 테레프탈레이트(polyethylene terephthalate)

4.4 열가소성 플라스틱(thermoplastic)

열가소성 플라스틱은 앞 절에서 설명한 것과 같이 스파게티와 같이 줄들이 서로 뒤엉켜 있는 형태로, 가까운 폴리머 체인간에 약한 정전기력만이 존재하게 된다. 열을 가하게 되면 분자간의 힘이 약화되어 폴리머 분자간의 상호 미끄럼이 일어나 가공하기 쉬운 상태가 되며, 냉각 후에는 고리들이 다시 단단하게 고정되는 특징을 가지고 있다. 이와 같은 가열/냉각 사이클은 실질적으로는 일정 횟수 이내로 제한되어 있다. 의지·보조기에 주로 사용되는 열가소성 플라스틱은 대개 압연공정을 통해 판(sheet)이나 필름(film)형태로 공급되며, 이 판 또는 필름형태의 재료를 이용하여 열성형(thermoforming)을 하여 사용하게 된다. 이와 같은 열가소성 플라스틱의 특성은 가공하기 쉽고, 수정과 피팅이 쉽기 때문에 의지·보조기의 제작과정에서 다양하게 이용되고 있다.

열가소성 플라스틱은 폴리프로필렌(PP), 폴리에틸렌(PE), 폴리카보네이트(PC), 폴리스타이렌(PS), 썰린(Surlyn(ionomer)), Co-폴리에스터(Durr-Plex), PET, ABS 등이 있으며, 몇 가지 플라스틱을 공중합해서 사용하기도 한다. 의지·보조기에 주로 사용되는 열가소성 플라스틱의 종류와 특성은 다음과 같다.

1. 폴리에틸렌(polyethylene, PE)

폴리에틸렌 수지는 대표적인 열가소성 플라스틱재료로 1898년 독일의 화학자 Hans von Pechmann에 의해 처음으로 합성되었으며 전선의 코팅용으로 LDPE가 1940년대에 상용화되면서 널리 사용되게 되었다. 저밀도(low-density polyethylene, LDPE), 고밀도(high-density polyethylene, HDPE), 초고분자량(ultraright molecular weight polyethylene, UHMWPE)의 세 가지 종류가 있다.

LDPE는 연성 폴리에틸렌이라고도 하는데, 유연성이 있고 가열에 의해 쉽게 가공할 수 있어 주로 상지보조기와 의지의 안감, 패딩용으로 주로 사용되며, 오븐에서 가열되어 진공방식이나 수작업으로 양성모형에 직접 적용하여 성형된다. HDPE는 주로 폼 형태로 가공되는데, Subortholene(Teufel, Germany)이라는 상표명으로 잘 알려져 있다. 가공성이 양호하고 진공성형이 가능하여 플라스틱 재킷, 장하지보조기(KAFO), 단하지보조기(AFO)와 같이 매우 다양한 용도로 사용된다. UHMWPE는 Ortholene(Teufel, Germany)이라는 상표명으로 잘 알려져 있으며, Subortholene보다 강도가 우수하며 탄성이 커서 많은 하중을 지지해야 하는 곳에 주로 사용되나, 반복되는 부하에 노출될 경우 피로현상이 발생할 가능성이 있어 플라스틱 재킷과 같이 반복하중을 받지 않는 보조기나 고관절이나 무릎관절과 같은 정형외과 임플란트용 재료로 광범위하게 사용된다. 가열했을 때의 가공성은 Subortholene에 비해 뒤지며 진공성형은 불가능하다. 유연성이 좋고, 화학약품에 대한 저항성이 높으며, 가공온도가 낮아 하지의지의 체크소켓용 재료, 라이너와 척추 및 상지보조기용 재료로 주로 사용이 된다. 통상적인 수축비율은 LDPE의 경우 1.5~3% 정도이고, HDPE는 3~3.5% 정도이다.

2. 폴리프로필렌(polypropylene, PP) (homopolymer)

폴리프로필렌은 1954년 독일의 화학자 Karl Rehn에 의해 처음 합성되었으며, 1957년에 처음으로 상업적으로 생산되기 시작했다. 폴리프로필렌은 반투명하며 비중이 0.9~0.92로 플라스틱 가운데 가장 가볍고 광택이 나며 흠이 잘 나지 않으며, 높은 충격강도를 가지고 있다. 화학약품과 피로에 대한 저항성이 뛰어나며, 경질이면서도 유연성을 가지고 있어 보조기용 재료 중 가장 광범위하게 사용된다. 단하지보조기, 골반밴드, 고관절, 의지의 소켓, 모듈형 보조기 부품에 흔히 사용되며, 굽힘강도가 뛰어나 수지 임플란트의 관절 힌지 재료로도 흔히 사용된다. 가열수정은 고열이 필요하고 Subortholene에 비해서는 가공성이 뒤진다. 가열을 할 경우에는 표면이 쉽게 긁히기 쉬우며, 너무 빨리 성형틀에서 뺄 경우 비틀어지고 변형이 되기 쉬우며, 자외선과 추위에 약하다. 충격에 강하여 수 백만 번의 반복하중에도 견딜 수 있으며, 녹는점은 결정조직(crystallinity)의 비율에 따라 달라지는데, 가장 흔히 사용되는 종류의 경우 녹는점은 160～166℃ 정도이며 통상적인 수축비율은 1.5～2% 정도이다.

3. 폴리프로필렌 공중합체(polypropylene copolymer)

폴리프로필렌 공중합체는 폴리프로필렌(PP)에 폴리에틸렌(PE)을 5～25% 더해서 만들어지며, 폴리프로필렌 동종 중합체(homopolymer)보다 좀 더 유연하다. 공중합체(copolymer)는 폴리프로필렌에 비해 작은 강성과 약간 낮은 녹는점을 가지고 있어, 동종 중합체보다 수정이 쉽다. 높은 응력을 받는 공중합체에 부분적으로 나타나는 흰색 표시는 동종 중합체의 파손부위 주변에 나타나는 흰색 표시가 아니며, 이 부분은 부분적으로 열을 가하면 원상태로 돌아오게 된다. 유연함이 요구되는 모든 보조기에 사용되며, 대퇴의지 및 하퇴의지의 체크소켓(check socket) 재료로도 사용된다. 통상적인 수축비율은 1.5～2% 정도이다.

4. 아이오노머(ionomer) 또는 썰린(Surlyn)

아이오노머(ionomer)는 에틸렌과 메틸아클산의 공중합체로 DuPont사에 의해 Surlyn이라는 이름으로 상용화 되었다. 충격에 강하고, 유리와 같이 투명하며, 접착성, 인쇄적성이 뛰어나다. LDPE과 동일한 방법으로 가공할 수 있으며, 주로 체크소켓과 모든 보조기에 사용이 가능하다. 통상적인 수축비율은 1～2% 정도이다.

5. Co-폴리에스터(co-polyester) 또는 Durr-Plex

폴리에스터에 PET, IPA 등의 물질을 첨가하여 합성한 재료로, Durr-Plex라는 이름으로 상용화되었다. 강도가 아주 강하고 경도가 아주 높으며 투명하여 체크소켓용 재료로 사용된다. 히트건을 이용하여 피팅 중에 부분적인 수정이 매우 용이하며, 통상적인 수축비율은 0.5～0.75%이다.

6. 폴리카보네이트(polycarbonate)

폴리카보네이트는 양호한 기계적, 전기적 성질로 인해 그 용도가 다양하다. 또한 충격저항이 매우 좋고 화학물질에 안정한 투명한 체크소켓용 재료로 의지·보조기 업계에서 최근 수년간 사용되어오고 있으며, 최근 들어서는 심장/폐의 보조 기구용 임플란트 재료로도 사용이 되고 있다. 이 재료의 가장 큰 결점은 친수성(hydrophilic)이라는 데에 있다. 따라서, 3/8인치 시트는 사용하기에 앞서서 135℃에서 48시간 동안 말려야 하며, 아세톤이나 기타 용매에 민감하다. 통상적인 수축비율은 0.3~0.7%이다.

7. 폴리아마이드(polyamide)

(1) 나일론(nylon)

상업적으로 성공한 최초의 합성 폴리머로 2차 세계 대전으로 부족한 아시아산 실크와 낙하산 재료로 사용되는 대마의 대체물질로 DuPont사에 의해 개발되었다. 타이어, 텐트, 로프, 판초 및 각종 군사용 보급품의 재료로 사용되며, 심지어 지폐의 재료로도 사용된다. 기계적 성질이 양호하고 마모저항이 좋으며, 자체윤활성과 대부분의 화학물질에 대한 저항성을 가지고 있으며, 흠이 잘 발생하지 않고 마찰계수가 낮다는 장점이 있다. 나일론의 흡습성을 이용하여 의지·보조기에서는 주로 인솔(insole)의 커버, 플라스틱 라미네이션, 부싱(bushing), 흡입밸브, 의지 외관용 나일론 스타킹 등에 사용되며, 투석용 멤브레인이나 봉합사의 재료로도 사용이 된다.

(2) 아라미드(aramid)

인장강도와 강성이 매우 강하며, Kevlar(DuPont, USA)라는 상표명으로 더 잘 알려져 있다. 주로 플라스틱 복합재에 사용되며, 고급 휠체어의 메인 프레임, 소켓의 복합재료로 주로 사용된다.

8. 폴리염화비닐(polyvinyl chloride, PVC)

아크릴과 폴리비닐의 복합재의 형태로 주로 사용되며, 1955년 Rohm and Hass(USA)에서 최초로 개발된 Kydex라는 상표명으로 잘 알려져 있다. 아크릴의 강인함과 유연함, PVC의 인성, 화학적 저항성 등의 장점만을 결합하여 제조되었으며, 초기에는 비행기 내장재용으로 개발되었다. 열성형법으로 주로 가공되며, 로크웰 R 스케일로 90의 경도를 가지는 비교적 경도가 높은 열가소성 플라스틱이다. 흉요천추(TLSO) 바디자켓, 경추보조기와 같은 비교적 많은 하중을 받는 부위의 보조기를 제조하는데 주로 사용한다. 또한, 넓은 판 형태 재료를 사용하여 상지보조기나 일상생활 동작 기구에 사용하는 가장 일반적인 폴리머이며, 혈장 분리용 멤브레인과 혈액백의 주재료이다. PVC액을 분사하여 사용하는 플라스티졸(plastisol)은 금속재의 업라이트와 밴드 등의 구성요소를 커버하고, 가죽의 커프를 대신하기도 한다.

9. 폴리비닐 알코올(polyvinyl alcohol, PVA)

1950년 비닐론(Vinylon)이란 이름으로 상품화 되었으며, 중간원료인 폴리초산비닐로 제조하는 초산비닐수지와 유사하다. 대부분이 비닐론의 원료로 쓰인 백색 분말인 비닐론을 가공해 컨베이어 벨트, 천막 등을 만드는 중간원료와 접착제 도료 등의 원료로 주로 사용된다. 무색 투명하고 인체에 무해하여 의지·보조기 분야에서는 필름형태의 PVA시트와 백(bag)형태로 폴리머의 라미네이션을 위한 재료로 광범위하게 사용되며, 수분에 의해 쉽게 연화되기 때문에 복잡한 절단단이나 신체 분절의 석고 양성모형에 적용하여 사용한다.

10. 아크릴로나이트릴 뷰타다이엔 스타이렌 (acrylonitrile-butadiene-styrene, ABS)

아크릴로나이트릴 뷰타다이엔 스타이렌(ABS)은 질기고, 단단하며 유연성이 높으며, 다양한 색상을 낼 수 있어 주택용이나 케이스 제작에 많이 이용된다. 척추보조기에 많이 이용되며, 휠체어의 몰딩 시트(molding seat)에도 많이 이용된다.

11. 에틸렌 비닐아세테이트(ethylene vinyl acetate, EVA)

에틸렌과 비닐아세테이트의 공중합체이며 EVA라고 불린다. 비닐아세테이트의 무게비는 10~40%이며, 나머지는 에틸렌으로 구성된다. 경량이며, 충격에 대한 흡수능력이 뛰어나다. 폼 형태로 주로 사용되며 스키 부츠, 하키, 권투 장비의 패딩용 재료로 많이 사용된다. 단가가 저렴하여 PE-lite를 대신하여 사용되기도 한다.

12. 기타 열가소성 폴리머

(1) PTFE(polytetrafluoroethylene)

온도, 화학물질, 기후, 전기에 대한 저항성이 좋고 비점착성과 저마찰특성을 가지고 있다. Teflon(DuPont, USA)이라는 상품명으로 알려져 있다.

(2) ABS(acrylonitrile-butadiene-styrene)

치수 안정성과 강성이 있으며, 충격, 마모, 화학적 저항성이 있고, 양호한 강도, 인성, 저온성질, 전기저항을 가지고 있다.

(3) 아세탈(acetal, POM)

강도 및 강성이 크고 크리프, 마모, 습기, 열, 화학물질 등에 대한 저항성이 좋다. 장시간에 걸쳐 고성능을 낼 수 있는 기계류 및 부품에 사용된다. Derlin(DuPont, USA)이라는 상품명으로 잘 알려져 있다.

(4) 그 밖에 폴리설폰(polysulfone), 폴리염화비닐(PVC), 폴리이미드(polyimide) 등의 폴리머들이 있다.

4.5 열경화성 플라스틱(thermosetting plastic)

열경화성 플라스틱은 열가소성 플라스틱과는 다르게 3차원적인 망상구조를 가지고 있어 기계적 성질이 뛰어나고, 내열성, 내약품성이 강하나, 이러한 결합방법으로 인해 다시 열을 가하더라도 가공전의 상태로 되돌아갈 수 없다는 특징을 가지고 있다. 이는 중합과정 동안 완전한 망이 만들어져서 제품의 모양이 영구히 정해지기 때문으로 이러한 과정을 경화반응(curing)이라고 한다. 열경화성 플라스틱의 반응은 빵을 굽거나 달걀을 삶는 것에 비유할 수 있다. 구운 빵이나 삶은 달걀이 식은 후 재가열한다고 해서 그 모양에 변화가 없듯이, 일단 만들어지고 난 열경화성 플라스틱은 비가역적이다.

열경화성 플라스틱은 금속과 비교하여 내식성이 강하고, 경량이며, 단열성능이 뛰어나다.

또한, 낮은 압력과 온도에서 가공이 가능하며 저렴하며, 세라믹과 비교하여 가벼우면서도 충격강도가 강하며 가공이 쉽다는 장점을 가지고 있다. 3차원 망상구조로 인하여 절삭성이 좋고, 수축률이 작으며, 뛰어난 고온 성능을 가지게 된다. 또한, 많은 종류의 보강재로 인해 뛰어난 성능을 가진 재료의 저가 생산이 가능하게 된다.

에폭시, 폴리에스터, 우레탄 같은 열경화성 수지는 실온에서 경화되며, 상온에서 경화가 일어나더라도 반응열로 인해 경화가 촉진된다. 열경화성 플라스틱은 유리전이온도가 확실하지 않다. 열경화성 플라스틱의 중합과정은 보통 두 단계로 일어나는데, 첫 번째는 분자가 부분 중합하여 선형사슬이 되는 화학적 성장단계이며, 두 번째는 제품이 금형 속에서 성형되는 동안 가열, 가압되어 가교결합이 완료되는 단계이다. 또한, 열경화성 플라스틱의 강도 및 경도는 결합성으로 인해 열가소성 플라스틱과는 달리 온도나 변형의 영향을 받지 않는다.

열경화성 플라스틱으로는 전체 사용량의 1/3을 차지하는 페놀수지, 폴리에스터, 에폭시, 아크릴, 폴리우레탄 등이 있으며, 주로 나일론(nylon), 유리섬유(fiberglass), 붕소(boron), 아라미드(aramid fiber or Kevlar) 등의 기초재료(base material)와 적층(lamination)하여 복합재료의 형태로 사용한다. 의지·보조기에서 주로 사용하는 열경화성 플라스틱의 종류 및 특성은 다음과 같다.

1. 폴리에스터(polyester)

폴리에스터는 화학적 구조에 따라 열경화성 플라스틱과 열가소성 플라스틱 폴리에스터로 구분할 수 있다. 우리가 흔히 대형 음료수병의 용기용 재료로 많이 볼 수 있는 PET(polyethylene terephthalate)는 폴리에스터 계열의 플라스틱으로 열가소성 플라스틱으로 분류되지만, 의지·보조기용 재료로서의 폴리에스터는 주로 열경화성 재료의 형태로 적층하여 사용된다. 나일론, 데이크론(dacron), 면재질의 스타키넷으로 보강하거나, 유리섬유, 케블라, 탄소 그라파이트 등의 섬유와 복합하여 사용한다.

폴리에스터는 주조, 압출, 적층 등의 거의 모든 가공법을 사용할 수 있기 때문에 다용도로 사용된다. 고무와 같은 재료로부터 딱딱하고 강건한 재료까지 다양한 형태로 존재하며 불포화 폴리에스터는 투명한 것에서부터 불투명한 것까지 다양하게 존재한다. 의지·보조기 분야에서의 폴리에스터가 사용되는 주된 이유는 무게 대비 강도가 강과 비교될 정도로 좋고, 충격에 대한 저항력이 매우 뛰어나기 때문이다. 또한, 아주 적은 압력만으로도 섬유형태의 수지를 조합하여 다양한 종류의 형태를 쉽게 만들 수 있으며, 경화시간은 온도와 촉매, 촉진제 등을 통하여 조절 가능하다.

의지·보조기에서의 폴리에스터의 사용은 주로 다른 폴리머를 혼합하여 적층하여 소켓의 제작에 사용하는데, 100% 폴리에스터로 적층할 경우에는 부서지기 쉬우므로, 유연한 폴리머를 혼합하여 충격강도를 조절한다. 보통 부피기준으로 50% 정도의 스타이렌과 같이 혼합하여 사용하며, 그 비율은 용도에 따라 조절한다. 폴리에스터 복합재는 강도가 우수하고 착색이 용이하며 외관이 좋기 때문에 적층의 형태로 대퇴의지나 하퇴의지용 소켓, 커프(cuffs), 의수에 주로 많이 사용된다.

2. 아크릴(acrylic)

열경화성 아크릴과 열가소성 아크릴이 있으며, 의지·보조기에 사용되는 아크릴은 적층을 통해 얇으면서도 강한 구조용 벽을 만들 수가 있어, 의지용 소켓이나 보조기용 요소로 많이 사용되며, 뛰어난 물리적 특성과 착색성으로 인하여 의치나 턱, 얼굴의 보철을 만드는데도 사용된다. 열가소성 아크릴은 PMMA(polymethyl methacrylate)라는 약칭으로 많이 사용되는데, 최근 들어 고관절이나 무릎관절과 같은 관절 부위의 강한 고정을 위해 많이 사용되는 뼈 시멘트(bone cement)의 주원료가 바로 PMMA이다.

3. 실리콘(silicone)

실리콘은 규소(silicon)와 탄소, 수소, 탄소 등을 포함하고 있는 고분자재료이며 기름형태에서 고무, 수지 등의 형태까지 다양한 형태로 가공되어지는 합성물질이다. 내열성, 내습성, 내후성, 내약품성이 뛰어나고 생체적합성이 뛰어나 의약품의 재료로 널리 사용된다. 내열성과 내한성이 뛰어나며, 배수성이 강하며 다른 물질과의 접촉성이 양호하다. 액체형 실리콘은 유압식 의지의 슬관절과 같이 가동부의 윤활작용을 위해 이용되며, 젤 형태의 실리콘은 거즈 등에 삽입하거나, 쿠션 방석, 소켓의 원위부 말단 패드의 충전재로 사용된다. 또한, 실리콘 탄성중합체는 의지용 소켓과 절단단의 라이너 재료 및 미관용 의수 등과 같은 유연함이 요구되는 부분에 주로 사용된다.

4. 폴리우레탄(polyurethane)

연질과 경질이 있고 모두 폼 형태로 많이 사용된다. 연질은 내골격식 의지나 의지발의 미관 커버나 보조기, 휠체어와 의자의 패드와 쿠션으로도 널리 사용된다. 경질은 경량이면서도 강도가 우수하기 때문에 슬관절이나 발목 블록에 안정성을 주기 위해 나무 대신 사용하거나, 석고붕대의 대체재로 사용된다. 또한, 외골격식 의지의 형태를 유지하고, 하중을 지지하기 위한 통커버 등에도 사용된다. 매우 가볍고, 방수성이 좋고, 강도가 뛰어난데다 빠르게 적용할 수 있다는 이점을 가지고 있다.

5. 에폭시(epoxy)

접착성이 높고 강도가 우수하여 의지의 외장 마무리 등에 사용된다. 이 수지는 1948년 유럽에서 도입되었으며, 경화할 때 압력이 거의 필요하지 않기 때문에 넓은 부위를 제작할 수 있으며, 저렴하다는 이점을 가지고 있다. 석고모형에 데이크론 스타키넷을 2~3겹 씌운 뒤, 그 위에 수지를 부어서 제작한다.

6. 기타

그 밖에 페놀수지, 요소수지 등이 있다.

4.6 탄성체(elastomer)

탄성체(elastomer)라는 용어는 마치 고무와 같은 성질을 지닌 폴리머를 나타낸다. 탄성체라는 용어는 '탄력있는'이라는 의미의 'elastic'이라는 말에서 유래한 것인데, 이는 하중으로부터 벗어났을 때 본래의 모양과 크기로 되돌아가는 성질을 말하며, '머(mer)'라는 말은 폴리머 화학에서 분자를 나타낼 때 사용하는 용어이다. '고무(rubber)'라는 용어의 사전적 의미는 '인장시험에서 200% 이상 늘어날 수 있으며 하중에 제거되었을 때 빠르고 힘 있게 원상태로 되돌아가는 물질'이다. 탄성체가 모두 고무의 사전적 의미에 부합하지는 않는데, 몇몇 종류의 폴리머의 복원속도가 그렇게 빠르지 못하기 때문이다. 탄성체의 구조는 심하게 꼬인 구조로 중합과정에서 가교결합이 일어나서 일단 결합이 완성된 후 다시 되돌릴 수 없어 대부분의 탄성체는 열경화성으로 분류된다.

1. 천연고무(natural rubber)

천연고무는 라텍스(latex)로부터 얻어지는 천연의 고분자 물질로, 얻어진 라텍스에 폼산,

아세트산(초산)을 가하여 고형분을 응고시킨 물질이다. 천연고무는 주로 파라고무나무(Hevea brasiliensis)의 수액에서 얻으며, 처음에는 남아메리카 아마존강 유역에서만 야생으로 존재했으나, 유럽에서 종자를 수집하여 이를 말레이시아에 심은 것이 대규모 재배의 시작이었다. 이때 만들어진 고무는 조금만 온도가 올라가도 녹아내려 버리고, 온도가 조금만 내려가도 딱딱해져서 부서져 버리는 천연고무의 특성 때문에 그 사용범위가 제한되었으나, 1839년 찰스 굿이어(Charles Goodyear)에 의해 황과 반응시킬 경우 내열성, 내약품성이 있는 제품이 된다는 사실을 발견하면서 그 이용범위가 넓어졌다. 1888년 J. B. 던롭이 공기 타이어를 발명하여 오늘날과 같은 고무산업이 확립되기 시작하였다.

천연고무는 첨가제나 가공공정에 따라 그 성질이 달라지나 130～140℃ 부근에서 연화하고, 150～160℃ 부근에서 점착성을 띠우며, 200℃ 부근에서 분해되기 시작하고, 220℃ 부근에서 녹으며, 270℃ 근처에서 분해된다. 또한, 20℃에서 인장속도가 초당 14%인 경우에는, 인장강도는 2.45 MPa, 신장률은 1,200%이다. 상온에서는 큰 탄성을 가지고 있지만, 10℃ 이하에서는 서서히 결정화를 일으켜 굳어져서 불투명하게 된다. 특히 우수한 탄성과 내마모성 등 기계적 성질이 우수하여 자동차를 비롯하여 각종 산업용 소재로 그 용도가 날로 증가하고 있다.

천연고무를 이용하여 제품을 제조할 때에는 생고무에 여러 가지 화학 처리를 해서 사용하게 되는데, 첫 번째 과정은 내림 공정으로 생고무를 롤러로 개어 생고무가 가진 탄성을 없애고 가소성을 증가시키는 공정이다. 보통 고무제품은 시간이 흐를수록 점착성이 증가하거나 균열이 생기고, 또 굳어지기도 하여 노화현상이 생기는데, 이를 방지하기 위하여 노화방지제를 첨가하며, 고무의 내마모성, 강도를 높여주기 위하여 카본블랙(carbon black)과 같은 충전재를 넣기도 한다. 타이어들 중 검은색이 많은 것은 바로 이 카본블랙을 많이 첨가했기 때문이다. 이와 같이 개어놓은 생고무를 가황촉진제, 노화방지제, 연화제, 충전재(카본블랙, 실리카 미세분말), 착색용 안료 등과 혼합한 뒤, 이를 압연을 통하여 성형하게 되는데, 이 과정에서 고무분자사슬을 3차원 그물 분자구조로 만들기 위해 황분말을 섞어 주는데, 이를 가황공정(vulcanization, 로마신화에서 나오는 불의 신인 Vulcan에서 유래)이라고 한다. 가황공정은 전공정에서 고무의 가소성을 이용하여 성형된 제품으로부터 가소성을 제거함으로써 고무 본래의 탄성 및 개선된 물성을 부여하는 공정이다. 즉, 가황공정에서 황은 고무 중에 존재하는 불포화 이중결합에 작용하여 고무 분자간의 가교역할을 하게 된다. 가황공정은 고무의 제조공정 중 가장 중요한 부분으로 이에 따라 고무의 품질이 결정된다.

2. 합성고무(synthetic rubber)

합성고무의 주원료인 뷰타다이엔(butadiene)은 1863년 발견되었지만, 합성고무가 본격적으로 개발된 것은 제 1차 세계대전 중 독일이 연합군에 의해 해상이 봉쇄됨으로 인해 전 세계 천연고무의 90% 이상을 생산하는 아시아로부터 천연고무의 원료의 공급이 봉쇄됨으로 인해 시작되었다. 1910년 러시아의 S. V. Levedev와 독일의 C. D. Harries에 의해 열중합 고무를 개발한 이래 세계대전을 겪으면서 급격한 발달을 한 합성고무는 이후 자동차 공업의 급격한 발달에 따른 타이어의 수요폭증으로 급격하게 발달하게 되었다. 합성고무는 천연고무에 포함된 아이소프렌(isoprene)과 유사한 구조를 가진 단량체들을 결합하여 제조하는데, 아이소프렌의 메틸기(CH_3) 위치에 염소원자가 치환된 클로로프렌(chloroprene) 단량체로 합성한 고분자로부터 네오프렌(neoprene)이 만들어지며, 이후 가황공정에서 황의 비율, 온도, 기타 첨가제를 조절하여 다양한 용도의 합성고무가 만들어지고 있다. 오늘날에는 스타이렌(styrene)과 뷰타다이엔(butadiene)의 공중합인 스타이렌 - 뷰타다이엔 고무(SBR, styrene-butadiene rubber)가 널리 사용되고 있으며, 의지·보조기에서는 주로 발포성형하여 발보조기의 top cover나 보조기용 라이너, 신발 인솔(insole) 등의 재료로 사용된다.

합성고무는 천연고무에 비하여 내후성, 내유성, 내열성이 좋으며, 여러 가지 특성을 가진 합성 고무가 만들어져, 오늘날 자동차용 타이어와 고무 부품에는 거의 합성고무가 사용되고 있다.

(1) 스타이렌 - 뷰타다이엔 고무(SBR)

스타이렌 - 뷰타다이엔 고무(styrene-butadiene rubber, SBR)는 스타이렌과 뷰타다이엔의 질량비를 약 25 : 75로 하여 만든 혼성 중합체로서, 천연고무에 가장 가까워 합성고무 중 대부분을 차지하고 있다. 카본블랙이나 화이트카본 등으로 적당히 보강, 가황한 것은 내마모성, 내열성, 노화성은 천연고무보다 약간 좋지만, 가공성이 좋지 않고 내부 발열, 탄성은 천연고무에 뒤떨어져, 차량용 타이어용으로 사용할 때에는 소형차나 소형트럭과 같은 경량차에 사용된다.

(2) 아크릴로나이트릴 - 뷰타다이엔 고무(NBR)

아크릴로나이트릴 - 뷰타다이엔 고무(Acrylonitrile-butadiene rubber, NBR)는 아크릴로나이트릴과 뷰타다이엔의 불규칙 혼성 중합체이다. NBR은 SBR과 같이 가황처리를 하며, 오일시일, 연료호스, 연료탱크 등과 같이 내유성, 내용매성이 요구되는 부분에 많이 이용된다.

(3) 기타

실리콘 고무(silicone rubber)는 내열성, 내한성이 우수하며 특히 내수성, 전기절연성이 좋으므로 여러 가지 개스킷, 실(seal), 도관의 내열재료, 전기절연재료, 의지·보조기용 라이닝 재료 등에 사용되며, 우레탄 고무(urethane rubber)는 내마멸성과 경도가 매우 좋으며 탄성, 내유성 등이 우수하여 타이어의 표면, 공업용 바퀴 등을 만드는데 사용한다. 또, 플루오르 고무(fluoro rubber)는 특히 내열성, 내약품성이 우수하며, 내용매성, 내한성도 상당히 좋아 고온, 내유성이 요구되는 오일실(oil seal)이나 개스킷(gasket) 재료로 쓰인다.

3. 점탄성 폴리머(viscoelastic polymer)

점탄성 폴리머는 점성이 있는 액체의 성질과 고체(탄성재료)의 성질을 모두 가지고 있는 폴리머로 충격 흡수, 진동 감쇠 성능을 가지고 있다. 고무나 네오프렌, 실리콘 등의 재료에 비해 크리프 특성이 좋으며, 다른 폴리머에 비해 충격 감쇠 특성이 뛰어나다. 의지·보조기용 재료로는 폴리에스터와 폴리우레탄을 기초로 한 열경화성 폴리머인 Sorbothane을 비롯하여, Viscolas, Viscolite, PQ 등의 상용 재료가 사용되고 있으며, 주로 인솔(insole)과 같이 주로 충격으로부터 인체를 보호하기 위한 용도로 사용된다.

4.7 플라스틱 복합재료

1. 복합재료의 정의와 분류

복합재료(composite material)는 성질이 다른 두 종류 이상의 재료를 복합한 재료로 물리적, 화학적으로 각각의 소재가 원래의 상을 유지하면서 원래의 소재보다 우수한 성능을 가지도록 한 재료를 지칭하며, 보강재(reinforcement)와 기지(matrix)로 구성되어 있다. 보강재는 강화재라고도 불리며 섬유형태와 입자형태 또는 섬유와 입자의 혼합형태로 구성되며, 기지는 매트릭스(matrix), 모재, 기지재 등의 명칭으로 사용되며 금속재료, 무기재료 및 유기재료 등으로 구성될 수 있다.

복합재료는 <표 4-5>와 같이 모재의 종류, 강화재의 형상 및 조율, 강화재와 모재를 조합하여 분류할 수 있다. 또한, 광범위한 개념에서는 목재, 뼈, 대나무, 근육과 같은 천연복합재료, 금속 합금, 내충격성 폴리스타이렌, 섬유 강화 복합재료와 같은 미시적 복합재료, 도금강, 철근콘크리트, 스키의 발판, 골프채와 같은 거시적 복합재료로도 분류할 수 있다.

표 4-5 복합재의 분류

분류방법	분 류
모재의 종류	금속 복합재료(metal matrix composites, MMC) 폴리머 복합재료(polymer matrix composites, PMC) 세라믹 복합재료(ceramic matrix composites, CMC) 시멘트 복합재료(cement matrix composites, CMC) 고무 복합재료(rubber matrix composites, RMC)
강화재의 종류	입자 강화 복합재료(particle reinforced composites) 단섬유 강화 복합재료(short fiber reinforced composites) 장섬유 강화 복합재료(continuous reinforced composites) 금속섬유 강화 복합재료(metal fiber reinforced composites) 탄소섬유 강화 복합재료(carbon fiber reinforced composites) 유리섬유(glass fiber reinforced composites) 세라믹섬유 강화 복합재료(ceramic fiber reinforced composites)
강화재와 모재의 조합2)	금속섬유 강화 플라스틱(metal fiber reinforced plastic, MFRP) 탄소섬유 강화 플라스틱(carbon fiber reinforced plastic, CFRP) 유리섬유 강화 플라스틱(glass fiber reinforced plastic, GFRP) 보론섬유 강화 플라스틱(boron fiber reinforced plastic, BFRP) 케블라섬유 강화 플라스틱(Kevlar fiber reinforced plastic, KFRP)

2. 플라스틱 복합재의 형태 및 특징

플라스틱 복합재료는 폴리머의 개발 초기에 전기절연을 위해 페놀수지에 종이박판을 입혀서 사용한 것을 시작으로 비약적으로 발전하여 왔다. 최근 들어서는 기술의 발전과 함께 기존의 금속을 대체할 정도의 플라스틱재료들이 속속 등장하고 있으며, 경량화가 필수적인 의지·보조기 분야에서의 플라스틱 복합재료의 사용은 놀랄 만큼 늘어나고 있는 추세이다.

2) 열경화성 플라스틱을 기지로 한 섬유 강화 플라스틱인 약자로 FRP를 사용하는데 반해 열가소성 수지인 PA6, PP, PEEK 등을 기지로 한 복합재료는 FRTP(fiber reinforced thermoplastics)라고 하여 FRP와 구별하기도 한다.

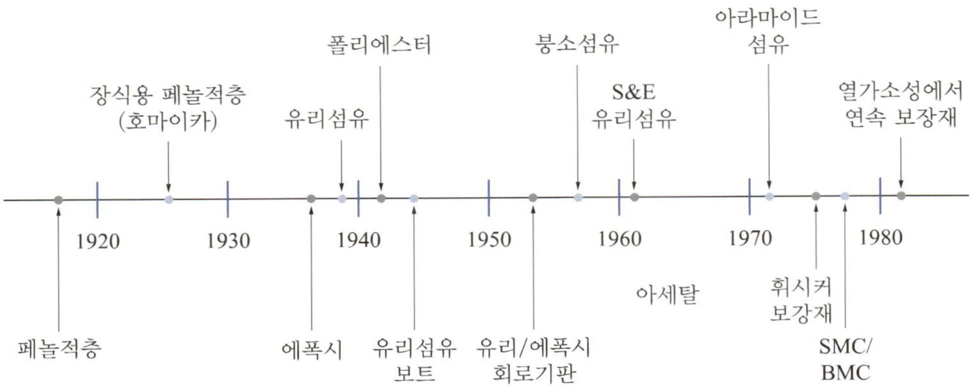

그림 4-20 플라스틱 복합재의 역사

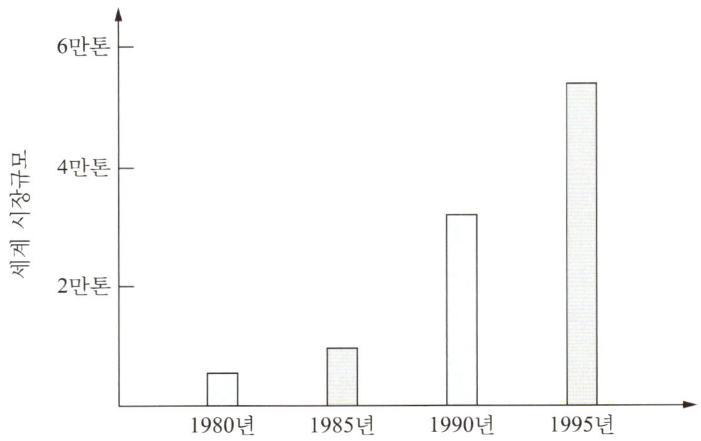

그림 4-21 플라스틱 복합재의 예상 시장규모

플라스틱 복합재는 플라스틱과 복합재를 합성하여 만들어진 재료를 기본으로 한 플라스틱 혼합물의 형태로 사용되거나, 보강재(reinforcement)의 형태로 사용된다. 복합재의 재질은 모재와 분산재료로 구성되고, 분산재의 형태에는 입자, 섬유, 덩어리 등이 있다. 폴리머 혼합재용 강화섬유는 유리, 탄소, 아라미드, 붕소 등이 사용된다.

이러한 플라스틱 복합재의 특성은 기지(matrix)가 되는 플라스틱의 특성과 보강재의 특성, 수지와 보강재의 비율, 가공공정에 따라 달라진다. <그림 4-22>에 플라스틱 보강재의 종류가 자세히 나타나 있다.

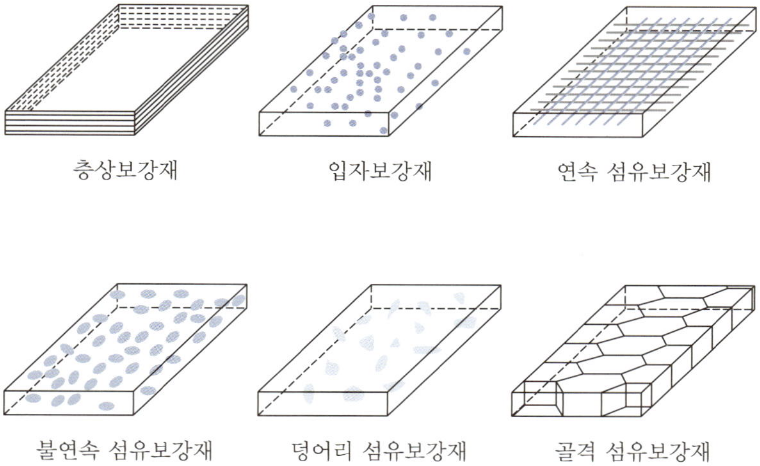

그림 4-22 플라스틱 복합재에 사용되는 보강재

이러한 플라스틱 복합재는 <그림 4-23>에 나타난 것과 같이 비강도와 비강성도 측면에서 기존의 구조용 재료인 강, 알루미늄보다 뛰어난 특성을 가지고 있어, 항공기, 우주로켓 등의 구조용 부재의 많은 부분이 플라스틱 복합재로 대체되어 가고 있다.

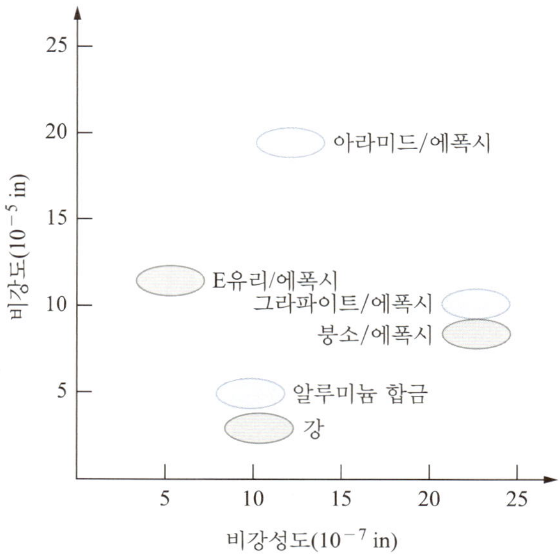

그림 4-23 에폭시 기지 복합재의 비강도와 비강성도

3. 플라스틱 복합재 기지(매트릭스)의 재료

(1) 열가소성 수지

플라스틱 복합재의 기지재료로는 주로 열경화성 수지가 사용(1994년 기준 전체의 95%)되나, 최근 들어 열가소성 수지도 상업적 중요성을 가지기 시작했다. 열가소성 수지를 기지로 하는 복합재는 응용성형이 가능하고, 성형 사이클의 단축이 가능하며 보존 가능 기간의 제한이 없고, 재용융에 의한 접합 또는 손상부의 복구가 원리적으로 가능하며, 리사이클이 가능하다는 특징을 가지고 있다. 보강재로 보강한 열가소성 플라스틱 복합재는 강도나 경도, 인성, 치수 안정성 등에서 놀랄만한 향상을 보이며, 이로 인한 성능의 향상은 높은 가격을 충분히 상쇄하고도 남는 효과를 보인다.

열가소성 플라스틱 복합재에서 가장 많이 사용되는 보강재는 유리섬유, 탄소섬유, 아라미드섬유이며, 무게기준으로 적게는 5%에서 많게는 60%에 이르는 보강재를 포함하고 있다. 이 중 유리섬유 보강재의 경우 실제적으로 모든 열가소성 플라스틱 복합재에 사용이 가능하며 주로 나일론, 폴리프로필렌, 폴리스타이렌 플라스틱 복합재에 많이 사용된다. 유리섬유 보강재는 인장강도, 치수 안정성, 피로 한도와 같은 기계적 물성치를 두 배에서 세 배 정도 향상시킨다. 탄소섬유 보강재도 나일론 6/6, 폴리설폰, 폴리에스터 등과 같은 많은 종류의 복합재에 사용이 되나, 유리섬유 보강재에 비해 2~4배 정도 고가이다. 아라미드섬유는 강이나 알루미늄보다 높은 비강도로 인하여 보강재로는 이상적이나, 통상적인 보강재인 유리섬유나 탄소섬유에 비해 잘 혼합이 되지 않는 문제점을 내포하고 있다.

(2) 열경화성 수지

열경화성 수지는 분자량이 40~3,000으로 분자사슬이 짧아 실온에서 유동상태로 있으므로 주형에 주입하기 쉬우며, 가교제를 혼합함으로써 형 내에서 경화시키는 방법에 의해 성형한다. 반응속도를 촉진하기 위해 가열하는 경우가 많고 반응 시에 발열하기도 한다. 경화 후의 분자구조는 망상형으로 재성형은 불가능하나 고온에서 고체상태를 유지할 수 있다. 또한, 가교반응 전의 점도가 낮아 섬유, 천, 분말형태의 보강재와의 복합화가 용이하여 강화플라스틱(FRP)용의 수지로 많이 사용된다. 열경화성 수지는 동일한 재료라도 경화조건이나 경화촉진제, 첨가제에 따라 기계적 성질이 상이하므로 용도의 선정 시 주의를 기울여야 한다.

복합재는 대부분 고강도의 유리 및 탄소섬유, 아라미드, 붕소섬유 등을 적층하여 강화하는 방법을 사용한다. 초기의 복합재는 페놀로 제조되었으며, 이후 최근에는 불포화 폴리에스터와 에폭시가 기지재료로 많이 사용된다.

① 페놀

페놀은 열경화성 수지 가운데 가장 오래된 종류로 1909년 베이클라이트(Bakelite)라는 상표명으로 생산, 유통되었다. 이 재료는 단단하고 강하며 범용 플라스틱에서 가장 큰 탄성계수를 진 것 중 하나로 우수한 전기적 성질을 가진다. 페놀수지는 전기 기판용으로 많이 사용되므로, 이를 보강하기 위해 종이나 직물, 유리, 아라미드 등으로 적층하여 보강하여 사용하는 것이 일반적이다. 또한, 합판을 만드는 나무 박판을 위한 층상수지나 포마이커(Formica)로 알려진 장식용 적층재로도 사용되며, 재래식 의지의 재료로 사용되기도 한다.

② 불포화 폴리에스터

불포화 폴리에스터 수지는 일반적인 복합재 구조물이나 부품을 만드는 가장 중요한 재료이다. 이들은 파이버 글라스 보트, 자동차, 모든 종류의 저장탱크, 의지 소켓의 외장용 재료와 같이 큰 하중을 견디면서도 경량이어야 하는 용도에 사용된다. 폴리에스터는 거의 모든 종류의 보강재와 사용이 가능하지만, 그 중 유리가 가장 많이 사용된다. 이 수지는 복합재에 사용하는 모든 가공방법을 이용할 수 있다. 큰 제품은 손으로 적층시켜 만들고, 작은 제품은 단사섬유와 수지를 특수한 스프레이건으로 혼합해 주면서 만들며, 큰 골조물은 원하는 두께로 주형에 분사시켜 제조한다. 또한, 이 밖에도 단선감기(filament winding), 레이업 기술, 인발, 압축 등 거의 모든 제조방법의 사용이 가능하다. 에폭시 기지에 비해 약 1/2의 저렴한 단가로 인하여 열경화성 플라스틱 복합재 재료로는 가장 먼저 고려하는 것이 일반적이다.

③ 에폭시

에폭시는 저분자량을 가진 액체 형태의 수지로 경화 시에 이 분자들이 교차결합을 이루어 3차원 망상구조를 형성하며 이 때 촉매제와 반응물질이 구조의 일부가 된다. 에폭시 기지용 수지로 시중에 유통되고 있는 종류는 약 25가지 정도로, 각각의 등급은 분자구조나 경화제의 성질이 다르다. 플라스틱 복합재료에 사용되는 에폭시는 대개 두 가지의 구성원소로 되어 있고, 중합반응은 혼합할 경우에 일어나게 된다. 에폭시는 수지와 경화제의 비율과 경화제의 종류를 조절하거나 충전재를 첨가하여 일반적 목적을 성취할 수 있다. 몇몇 에폭시는 실온에서도 경화되나 열을 필요로 하기도 한다. 에폭시는 폴리에스터와 함께 가장 많이 사용되는 플라스틱 복합재의 기지재료인데, 이는 강도가 높고 점도가 낮아 점착이 잘되며 수축률이 작고, 붕소나 흑연과 같은 강한 보강재와 같이 만들면 그 어느 재료보다 높은 강도와 강성을 지니기 때문이다.

4. 플라스틱 복합재용 보강재

초기의 플라스틱 복합재는 얇은 종이에 페놀수지를 적신 후 압축 성형한 형태로 만들어 전기기구에 사용하였는데, 최근 들어서는 <그림 4-24>와 같이 석면, 유리, 금속, 수지 등을 보강재로 한 다양한 형태의 플라스틱 복합재들이 사용되고 있다. 이와 같은 보강재는 토막의 형태 혹은 직조하여 섬유의 형태로 제조하여 사용되고 있으며, 2차원적인 직물형태의 보강재는 이방성(anisotropic)의 강도특성을 가지게 된다. 이와 같은 형태의 보강재는 일반적으로 취약하고 마모되기 쉬우며, 인성이 떨어지므로 그 자체로는 구조용으로서의 가치가 별로 없다. 플라스틱 모재는 강화섬유보다는 강도 및 강성이 떨어지나 인성이 높아, 플라스틱 복합재는 이 두 성분의 장점만을 조합한 것으로 볼 수 있다.

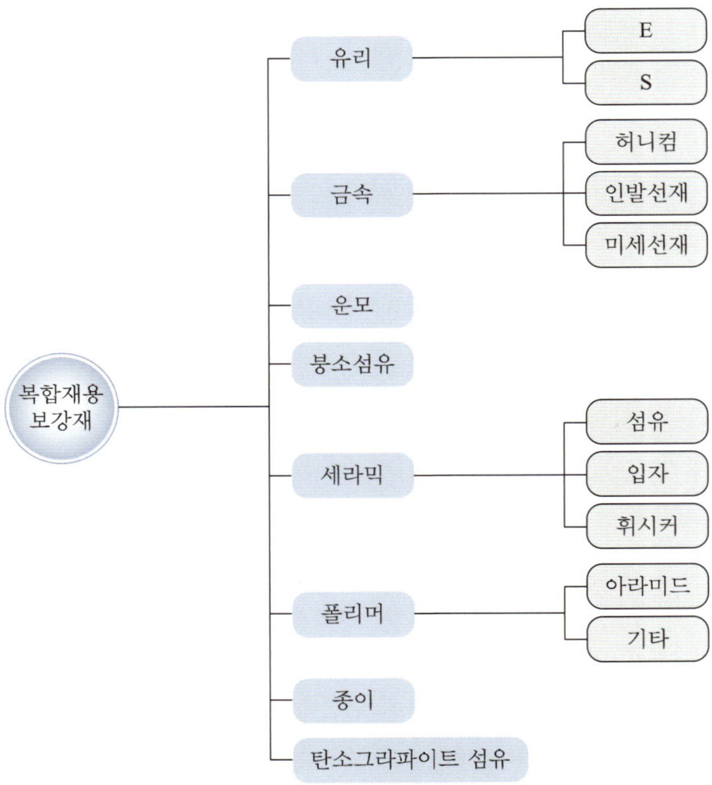

그림 4-24 플라스틱 복합재의 사용되는 보강재의 종류

강화 플라스틱에서 섬유의 함량은 체적분율로 5~60% 정도이다. 실제로 사용가능한 최고함량은 65%이며, 이보다 높은 경우에는 구조적 성질이 떨어진다. 강화 플라스틱에 한 가지 이상의 섬유가 사용되는 경우도 있는데, 이를 혼성형(hybrid)이라고 한다.

(1) 폴리머

가장 많이 사용되는 강화섬유용 수지는 아라미드 섬유(상품명 Kevlar)이다. 이 섬유는 강화섬유 중에서 가장 인성이 강하고, 비강도가 높다. 파괴되기 전에 약간의 소성변형을 겪으므로 취성을 갖는 섬유들에 비해 높은 인성을 가진다. 그러나, 아라미드는 나일론과 같이 흡습성이 있으며, 이로 인해 성질이 저하되고, 습열응력을 고려해야 하므로 용도에 제한이 있으나, 밀도가 낮아서 비강도, 비탄성률이 우수하기 때문에 고강도가 요구되는 분야에 주로 사용된다.

고성능 폴리에틸렌 섬유(상품명 Spectra)는 초고분자량과 고도의 분자사슬 배향을 가지고, 비슷한 가격으로도 아라미드 섬유에 비해 우수한 마모저항과 굴곡피로강도를 나타내며, 밀도도 작아서, 비강도 및 비강성이 높다. 또한, 레이더나 X선에 감지되지 않고 전기 절연성도 우수하여 레이더 돔용이나 전자기 차폐막으로도 이용된다. 하지만, 다른 섬유에 비해서는 용융온도가 낮고 모재와의 접합특성이 떨어진다. 다른 수지 강화섬유로는 레이온, 나일론, 아크릴이 있다.

(2) 유리

가장 흔히 사용되는 보강재료로, 흔히 GFRP(Glass Fiber Reinforced Plastic)가 바로 유리섬유 강화 플라스틱이다. 유리섬유는 모든 강화섬유 중에서 가장 폭넓게 사용되며 저렴하며 여러 형태로의 가공이 가능하고 섬유의 길이가 길수록 더 큰 강도를 가지는 것이 일반적이다. 유리섬유에는 많이 사용되는 칼슘 - 알루미노 - 보로실리케이트 유리인 E(electrical) 유리, 높은 강도와 강성을 가지지만 가격이 비싼 마그네시아 - 알루미노 - 실리케이트 유리인 S형(strong) 유리, C(chemical), A(alkali), L(lead) 유리 등이 있다. 유리는 종류에 상관없이 섬유의 지름이 작을수록 인장강도가 크게 나타나며, 이는 유리의 기계적 성질에 관한 이론인 Griffith의 결함이론으로 설명이 가능하다. 즉, 유리섬유의 표면적은 단위길이당 지름이 클수록 넓게 되어 결함의 존재확률이 높아지며, 그만큼 절단의 기회가 많게 되어 인장강도는 작게 된다. 유리섬유의 변형률은 탄소섬유에 비해서는 크지만 그다지 크지 않고 항복점은 없다. 유리섬유의 변형률은 인장강도와 같이 섬유지름에는 의존하지 않고 일정하다. 또한 매우 취성적이며 비틀면 간단히 절단되고 두드리면 쉽게 가루가 된다. 유리섬유가 유연하게 보이는 것은 미세한 섬유지름 때문이다. 유리섬유는 유리 원료를 노내에서 용융하여 덩어리로 만들고, 이것을 전기 가열한 백금포트에서 재용해한 뒤, 밑바닥에 작은 구멍으로 이를 통과시킨 뒤 후속공정에 필요한 보호피복이나 사이징을 추가하여 제조한다. 이때 이 섬유의 직경은 보통 9 μm 정도지만, 최근에는 단가의 저하로 인해 13 μm의 것도 제조한다. 이와 같이 생산한 유리섬유를 합산해서 드럼에 감아 사용하게 된다.

≫ 표 4-6 유리섬유의 인장강도

유리섬유 종류	E	S	C	A	L
인장강도(MPa)	3,430	4,577	2,744	2,352	16,666

(3) 탄소그라파이트 섬유

탄소그라파이트 섬유는 유리섬유보다 비싸지만, 저밀도, 고강도, 고강성을 동시에 가진다. 탄소섬유를 이용한 제품을 CFRP(Carbon-FRF)라고 한다. 탄소그라파이트 섬유는 대부분 저렴한 원료인 polyacronitrile이라는 유기재료를 열분해하여 만들며 주성분은 탄소이다. 탄소섬유의 조성은 선구물질의 종류와 소성온도에 따라 변하는데, PAN계의 경우 탄소화 섬유의 탄소 함유율이 93～96%, 흑연화 섬유는 99% 이상이다. 짧은 섬유형태가 가장 저가이고 제작비도 적게 드나, 유리와 마찬가지로 보강재의 길이가 길수록 더 좋은 성질을 지니게 된다.

탄소그라파이트 섬유의 가장 뛰어난 특징은 무게 대비 높은 강도와 경도를 얻을 수 있다는 점이다. 재료의 특성에 맞는 적절한 재료와 가공법을 선택할 경우 강도와 강성은 동일한 두께의 강보다 더 뛰어나며, 무게는 40～70% 경량화 시킬 수 있다. 탄소그라파이트 섬유의 피로한도는 뛰어나지만, 인성은 그리 뛰어나지 못해 약한 충격강도를 가지고 있다. 섬유로서의 직물 등 여러 가지 가공상이 있고, 섬유 축방향과 직각방향의 이방성을 나타내는 것도 있다. 기계적 성질은 기존의 재료와 비교하여 강도와 탄성률이 높고 가벼우며, 내마모성 및 윤활성이 우수하다. 탄소섬유의 밀도는 1.5～2.8 g/cm^{3}로, 흑연이나 다이아몬드의 밀도 2.26 g/cm^3, 3.51 g/cm^{3}에 비해 작다. 이는 탄소섬유와 흑연은 동일한 3차원 망상구조를 하고 있으나, 탄소섬유의 경우 많은 빈공간이 있기 때문이다.

탄소섬유를 1～100 mm 정도의 길이로 절단해서 만든 절단섬유는 길이에 따라 여러 용도로 사용되는데, <표 4-7>에 길이에 따른 용도를 나타내었다.

≫ **표 4-7** 탄소섬유의 절단 섬유길이에 따른 용도

섬유길이(mm)	용 도
1~2	전도, 정전기 방지용
3	판형태의 복합체용
6	종이, 탄소섬유 강화 플라스틱(CFRP)용
15~20	시멘트용
25~50	스테이플용
75	매트용
100	펠트용

(4) 붕소(boron)

미국에서 세라믹 섬유의 개발과정에서 개발된 것으로 섬유가 아닌 플라스틱이나 금속의 강화용 보강재를 목적으로 개발된 것이다. 항공우주 분야에서 사용되는 재료로서 유리섬유를 사용한 플라스틱 복합재가 가지지 못하는 높은 비강도와 비탄성률 그리고 엄격한 온도조건을 만족시킨다. 붕소의 화학적 증착법(chemical vapor deposition)에 의해 텅스텐 또는 탄소섬유에 붕소를 증착시킨 뒤 사용하며, 이 과정을 통해 얻어진 복합재는 강성도(인장계수)가 강의 2배가 될 만큼 강한 재료가 되나, 제조비용이 저렴하여 많이 사용된다.

(5) 금속

플라스틱의 강도를 보완하기 위한 목적으로 사용되며, 강, 텅스텐, 몰리브덴 및 알루미늄 섬유 등을 사용한다. 금속섬유는 세라믹섬유에 비해 매우 안정된 강도값을 가진다. 강선(steel wire)은 금속이나 플라스틱보다는 콘크리트에 적용되거나 자동차 등 타이어의 강화소재로 이용된다. 텅스텐은 초합금의 강화소재로 사용되지만 산화되기 쉽고, 고온에서 휘발되기 쉬운 단점도 있다. 벌집형으로 금속뼈대를 만들어 사용하는 경우가 많으며, 항공기용 부재나 문, 의자를 만드는데 사용된다.

(6) 석면

천연광물의 일종으로 섬유질 구조로 이루어져 있어 점도가 낮은 플라스틱재료가 쉽게 배어든다. 물에 적셔서 섬유로 만든 다음 보강재료 직물로 사용되어 왔으며, 1970년대에는 석

면을 보강재료로 사용한 페놀수지가 전체의 35%를 차지할 만큼 큰 비중을 차지해 왔으나, 최근 석면이 발암물질로 밝혀짐에 따라 사용이 급감하는 추세에 있다.

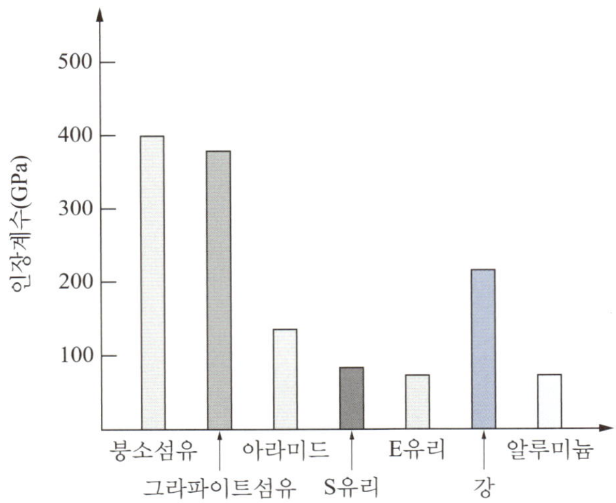

그림 4-25 강과 알루미늄과 비교한 보강섬유의 인장계수

5. 플라스틱 복합재의 용도

플라스틱 복합재를 처음으로 사용한 것은 내산용기로, 페놀수지를 석면섬유로 보강한 것이다. 1920년대에는 카운터 탑에 주로 쓰인 포마이커(Formica, UK)가 개발되었다. 1930년대에는 에폭시가 모재로 처음 사용되었고, 1940년대부터는 유리섬유로 만든 보트, 강화플라스틱으로 만든 항공기, 전기제품, 스포츠 용품이 출현하였다. 복합재의 발달은 1970년대에 주로 이루어졌다. 의지·보조기에는 의지의 소켓 등과 같이 하중을 지지하는 부위에 주로 사용된다.

4.8 플라스틱의 가공방법

플라스틱은 대량 생산을 통해 생산단가를 계속적으로 낮추어 왔으며, 가공방법 역시 다양하게 발전되어 왔다. 가공방법은 플라스틱의 종류 – 열가소성 or 열경화성 – 에 따라 달라지며, 대량 생산이 불가능한 의지·보조기의 제작 공정상 사용가능한 가공방법에는 한계가 있을 수밖에는 없다. 이번 절에서는 의지·보조기의 제작에 주로 사용되는 가공방법을 중심으로 플라스틱의 가공방법을 설명하고자 한다.

1. 열성형법(thermoforming)

열성형법은 <그림 4-26>과 같이 판이나 박막형태의 플라스틱을 이용하여 3차원 형상을 만들어내는 방법으로, 열가소성 플라스틱의 가공방법이다. 판이나 박막은 압출, 연속주조, 압출주조, 압연, 사출 등의 방법으로 제작할 수 있다. 열가소성 플라스틱의 판재를 용융점보다 낮은 연화점(softening point) 정도로 미리 가열한 후, 오븐에서 꺼내어 금형 위에 올려놓고 진공을 작용시키면 판재는 금형위로 당겨지며 붙게 된다. 이와 같은 연화온도는 폴리머의 종류나 등급에 따라 달라진다. 열을 받은 열가소성 플라스틱은 탄성계수, 강도 등이 감소하게 되는데, 금형이나 석고양성모형은 상온으로 유지되므로 플라스틱은 진공 흡입력에 의해 금형이나 모형의 형태와 같이 성형되나, 성형되는 재료의 강도가 낮은 편이다.

열성형법으로 가공을 할 때에는 가공의 깊이, 최종적인 두께, 강성 및 수축 등을 고려해야 한다. 가공의 깊이가 깊을수록 더 큰 넓이의 판을 사용해야 하는데, 이는 가공 깊이가 큰 상황에서 작은 시트를 억지로 사용하여 가공할 경우 가공한 제품의 두께가 불균일해지고 추가

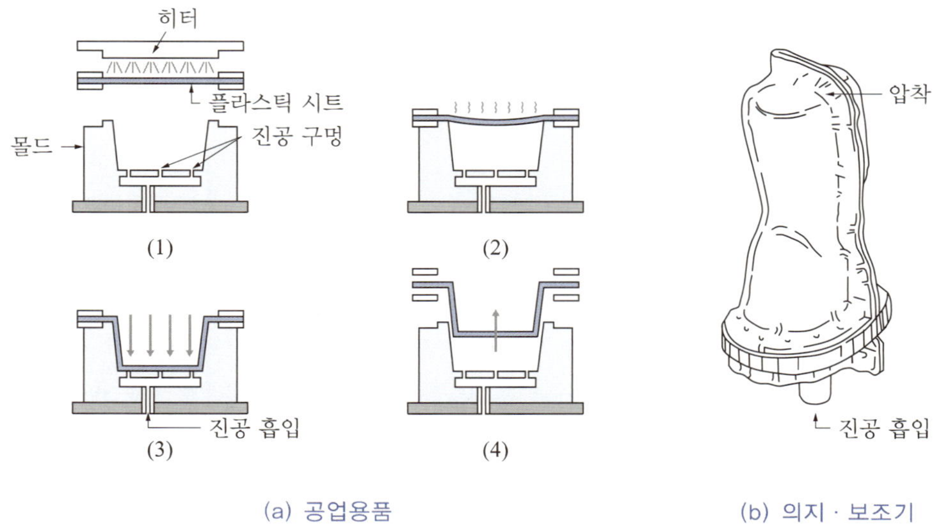

그림 4-26 열성형법의 기본원리(진공 열성형법)

적인 응력이 부가될 수 있기 때문이다. 따라서, 통상 가공에 사용되는 판의 크기는 가공 깊이의 2배 이상이 되어야 한다고 알려져 있다. 즉, 가공의 깊이가 10 cm일 경우 판의 길이는 20 cm 이상이 되어야 함을 의미한다. 열성형법은 모든 플라스틱이 가공온도가 될 때까지 진공을 유지하는 것이 중요한데, 너무 빨리 진공을 제거할 경우 플라스틱의 스프링백(spring back) 현상으로 원하는 형상으로의 가공이 어렵게 된다. 진공성형법에 의해 제작된 제품의 수정은 플라스틱 부분을 부분적으로 가열해서 연화한 부분을 눌러 형상을 변화시키는 방법을 많이 사용한다.

2. 적층(lamination)법

하지의지와 같이 얇으면서도 강건한 구조물을 만들 때 사용하는 방법으로 플라스틱 복합재를 이용하는 경우에 주로 사용하는 방법이다. 이는 금속이나 얇은 폴리머섬유 사이에 셀 형태의 구조물을 만들어 넣는 방법을 사용하는데, 셀 구조물은 폴리머가 주입된 종이로 만든 벌집모양 구조물이나 나무, 폴리머 등으로 되어 있다. 적층은 주로 폴리에스터나 에폭시와 같은 열경화성 플라스틱과 함께 나일론(nylon), 유리섬유(fiberglass), 붕소(boron), 데이크론섬유(Dacron fabrics), 아라미드섬유(aramid fiber or Kevlar)와 같은 보강재를 사용한다.

의지·보조기에서의 적층법은 석고모형 위에 폴리머를 덧씌우는 방식으로 사용된다. 석고모형을 완전히 건조시킨 뒤 그 위에 윤활제를 바른 후, 그 위에 원하는 두께가 나올 때까지 섬유를 씌우고 폴리머 코팅하는 작업을 반복적으로 한 뒤, 외장을 PVA 백으로 덧씌우는 방법이다. 또 다른 방법은 먼저 PVA 백을 석고모형에 씌운 뒤, 튜브형태의 나일론이나 유리섬유, 면 등을 씌우는 방법으로, 보통 3~4번 적층을 하며, 특별한 강도가 필요한 영역의 경우 좀 더 강한 강도의 보강재를 사용하기도 한다. 필요한 두께의 적층이 완료된 후에는 스타킹을 잡아당긴 뒤, 그 위에 PVA 슬리브를 씌운 후 그 사이에 폴리에스터 수지를 주입하여 스트링잉 과정(stringing process) 후 오븐에 굽는 방법을 사용한다. 이와 같은 적층법은 플라스틱의 유연성을 그대로 유지하면서도 강도를 크게 향상시킬 수 있어, 얇으면서도 강한 재료가 필요한 의지·보조기의 다양한 분야에 고루 사용되고 있다. 적층용으로 가장 흔하게 사용되는 폴리에스터는 Laminac(American Cyanamide Co., USA)과 Paraplex(Resinous Products & Chemical Co., USA) 등의 상품명으로 통용되고 있다.

3. 발포성형(foam molding)

열가소성 플라스틱과 열경화성 플라스틱 모두에 사용하는 방법으로 사출성형이나 압출과 유사하다. 열경화성 플라스틱의 경우 반응사출성형의 경우처럼 액상재료를 사용하며, 스펀지와 같은 형태의 플라스틱을 만들어내는 방법이다. 질소 같은 불활성 가스나 가스를 방출하는 화학제와 같은 분출제(blowing agent)가 포함된 비드의 형태로 만들어 금형에 넣은 뒤, 주로 증기를 이용하여 열을 가한다. 그 결과 비드는 원래 체적보다 최대 50%까지 팽창하여 금형 내부를 채우면서 성형된다. 팽창량은 온도와 시간으로 조절할 수 있다. 이렇게 제조된 플라스틱을 발포 플라스틱(foamed plastic) 또는 폼(foam)이라고 하는데, 표면이 매끈하고 내부는 다공질인 제품을 만들 수 있다. 표면부 두께는 2 mm 정도이고, 제품의 밀도는 속이 찬 플라스틱에 비해 40% 정도 가벼워 높은 비강도를 가진다.

주로 완충물질이나, 가구, 공기여과기, 장난감, 단열재 등에 사용되며, 폴리스타이렌, 폴리에틸렌, 페놀, 실리콘, 셀룰로오스, 우레탄 등의 플라스틱들이 주로 발포 플라스틱의 원료로 사용된다. 우리가 흔히 '스티로폼(styrofoam)'이라고 부르는 단열, 완충용 플라스틱이 바로 폴리스타이렌을 발포성형한 재료이다.

1960년대 Union Cabide Company에 의해 처음 상용화되었으며, 주방에서 사용하는 스펀지와 같은 형태로 통기성이 있는 개방형(open-cell foam)과 통기성이 없는 폐쇄형(closed-cell foam)으로 나뉜다. 개방형 폼은 부드러운 스펀지와 같은 형태로 공기와 습기가 통과하는 구조로 되어 있어, 의지·보조기에서는 라이닝(lining) 재료로 주로 사용되며, 폐쇄형 폼은 개방형에 비해 경질이며, 공기와 습기가 통과하지 못하는 구조로 되어 있어 반경성(semi-rigid) 보조기 제작시 라이너용 재료나 발 보조기용 커버, 깔창용 재료로 많이 이용된다. 이들 재료로 상용화된 제품들은 다음과 같다.

(1) 폴리에틸렌 계열

① Plastazote(Zotefoams, UK)
- PE foam
- 신경이상으로 인한 발의 부종 방지
- 감각이 없는 발의 이상적인 인터페이스
- 뼈 돌출부 사용에 적합

② Pe-Lite, Evazote(Zotefoams, UK)

③ Alipast(Alimed Inc.)

(2) 네오프렌 계열

① 듀퐁사가 개발한 합성고무인 폴리클로로프렌(polychloroprene)의 상품명

② 내한성이 뛰어나, 발포성형하여 잠수복이나 수영복의 소재로 많이 이용된다.

③ Spenco(Spenco Medical Corp, USA)

- 초미세(microcelluar) 네오프렌 폼
- 발의 평편한 면의 전단력 감소

④ Lynco(Apex Foot Products Corp, USA)

- Open-cell 네오프렌 폼으로 closed-cell에 비해 열을 더 효율적으로 방사
- Spencon에 비해 충격감소능력은 다소 떨어짐

(3) 폴리우레탄 계열

① open-cell 폼으로 충격흡수를 위해 발 보조기의 topcover로 사용

② 상용화된 제품으로 Poron(The Rogers Co.), PPT(Professional Protective Technologies, Deer Park), Vylite(Steins Foot Specialties) 등이 있다.

4. 기타 가공 방법

(1) 열가소성 플라스틱의 가공방법

① 취입성형(blow molding)

분리된 주형 속에서 뜨거워진 수지를 불어넣어 속이 빈 제품을 제조하는 방법으로 플라스틱 병이나 그 밖의 용기를 만드는데 사용하는 방법이다. 금형이 양쪽에서 닫히면 공기가 주입되면 적당량 이송한 뒤, 제품이 냉각되면 탈착된다. 제조시간이 짧으나 열가소성 플라스틱에만 이용이 가능하다.

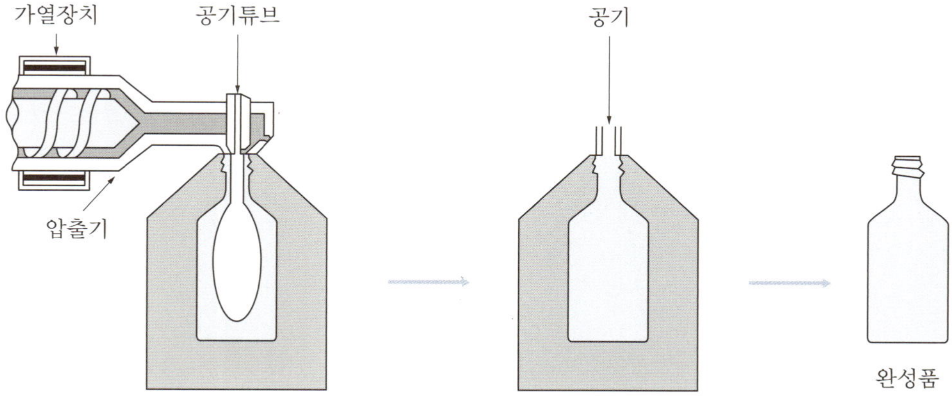

그림 4-27 취입성형

② **압출성형**(extrusion)

압출가공은 펠릿, 과립, 분말 형태의 폴리머 원료를 주입구를 통해 압출관에 공급한다. 압출관 내의 스크루가 회전하며 펠릿을 섞어서 출구쪽으로 밀어내면, 스크루의 기계작용으로 인한 내부마찰과 압출관 둘레의 가열기로부터 열을 받아 펠릿이 녹고, 동시에 스크루 작용으로 관 내의 압력이 증가한다. 길고 일정한 형태의 제품을 만들어내는 방법으로 U형재나 막대, 원기둥과 같은 제품을 만들 때 사용한다. 가공속도가 빠르며 열가소성 플라스틱에만 이용가능하다.

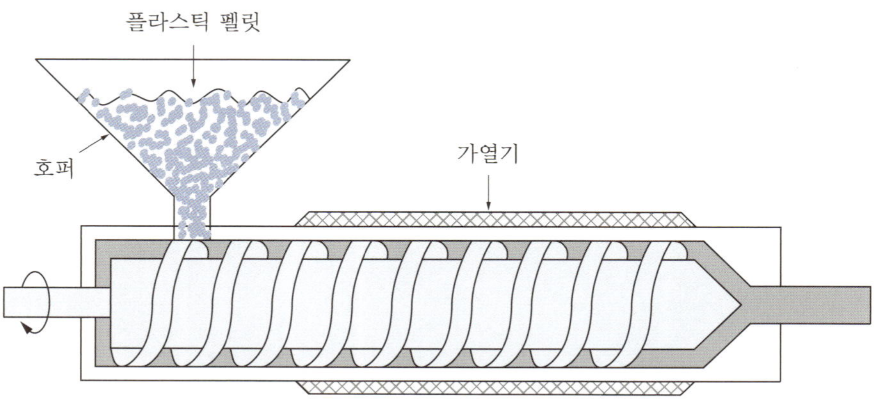

그림 4-28 압출성형

③ **압연법**(calendaring)

재료를 몇 개의 뜨거운 롤러사이로 빼내 판이나 박막형태로 만드는 가공방법으로 탄성 폴리머를 얇은 판으로 만들 때 사용하며, 이 공정으로 제조되는 판재는 대개 열성형에 사용된다.

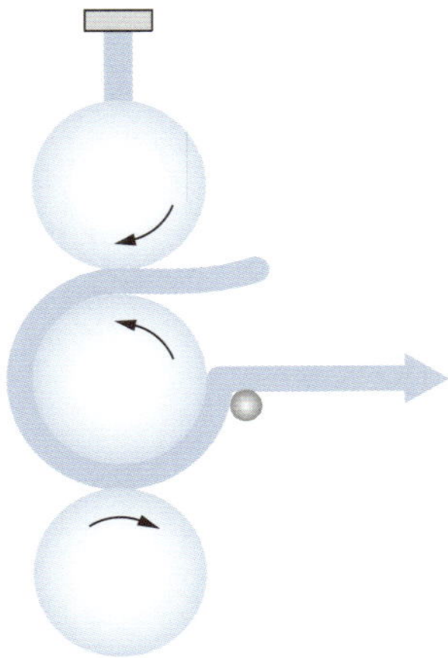

그림 4-29 압연법

(2) 열경화성 플라스틱의 가공방법

① **압축성형**(compression molding)

예열된 정량의 재료를 개방된 주형에 올려놓고, 주형의 윗부분을 눌러 열과 압력을 가해서 제조하는 방법으로 열경화성 재료를 가공하는 가장 일반적인 가공방법이다. 사출성형법보다 많은 시간을 요하는 가공방법이다.

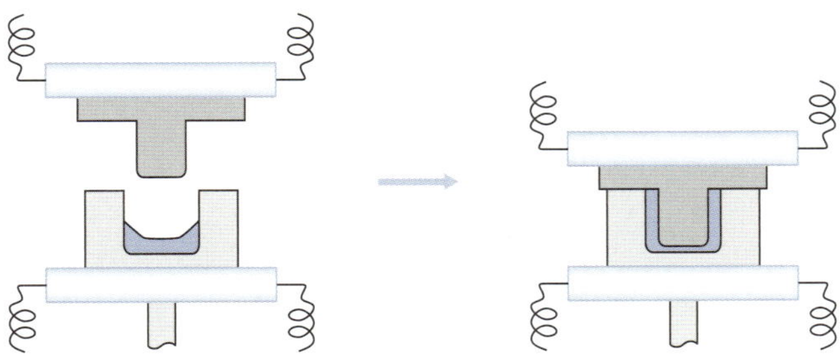

그림 4-30 압축성형방법

② **전사성형**(transforming)

이송성형이라고도 하며, 재료를 폐쇄된 가열금형속에 압입한 뒤 이송시키는 과정에서 가소성을 띤 재료를 경화시키는 가공방법으로 복잡한 형상의 가공에 적합하다. 사용되는 기계의 유형에 따라 램, 플런저, 회전스크루가 재료에 압력을 가하여 좁은 통로를 통해 금형 공동부로 유입된다. 이때의 유동으로 상당한 열이 발생하여 재료온도를 올리면서 재질을 균질하게 한다. 가교결합으로 경화가 일어나며 금형에 유입될 때의 수지는 용융상태이므로, 사출성형 정도로 섬세하고 복잡한 제품을 가공할 수 있다. 압축성형으로 불가능한 복잡한 형태에 두께가 일정하지 않은 제품의 제조에 적합하다.

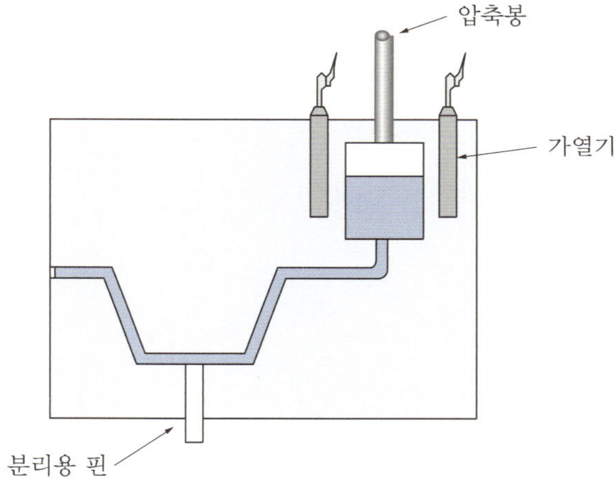

그림 4-31 전사성형

③ **반응사출성형**(reaction injection molding)

열경화성 플라스틱에 적용되는 공정으로, 두 종류 이상의 반응액체를 금형 공동부에 고압으로 밀어 넣고, 금형에서 화학반응을 신속하게 일으켜서 응고하는 방법이다. 구조용 부품의 보강재를 만드는데 이 공정이 이용된다. 반응물들이 고압에 의해 혼합실로 밀려들어가게 되면, 반응물들의 발포작용으로 인해 주형의 세부에까지 재료가 흘러들어가게 만드는 방법으로 1 kg 이상이 되는 큰 부품을 만드는데 사용되는 가장 일반적인 방법이다. 주로 폴리우레탄 폼이 사용된다.

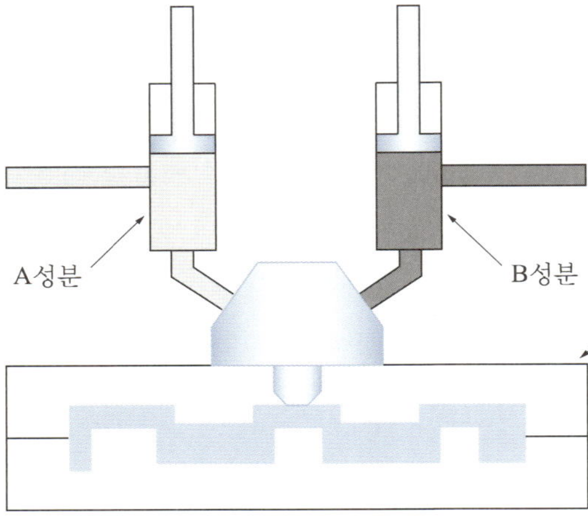

그림 4-32 반응사출성형

(3) 열가소성, 열경화성 플라스틱의 가공방법

① 사출성형(injection molding)

과립상태의 수지를 호퍼에 투입하여 가열실린더에 공급하여 용융시키고, 용융된 재료는 유압 플런저나 압출기의 회전 스크루에 의해 분할다이의 공동부로 사출된다. 사출된 용융 플라스틱을 가압 상태로 금형에 주입하여 제조하는 방법으로 주로 열가소성 재료에 적용하는 공법이다. 대부분의 일상 생활용품, 완구 등이 이 방법으로 제조된다. 열가소성 플라스틱의 경우에는 금형온도가 그리 높지 않으나 중합반응 및 가교결합이 일어나므로 금형온도가 올라간다. 어떠한 경우든 성형된 제품이 충분히 냉각된 후 또는 화학반응이 충분히 진행된 후에 금형을 열어서 제품을 이탈시켜야 한다.

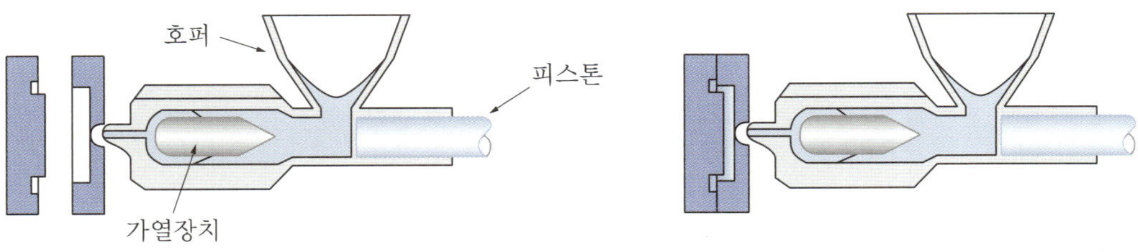

그림 4-33 사출성형방법

② **회전성형**(rotational molding)

속이 빈 부품을 만드는데 이용되며, 금속주형에 수지 입자를 넣고 열을 가하면서 금형을 회전시켜 가공하는 방법이다. 열가소성 플라스틱 대부분과 일부 열경화성 플라스틱으로 속이 빈 대형 제품을 제조할 때 사용하는 방법이다. 두 부분으로 분리되는 금속제 금형은 서로 수직한 두 개의 축에 의해 회전되도록 설계되어, 미리 계량된 수지의 미세분말을 가열된 금형에 넣고 가열장치에서 더욱 가열하면서 두 개의 축으로 회전시키면, 분말이 금형 내부에서 이동되며 수지를 완전 용융시키지 않고도 서로 융착될 수 있다. 어떤 경우에는 가교결합을 촉진하는 화학 반응제를 분말에 첨가하여 제품이 금형에서 성형된 후에도 지속적인 가결에 의해 가교결합이 일어나도록 하기도 한다.

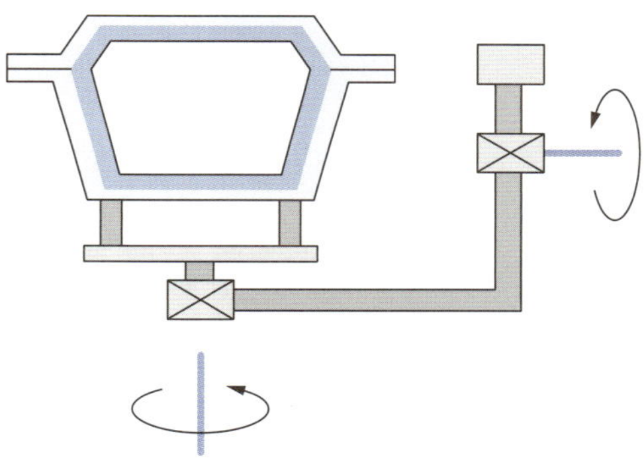

그림 4-34 회전성형

(4) 플라스틱 복합재의 가공방법

① **단선감기**(filament winding)

섬유를 액체상의 수지, 촉매, 염료와 자외선 흡수제 등이 섞여 있는 수지통 속을 통과시킨 뒤, 여분의 수지를 닦아낸 뒤, 감개(mandrel)에 감아 제조한다. 수지의 함유량은 섬유의 장력과 수지를 닦는 장치에서 수지를 닦아내는 정도에 관련되며, 주로 화학약품을 담는 탱크와 파이프 제조용으로 널리 사용된다.

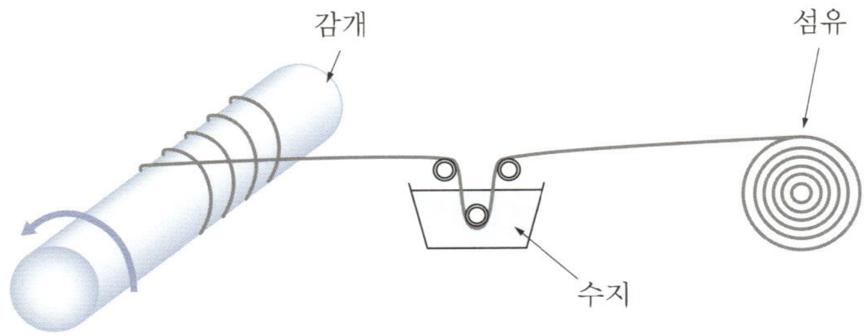

그림 4-35 단선감기

② **압축성형**(compression molding)

주로 열경화성 수지가 사용되며 성형 화합물을 압축하여 원하는 형상으로 가공하는 방법이다. 짧은 시간에 복잡한 형상의 제품을 만들 수 있으며, 여러 가지 구멍, 보스, 리브 등을 삽입하여 일체로 성형할 수 있다. 성형 화합물을 금형 단면적의 60~70% 정도 채우고, 금형에 열을 가하면서 금형 윗부분을 일정한 속도로 하강시키면 성형 화합물의 압력이 상승하여 금형을 채우게 된다. 경화가 어느 정도 끝나면 금형을 열고, 분리용 핀을 사용하여 제품을 꺼낸다. 판형(SMC, sheet molding compound), 덩어리형(BMC, bulk molding compound), 두꺼운 형태(TMC, thick molding compound)의 성형 화합물을 사용한다.

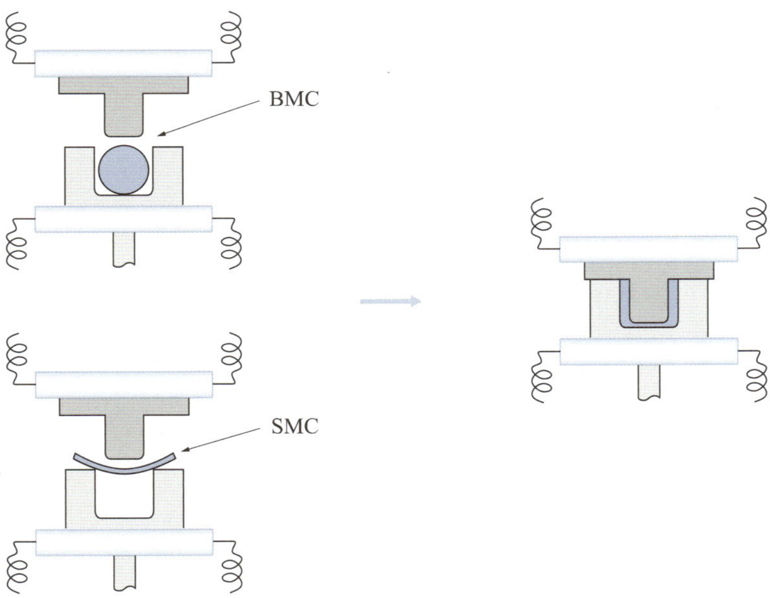

그림 4-36 압축성형법

(ㄱ) SMC(sheet molding compound)

보통 유리섬유 보강 폴리에스터 수지(glass-fiber-reinforced polyester resin) 제품을 생산하는 과정에서 사용되며, 그 재료는 일반적으로 열경화성 수지와 잘게 다져지거나 연속적인 유리섬유 강화재로 구성되어 있다. SMC 가공기계에서 생산되는 SMC판은 대개 0.6~1.5 m 크기를 가지며, 가장 흔한 것은 1.2 m 크기이다. SMC의 가공은 반죽 저장소에서 시작되며, 반죽은 플라스틱 캐리어 필름(plastic carrier film) 위에 있는 수지 충전재 반죽(resin filler paste)과 일정한 비율로 혼합된다. 반죽은 여러 가지 물질로 이루어져 있는데, 가공 조건과 용도에 따라 변하게 된다. 캐리어 필름 위의 유리 충전재는 절단기를 통과하면서 25 mm 크기로 절단이 되어 수지 베드(resin bed) 위로 떨어지면서 샌드위치 되어 판형 혼합물을 제조한다. 혼합물은 처음 혼합되고 압축성형 기계 안에 놓여 질 때 팬케이크 반죽 정도의 농도를 가지며, 성숙된 후 점증제가 반응하게 되면 무거운 퍼티 또는 충전재의 농도를 얻게 된다. 재료를 금속 성형 틀에 넣은 후, 틀에 큰 압력을 가하게 되며 열과 압력으로 인하여 재료가 틀을 가득 채우게 되며, 일반적으로 150℃ 정도인 성형 틀의 열은 재료 안의 촉매제를 활성화시키게 된다.

(ㄴ) BMC(bulk molding compound)

두꺼운 로프나 통나무 형태로 제조되며, 유럽에서는 DMC(dough molding compound)로 알려져 있다. BMC는 6~12 mm 정도의 E-유리섬유를 무게비로 10~25% 정도 포함하는 폴리에스터 수지로 이루어져 있다. 수지의 배합은 SMC와 비슷하며 수지와 짧은 유리섬유의 혼합물이 강력한 믹서에 혼합되어 통나무 형태로 압출(extrusion)되어, 작은 길이로 잘라진다. 압출기에서 압출된 후 곧 성형될 경우에는 수지에 증점제를 넣지 않는다. 그렇지 않은 경우에는 MgO 분말과 같은 증점제를 수지에 넣은 후 점성을 증가시키기 위하여 숙성기간을 거친다. BMC로 성형된 제품의 인장강도, 인장강성 및 충격 흡수에너지 등의 기계적 성질은 SMC로 성형된 제품보다 떨어진다. 이러한 기계적 성질의 저하는 포함된 섬유의 길이가 작고, 섬유의 양이 적기 때문이다.

(ㄷ) TMC(thick molding compound)

두께가 6 mm 이하인 SMC의 일종으로, TMC는 판의 두께가 50 mm까지 된다. TMC는 미리 혼합된 수지 반죽과 단섬유를 커다란 함침롤 사이를 통과시켜 제조한다. 롤을 빠져 나온 TMC는 두 장의 폴리에틸렌 필름에 포장된다. SMC 내의 유리섬유의 배열이 기본적으로 2차원 형상인데 비해, TMC 내의 유리섬유의 배열은 3차원 분포를 갖는 장점이 있다. 또한 압축성형 시 플레이(play)의 개수를 적게 사용하여도 되므로, 층간균열이 생길 확률이 적다.

③ 연속인발(continuous molding)

수지를 묻힌 유리섬유를 금형을 통해 뽑아내는 방법으로 관이나, I-빔의 형태로 만들 수 있다. 길고 곧으며 단면적이 일정한 구조제를 제조하기 위하여 사용되며, 섬유를 한쪽에서 당겨서 경화제, 염료, 자외선 차단제 및 화재 지연제가 담겨져 있는 수지통을 통과시킨다. 혼합된 소재들은 예열이 된 여러 단계의 금형 내부를 통과하며, 이때 섬유가 균일하게 배열되면서 수지를 짜내게 된다.

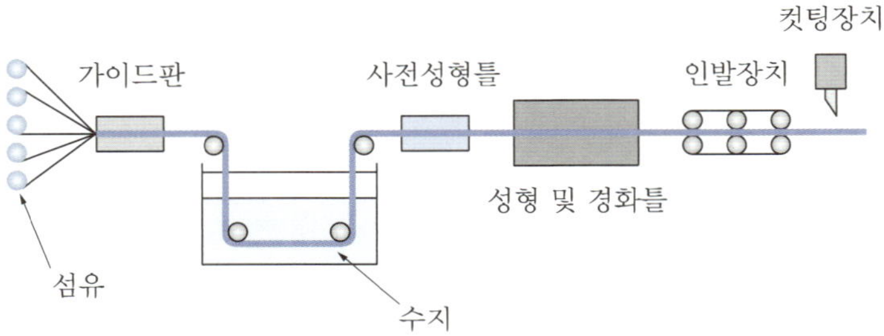

그림 4-37 연속인발

④ 절단섬유분사(chopped fiber spraying)

수동 적층방법과 같은 효과를 가지지만 속도가 훨씬 빠르다. 두 종류의 수지가 분사기에서 섞여 주형 위로 분사되는 방법으로, 분사기 내부에 절단기가 있어, 긴 유리사를 짧게 잘라준다.

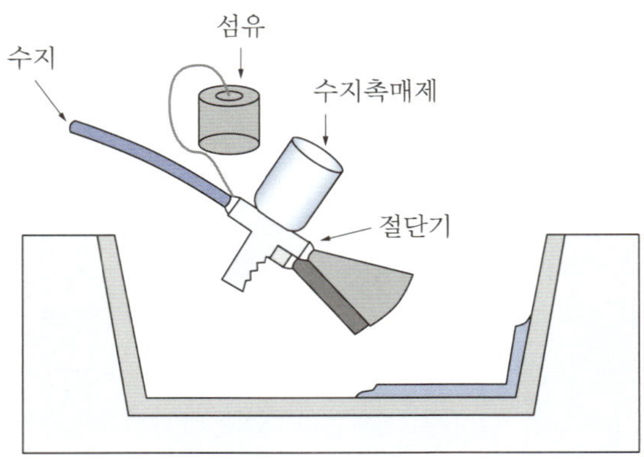

그림 4-38 절단섬유분사법

⑤ **수지전사성형**(resin transfer molding)

건조한 상태의 매트나 천을 아래 금형 위에 놓고, 위의 금형을 덮은 후 촉매처리된 수지를 주입하여 사출하는 방법으로, 압축성형 공정에 비하여 매우 낮은 생산비용을 가지며 금형 체결장치 또한 매우 간단하다는 장점을 가진다. 금속 보강틀, 보강재와 기타 삽입물 등을 금형 내에 넣은 채로 제조할 수 있으며, 캐비닛, 의자, 호퍼, 물탱크, 목욕조와 보트 등을 제조하는데 주로 사용된다.

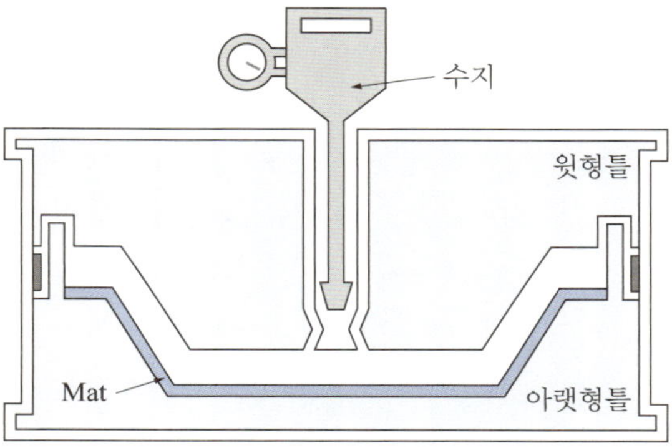

그림 4-39 수지전사성형

⑥ **진공백성형**(vacuum bag molding)

많은 생산량을 필요로 하지 않으나, 고품질이 요구되는 우주항공용 복합소재에 주로 사용되며, 의지용 소켓 제조에도 널리 사용된다. 복잡한 형태의 부품을 제조할 때 사용되며, 판형 재 화합물을 주형틀에 넣은 뒤, 진공백을 이용하여 틀에 밀착시키는 방법이다.

의지·보조기의 복합 폴리머 성형법은 "주형성형" 또는 "적층성형" 등으로 불리나, 공업적으로는 감압백성형법이라고 한다. 의지·보조기의 FRP는 기저(matrix)재료로 아크릴, 폴리에스터, 에폭시 등의 액상 플라스틱을 사용하는데, 강화재로는 유리, 탄소, 나일론, 폴리에스터 등의 섬유를 사용한다.

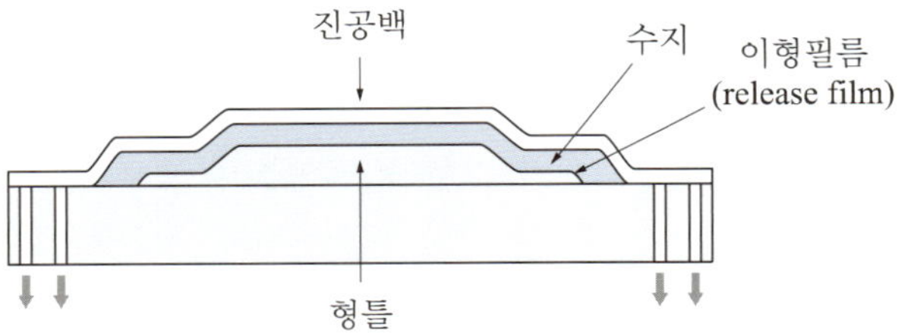

(a) 공업용품

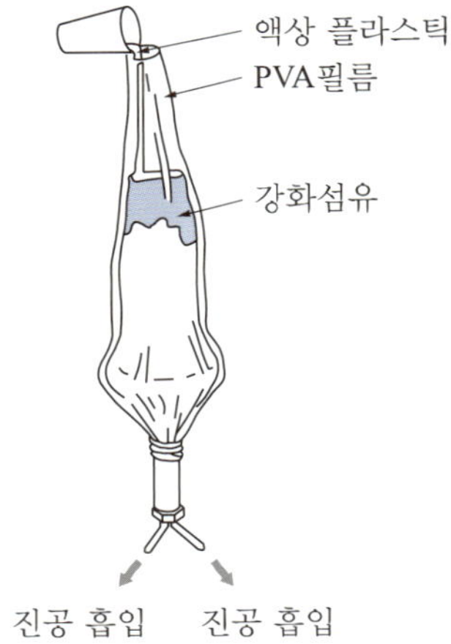

(b) 의지 · 보조기

그림 4-40 진공백성형

Chapter 5

기타재료

5.1 피혁재료(leather)

피혁재료는 수천 년 동안 중요한 상품으로 다루어져 왔다. 오늘날 흔하게 사용되는 최첨단의 소재들과는 다르게 피혁재료는 아주 오랜 역사를 가진 재료이다. 심지어 원시사회는 사용가능한 가죽을 가진 동물의 사육과 사냥을 중심으로 구성되기도 했다. 석기시대의 인간들은 의복을 만드는데 가공되지 않는 가죽을 사용하였으며, 동물의 뼈와 석기를 이용하여 옷장을 만들기도 하였다. 에스키모, 미국 인디안, 아프리카인 그리고 심지어 원시인들조차도 여러 가지 목적으로 피혁재료를 이용해 왔다. 이러한 피혁재료는 스커트와 파카, 샌들, 모카신과 같은 의상재료로 이용되기도 했으며, 텐트를 만드는 재료로도 이용되었다. 또한, 전쟁 시에는 참호와 무기저장고를 만드는 데에도 널리 사용되기도 했다. 최초의 피혁제조 길드는 로마제국의 초기에 등장하였으며, 이후 르네상스 시대에는 전 유럽으로 퍼져나갈 만큼 피혁재료의 역사는 길다고 할 수 있다.

피혁재료는 국제교역에 있어서 여전히 주요한 거래품목 중 하나이며, 인도는 캘커타 근처에 550여개의 가죽가공공장을 가지고 있는 최대의 피혁 수출국이다. 태닝 공정과 폐수처리 공정의 기술이 피혁 산업의 주요한 핵심 공정이며, 이 공정의 진화에 따라 피혁재료는 발수성이 뛰어나며, 빠르고 부드럽게 마르며, 내구성이 향상되어지고 있다.

피혁재료는 원재료의 크기에 따라 하이드(hide)와 스킨(skin)으로 나눠지며, 하이드는 소와 같이 큰 동물로부터 얻은 원피를 지칭하며 스킨은 돼지나 어린 동물로부터 얻은 원피를 지칭한다. 기술적으로는 약 25파운드(약 11.3 kg)를 기준으로 하여 하이드와 스킨으로 분류하고 있다. 이 밖에도 피혁재료를 지칭하는 용어들은 다양한데, 예를 들어 fur는 부드럽고 짧은 털이 있는 가죽을 지칭하며, kip은 어린짐승의 가죽을 지칭하는 용어로 사용되기도 한다. leather는 이러한 원료를 태닝하여 사용가능한 상태로 만들어진 상태를 의미한다.

1. 피혁재료의 특징

피혁재료는 의류나 의지·보조기의 제작에 바람직한 특성을 가지고 있다. 피혁재료의 섬유는 3차원 패턴으로 서로 엮어진 단백질섬유로 구성되어 있으며, 피혁의 대부분을 차지하는 콜라겐 조직은 다공성(porosity)과 통기성(breathability)의 성질을 가지고 있다. 피혁은 건조함을 유지한 상태에서 최대 30%의 수분을 흡수할 수 있으며, 유연성과 탄성, 견고함이 이상적으로 조합된 응력-변형률 특성을 가지고 있다. 또, 성형된 모양을 영구적으로 유지할 수 있으며, 가공을 위해 잘라 내거나 구멍을 뚫고 재봉을 하는 등 가공성이 매우 뛰어나다.

(1) 천연피혁의 장점

의지·보조기 재료로서 피혁의 장점은 피혁재료가 가지고 있는 본질적인 특징에서 기인한다. 천연피혁이 가지고 있는 수많은 기공은 통풍성이 있어 여름에는 내부의 습기를 증발시켜주고, 겨울에는 이 기공자체가 외부 냉기를 차단시켜 보온효과를 가진다. 또한, 섬유구조의 특수성으로 신축에 의한 순응성이 있다. 즉, 피혁으로 제작된 의지·보조기는 플라스틱과 같이 더 딱딱하고 덜 유연한 재료에 비해 환자가 적응하기가 더 수월하다. 또한, 피혁으로 제작된 보조기의 경우 연삭기 등을 사용하여 쉽게 수정이 가능하며, 유연하면서도 압축이 되지 않으며 표면이 아름답고, 내구성이 좋고 염색, 가공이 용이하다. 천연피혁의 섬유질 속에 함유되어 있는 콜라겐과 단백질의 복잡한 유기적 화학작용에 의해 적당한 열처리를 통하면 형태를 잡을 수 있으며, 충격 흡수와 제어 능력을 가지고 있어 의지·보조기의 사용에 큰 장점을 가지게 된다.

(2) 천연피혁의 단점

피혁재료로 제작한 의지·보조기는 같은 정도의 운동제한 능력을 가지는 열가소성 수지에 비해 부피가 크게 된다. 또한, 피혁은 제한된 정도의 습기에는 잘 견디지만, 반복되는 습기에는 버티는 능력이 떨어진다. 또한, 건조되면서 축소되는 성질을 가지고 있으며, 가성칼리, 가성소다, 소석회 등의 알칼리는 피혁의 단백질을 분리시키기 때문에 이러한 종류의 약품에 취약하다.

2. 의지·보조기에서의 사용

피혁재료는 충격 흡수 능력으로 인해 신체부위에 작용하는 과도한 힘과 응력을 제한하기 위한 의지·보조기에 사용되어 왔다. 상지의지의 하니스(harness)의 일부를 제작할 때 많이 사용되며, 현가용 스트랩, 허리띠, 소켓 안감(lining), 의지의 외관용에 흔히 사용된다. 내구성과 강도를 주어야 하는 부분에는 무거운 말가죽과 잘 늘어나는 소가죽이 주로 사용된다.

3. 천연피혁재료의 제조 공정

동물로부터 얻은 원피는 소정의 가공공정을 거쳐 피혁재료가 되는데, 이러한 가공공정은 동물이 살아있을 때의 가죽의 기능과 가능한 같도록 하고 그의 결점을 보완, 가공하는 것으로, 피혁과 원피의 종류에 따라 약간의 차이는 있으나, 태닝 공정(tanning)을 기준으로 전처리 공정(pre-tanning)과 태닝 공정(tanning), 마무리 공정(finishing)으로 나누어 설명할 수 있다. 각각의 공정 또한 여러 단계의 작업을 거치게 되는데 이를 간략히 살펴보면 다음과 같다.

(1) 전처리 공정(pre-tanning)

이 공정은 태닝에 앞서 가죽에 붙은 불순물을 제거하고 태닝 처리하기 좋게 만드는 과정이라고 볼 수 있으며, 다음과 같은 작업으로 이루어진다.

① 보관(curing)

도살장에서 이루어지는 공정으로 벗겨낸 가죽을 염장 저장하는 공정으로 염생법과 염건법이 있다. 염생법은 벗겨낸 가죽을 충분히 세정한 후 육면을 위로해서 펴 놓은 다음, 소금을 균일하게 바른 후, 두 번째 가죽의 육면을 첫 번째 육면 위에 겹쳐지게 해서 높이가 1.5~2.5 m가 될 때까지 반복하여 쌓아놓는다. 이렇게 할 경우 소금이 가죽에 침투됨과 동시에 탈수되는데 최저 11일간을 쌓아놓는다. 유럽에서는 소금과 함께 탄산나트륨 2%, 나프탈렌 1%를 사용하기도 하는데, 이는 가죽의 품질변화를 방지하기 위해서이다. 염건법은 신선한 가죽에 소금을 뿌린 후 매달아서 건조하는 방법으로 염생법에 비해 가벼워 보관이나 수송에는 편리하나 처리가 잘못될 경우 나쁜 원료가죽이 된다. 이 경우 건조는 천천히 해야 하며 고온에서 건조하는 것은 피해야 한다. 또한, 이를 사용하기 위해서는 염생법보다는 더 오랜 시간 동안의 수적과정이 필요하며, 그 과정에서 가죽이 손상되기도 한다.

② 담금 혹은 수적(水積) 또는 수침(水浸) (soaking)

피혁공장에서는 오염물질과 불필요한 염분의 유착을 막고 건조과정에서 손실된 수분을 보충하기 위해 가죽을 깨끗한 물에 담그게 되는데, 이 공정을 담금 혹은 수적 또는 수침(soaking)이라고 한다. 보통 목재의 회전 드럼이나 패들(paddle)을 사용하고 수온 15~20℃에서 일차로 오물을 제거한 후 방부제를 첨가하여 약 24시간 동안 담가둔다.

③ 탈모(unhairing) 또는 석회침(liming)

가죽에 붙어있는 털을 제거하는 공정으로 주로 석회 황화나트륨 같은 털 제거 용액에 2~3일 동안 저장하여 느슨해진 털을 기계적인 방법이나 수작업으로 제거하는 방법이 주로 사용되어 왔으므로 보통 이를 석회작업(liming process)라고 부른다. 원피의 탈모작업은 원료가죽의 종류에 따라 여러 가지 방법이 있으나, 가장 주된 목적은 원피에 붙어있는 털을 생화학적으로 분해, 제거하고 수침공정에서 남아 일부 잔존해 있는 가용성 단백질을 계속적으로 용출시키는데 있다. 이외에도 원피의 알칼리 팽윤 및 섬유상 단백질의 개방을 유도하여 콜라겐 섬유 단백질 이외의 불필요한 비조직 단백질을 제거하고 원피내 천연지방의 검화작용을 실시하여 원피가 충분한 탈지효과(degreasing effect)를 얻는 것을 그 목적으로 한다. 이때 제거된 털은 절연제로서 석고나 석고반죽을 단단하게 하는 용도로 사용되거나 펠트(felt)나 방석, 그 밖에 다른 용도로 사용하게 된다. 이와 같이 탈모된 원피를 나피(pelt)라고 한다.

④ 제육(fleshing) & 때빼기(scudding)

털을 뽑은 거친 면 또는 가죽의 겉 표면에서 털을 제거한 후에는 표면 안쪽에 붙어있는 육질과 연한 근육조직 제거가 필요한데 이를 제육이라고 한다. 제육은 날카로운 칼날을 사용하여 기계적으로 제거한 뒤 구부러진 칼날을 사용하는 수작업으로 부스러기를 제거하여 마무리한다. 제육공정 이후에, 표면을 깨끗하게 만들기 위해 땀구멍까지 말끔하게 정리하게 되는데 이 과정을 때빼기라고 한다. 때빼기는 잔류물을 원료피로부터 압출시키는 방법을 사용하며 보통은 scudding machine(또는 beaming machine)을 사용한다.

⑤ 탈회(deliming)

탈회, 효해, 침산은 일반적으로 탈모된 가죽을 화학적, 물리적으로 처리하여 제혁을 위한 준비공정으로 행해진다. 석회 처리된 가죽은 산도가 약 11～12 정도이며, 섬유는 부풀고 팽창되어 있으므로, 이 공정을 통하여 가죽의 콜라겐을 파괴시키지 않고 단계적으로 조직을 정화하여 나가는 것으로 산도의 조절과정이라고 할 수 있다. 석회침 된 나피를 직접 태닝공정에 투입하면 급격한 산도(pH)의 변화가 일어나게 되고, 이는 크롬의 침전을 생성시키거나 불균일한 팽창을 일으켜 콜라겐 섬유조직을 파괴시킬 위험도 있게 된다. 탈회공정은 강한 알칼리 상태에 있는 나피를 중화시키고자 이미 팽윤되어 있는 상태를 원래의 상태로 전환시켜주고, 나피 내부의 강한 알칼리 성분 등을 제거시켜 유연하고 부드러운 상태로 만들기 위한 작업이다. 이를 위해 강한 알칼리성 화합물을 완만하게 중화하여 효해(bating)하기 좋은 약한 알칼리 상태로 만들기 위해 연속적으로 물을 가해 알칼리 성분들을 제거하거나(단순 수세법), 염안(ammonium chloride) 또는 유안(ammonium sulfate) 등을 사용하여 화학적으로 제거하는 과정으로 단백질의 섬유조직이 파괴되지 않도록 조심스럽게 행해진다.

⑥ 효해(bating)

탈회작용만으로는 섬유조직을 충분히 이완시키기 어려우므로, 유연성과 신장력이 풍부하고 은면이 미려한 가죽을 얻기 위해서 박테리아나 효소를 첨가하여 가죽의 품질을 향상시키기 위한 공정이다. 보통 효소는 소의 췌장에서 얻어지는 단백질 분해효소(pancretin)나 돼지의 췌장에서 얻어지는 트립신(trypsin)이라는 효소를 사용하는데, 이외에도 세균이나 곰팡이와 같은 여러 가지 단백질 분해효소도 시판되고 있다. 단백질 분해효소는 원피중의 여러 단백질에 작용하여 콜라겐 섬유를 분리시키고, 섬유 간 물질이나 은면과 모발에 잔존하는 케라틴(keratin)의 부분 분해물을 더욱 가수분해하기 때문에 깨끗하고 매끈한 은면을 얻을 수 있다.

⑦ 침산(pickling)

탈회 및 효해처리를 끝낸 나피를 크롬 태닝 하게 되면, 나피가 크롬액 중의 산을 급속히 흡수하게 되어 은면층에 과도한 태닝이 되게 되고, 중간층에는 태닝이 되지 않는 부분이 생겨 은면에 균열이 생기게 된다. 침산은 크롬 태닝 할 나피를 염과 산을 사용하여 태닝에 적합한 산도(pH)가 되도록 하기 위한 공정이다. 일반적으로는 효해 처리한 나피를 드럼 혹은 패들 속에서 물과 상당량의 소금과 같이 회전 용해 후 황산을 첨가하여 침산하는 방법을 사용한다. 식물성 태닝의 경우에는 이 공정은 거치지 않고 사용된다.

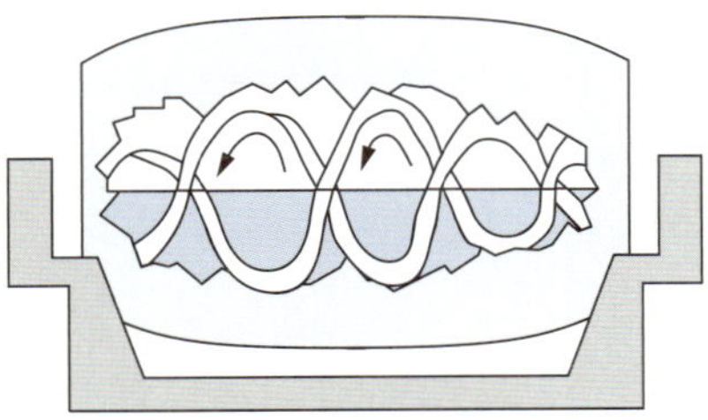

담금(soaking), 효해(bating), 침산(pickling), 태닝(tanning)

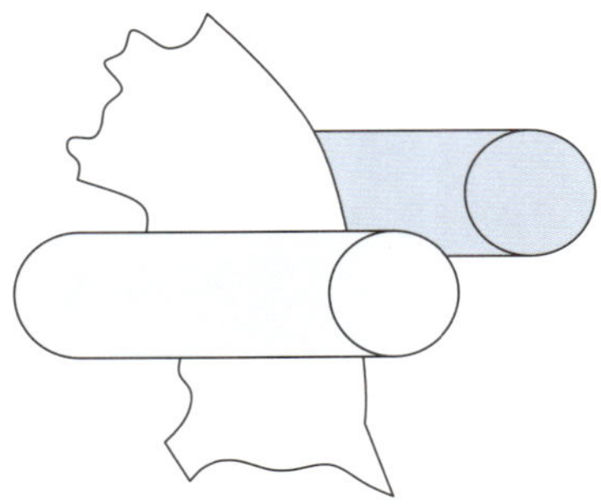

제육(fleshing)

그림 5-1 전처리 공정

(2) 태닝(무두질, 유제) 공정(tanning)

태닝 공정을 거친 피혁과 생가죽의 주요한 차이는 생가죽은 젖은 상태에서 방치하면 부패하고 건조되면서 굳어지는데 반해, 태닝 된 가죽은 부패하지 않고 건조하여도 경화되지 않는 등의 특성을 가지게 된다. 태닝은 섬유상 단백질을 안정된 물질로 바꾸어 부패되지도 않고 내열성, 신축성 등 물리, 화학적 변화에 적용할 수 있는 성질을 부여하므로 피혁재료의 제조에서 가장 중요한 역할을 하고 있다. 태닝방법은 크게 식물성 태닝과 크롬 태닝으로 나뉠 수 있다. 태닝의 원어인 태닝은 동물피를 가죽으로 만들 때 사용한 과실이나 나무줄기에서 채취한 즙이 탄닌(tannin)산을 함유한 것이고, 따라서 이러한 탄닌 성분을 가죽에 사용했기 때문에 태닝이라고 한다는 설과 영어에서 햇볕에 그을리는 것 자체를 tan이라고 한데서 유래하였다는 등의 설이 있다. 이 태닝 공정에 따라서 피혁재료의 물리적 특성이 크게 달라지는데, <표 5-1>을 보면 태닝의 종류에 따라 그 특성이 크게 바뀌는 것을 볼 수 있다.

표 5-1 태닝의 종류에 따른 피혁재료의 물리적 특성

태닝 방법	인장강도(MPa)	연신율(%)	내열성
식물성	32～42	23～25	약하다
크 롬	41～42	47～48	강하다

① 식물성 태닝(vegetable tanning)

식물성 태닝 방법은 전처리 공정에서 처리된 원재료를 미모사(mimosa), 체스넛(chestnut), 아카시아(acacia) 등 식물의 과실이나 줄기, 잎에서 추출한 액에 2개월에서 4개월가량 담가 진행하는 공정으로 피부자극이 적은 고급피혁을 생산하는데 주로 사용된다. 탄닌 속에 포함된 폴리페놀(polyphenol)화합물이 콜라겐(collagen) 속의 아미노기와 결합하면서 태닝이 일어나고, 태닝이 끝난 피혁은 표면과 단면 모두 탄닌의 다갈색을 띄고, 부풀어 있는 단단한 상태가 된다. 식물성 태닝 공정을 거친 피혁은 방수와 뛰어난 견고성을 가지며 피부 적합성이 우수하여, 의지·보조기에 사용되는 대부분의 피혁재료는 식물성 태닝 방법을 통해 생산된 피혁을 사용한다.

② 크롬 태닝(chrome tanning)

오늘날 시중 피혁제품의 80% 이상을 차지하고 있다. 강도와 경도가 필요한 지지목적으로 사용되며, 염기성 황산 크롬액을 사용한다. 이 화합물은 콜라겐의 산과 결합하여 태닝이 진행되는데, 대개 5시간에서 16시간 정도의 짧은 시간에 가공이 가능하다. 방열이 되는 가죽이 생산되며 오래 사용할 수 있으며, 크롬 화학 증류수로 채워진 회전하는 드럼통에 재료를 돌려서 가공이 진행된다. 이 방법으로 태닝 한 피혁은 청색을 띄고 부드러운 특성을 지니고 있다. 크롬 태닝 한 피혁은 피부에 자극적일 수 있지만, 앨러지 반응의 가능성이 적도록 발전되어 왔으며, 주로 신발의 상단부위, 장갑과 의복용 가죽에 사용된다.

③ 오일 태닝(oil tanning)

식물성 태닝 시 오일 성분을 많이 포함시켜 가공하는 방법으로 생선기름이나 지방성 물질이 들어 있는 곳에 마른 가죽을 집어넣고 원래의 자연적인 수분을 되찾을 때까지 두드려서 가공한다. 오일 태닝 가죽은 연하고 유연할 뿐 아니라 방수성이 강해 세탁이 가능하고, 독특한 광택과 얼룩이 있는 거친 표면이 특징이다. 세탁을 할 수 있다는 것이 큰 장점으로 "세무(chamois)"는 본래 양피를 오일 태닝 한 것을 의미하며, 현재는 주로 안경이나 카메라 렌즈를 닦는데 사용하는 피혁으로 가장 많이 사용되고 있다.

④ 혼합 태닝(combination tanning)

크롬 태닝 한 피혁을 다시 식물성 태닝을 함으로써 가공공정의 시간을 줄이면서 피부자극이 적은 피혁을 생산하기 위한 방법으로 사용된다.

(3) 마무리 공정(finishing)

① 수교(samming) 또는 물짜기

수교기(samming machine)로 수분을 제거하는 공정이다.

② 분리(splitting)

무거운 가죽에서 사용되는데 가죽을 겹으로 나누는 것을 말한다. 이 공정에서는 분할기(band knife machine)로 가죽을 일정 두께로 분할하여 균질한 두께를 가지도록 한다. 이때 살 쪽의 layer는 중질의 가죽을 만들기 위해 사용된다.

③ 세척(washing) 및 중화(neutralization)

식물 태닝 한 피혁은 태닝처리 후 표백을 하지만, 크롬 태닝 한 피혁은 유리상태의 산을 제거하기 위해 중화가 필요하다. 산이 잔존하거나 너무 강하게 중화되면 가지공정이나 염색 등에 좋지 않은 결과를 주고 피혁의 기계적 성질이 저하된다. 이런 중화작업의 전후에는 분리과정에서 생긴 가죽 부스러기와 가죽 조작 등과 가죽 속에 잔존하는 태닝제 등을 제거하는 작업을 하는데 이를 세척이라고 한다.

④ 제유(retanning)

합성 태닝제를 이용하여 태닝제들이 가지고 있는 각종 특성을 태닝 된 가죽에 첨가하여 피혁의 성질을 개선하기 위한 공정으로, 합성 태닝제로는 주로 크레졸, 페놀, 나프탈렌과 같은 aromatic계 화합물을 사용하며, 이 공정에서 얻을 수 있는 효과는 다음과 같다.

- 식물성 태닝 및 크롬 태닝으로 처리된 피혁의 밝은 색상 유도
- 가죽 내부의 중진감 증진
- 가죽 조직의 유연성 부여
- 염색 시 염료의 균염 역할
- 염색 시 염료의 침투 촉진
- 피혁 표면의 수축 현상 유도

⑤ 염색(dyeing)

보통 아닐린(aniline) 염료를 사용한다. 희망하는 색을 얻기 위해 두 가지 이상의 염료를 혼합하여 사용하는 경우에는 각 염료의 침투성이 다르기 때문에, 희망하는 색에서 가장 가까운 색의 염료를 선택한 뒤, 그 색을 보정하는 정도로 다른 염료를 가하는 것이 바람직하다. 일반적으로 드럼, 패들을 사용하여 염색하며 건조 후의 가죽은 붓이나 스프레이로 염색한다.

⑥ 가지(加脂)(fat liquoring)

가죽은 생존 시에는 가죽 내에 지방이나 각종 단백질에 의해 생체내의 단백질섬유 간에 윤활작용을 하지만, 원피에서 태닝공정까지 진행되게 되면 생가죽에 존재하던 지질이나 단백질 대부분의 성분들이 알칼리나 계면활성제, 효해제의 작용으로 분해 용출되어 버리고, 남아있는 콜라겐 등의 단백질도 크롬 태닝에 의해 화학적 변성이 된 상태이므로 이런 피혁을 그대로 건조하게 되면 나무 막대기처럼 경화되어 사용이 불가능하게 된다. 가지 공정은 이러한 현상을 피하기 위해 가죽을 유화오일, 녹인 수지가 들어있는 드럼에서 돌려 태닝 과정에서 제거된 수지와 자연산 오일을 복원하기 위해 필요한 공정이다.

⑦ 수교(물짜기) 및 연화(softening)

염색, 가지가 끝난 피혁은 안정한 화학적 결합을 위해 24시간 이상 적재, 숙성한 후 수교작업을 한다. 수교작업을 마친 피혁은 은면의 주름을 펴고 표면을 평활하게 하기 위해 롤러식 연신기나 원통식 연신기를 이용하거나 손으로 피혁 표면을 문질러 연신한다. 주름이 있는 상태에서 그대로 건조하게 되면 열에 의해 단백질 변성이 일어나 그 후 기계적으로 아무리 신장 처리하여도 이를 바로잡기 힘들게 된다.

⑧ **건조(drying)**

견고하고 부드러움을 유지하면서 수축을 최소화하는 방법으로 가죽을 건조한다. 건조에는 피혁을 걸어서 널거나 판에 늘여 붙여 실내외의 통풍에 의해 건조하는 천연건조와 진공건조, 열풍건조 등의 방법을 사용하는 강제건조방법이 있다. 천연건조의 경우 설비비가 싸고, 가죽의 질감이 좋지만 관리가 어렵고 넓은 장소가 필요하며 기후에 의해 품질이 좌우되는 문제점이 있다.

⑨ **가습(conditioning)**

건조 처리된 가죽에 부드러움을 주기 위한 방법으로 가죽에 약간의 습기를 부여하는데, 물, 톱밥 기름 등을 사용한다. 35% 정도의 습기를 가지고 있는 톱밥에 가죽을 묻거나, 40~60℃의 온수에 단시간 침지한 다음 싸서 1~2일간 두어 알맞은 습도를 고루 갖게 한다.

⑩ **도장 및 마무리**

도장은 가죽에 도료 등을 도포하는 공정으로 패드를 사용하여 손으로 하거나, 스프레이나 커튼 코트(curtain coat)를 사용하는 방법이 있다. 도장 후 마지막 처리작업으로 카세인(casein) 등을 도장한 가죽은 광택(glazing)작업을 하고, 요철무늬를 내기 위한 엠보싱(embossing), 스웨이드 등을 기모하기 위한 버핑(buffing) 작업 등을 한다.

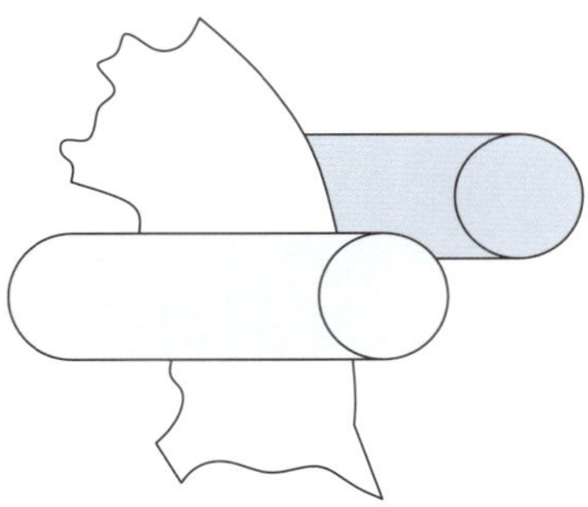

분리(splitting)

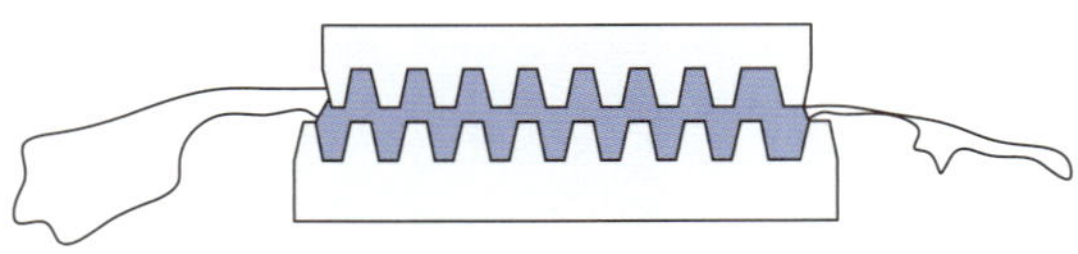

연화(softening)

그림 5-2 마무리 공정

4. 피혁의 몰딩 방법

가족을 모양을 잡는(molding) 방법은 대단히 많지만, 보장구의 일부분과 의지의 모양을 잡는 일반적인 방법은 가죽을 느슨하게 될 때까지 물에 담가 두었다가 공구를 사용하여 석고나 나무로 모형 위에서 잡아당기는 방법이다. 가죽의 모양을 잡기 위해 가죽의 부드러운 면을 편평하게 펼쳐놓고 결의 면이 젖은 흔적이 보이기 시작할 때까지 스펀지로 육질이 있던 면에 찬물을 골고루 뿌려준 뒤 가죽 몇 조각을 한 더미로 결대로 쌓아 올리는데, 젖은 천 등으로 공기의 흐름이 없거나 적은 시원한 장소에 약 24시간 동안 보관한다. 이렇게 피혁을 축축하게 만드는 과정을 mulling이라고 하는데, 대부분의 가죽은 이 과정에서 수분 함유량이 40% 증가한다. 모양이 잡힌 피혁이 한 번 마르고 나면, 영구적으로 그 모양을 유지하며 오랫동안 신체 부위의 윤곽과 성형을 지속한다.

5. 피혁재료의 강화

피혁재료의 형태와 강도를 강화하는 방법으로는 일반적으로 피혁자체를 겹쳐서 사용하거나(laminate), 플라스틱 등의 재료를 피혁 사이에 넣는 방법을 사용하며, 이와 같은 방법으로 강화한 피혁을 laminated leather라 하는데, 전체 두께 대비 높은 비율의 재료를 주재료로 표기한다. 예를 들어 피혁의 두께가 전체 두께의 50%일 경우에는 "폴리우레탄/피혁 라미네이트(laminate)"와 같은 식으로 통칭한다.

또, 신체의 뼈 부분과 같이 돌출되어 있는 부분에 사용하는 보조기의 경우 피혁사이에 폼플라스틱(foamed plastic)이나 펠트(felt)를 샌드위치 하여 사용하기도 한다.

6. 합성피혁 및 인공피혁

천연피혁은 자연의 동물로부터 얻어지는 산물로 그 생산량은 한정되어 있어 이의 대체소재로 개발된 것이 합성 및 인공피혁이다. 인공피혁(manmade leather)은 천연피혁을 모델로 하여 개발되었으며, 천연피혁의 은면층에 상당하는 부분은 연속, 미세, 다공구조의 우레탄 수지, 망상층에 해당하는 부분은 부직포에 우레탄 수지를 함침하여 만들어진 2층 구조로 되어 있다. 이에 반해 합성피혁(synthetic leather)은 주로 직편포와 합성수지층의 2층 구조로 되어 있으며, 수지층의 수지 종류에 의해 폴리우레탄계와 폴리아마이드계로 분류된다.

합성피혁의 대표적인 것으로는 레더 클로스(leather cloth)가 있는데, 이는 기지(base)재료로 면이나 유리섬유를 사용하고, 이 위에 1 cm^2에 15만개의 미소한 구멍이 있는 발포성 수지를 도포하여 만든다. 또, 이 밖에 천연고무나 인조고무, 합성수지 등을 기지재료로 사용한 합성피혁도 있다. 이와 같은 합성피혁의 인장강도는 약 10 MPa, 연신율 40~100%로, 천연피혁에 비하여 강도는 약하나 연신율은 큰 편이다. 외관, 촉감, 투습성 등은 천연피혁에 가까우나, 3차원적 섬유조직이 아니기 때문에 반복되는 변형에 약하고 흠집이 나기 쉬운 점이 결점이다.

(1) 합성 및 인공피혁의 특성

합성 및 인공피혁은 천연피혁에 비해 대량 생산에 적합하며, 천연피혁에 비해 재질이 균질하여 방향에 따른 강도, 신축성 등의 차이가 없으며, 방수성이 뛰어나고 변질이 없다. 그러나, 섬유간의 결합이 약하고, 파열강도도 낮아서 표면이 잘 벗겨지고, 내후성이 약해 기온 변화에 따라 피질이 변하기 쉽다.

(2) 합성 및 인공피혁의 차이점

합성피혁과 인공피혁은 기층에 있어 차이가 있다. 즉, 합성피혁의 기층이 면직포로 되어 있어, 신축성은 다소 좋은 편이나 강도가 떨어지는데 반해, 인공피혁은 기층이 부직포로 섬유가 불규칙적으로 배열되어 있어 신축성은 부족하지만 강도는 합성피혁에 비해 다소 강하다. 합성피혁은 표면층을 연속기공이 있는 폴리아마이드나 우레탄으로 코팅하여 겉모양, 감촉 등은 좋으나, 유연성은 떨어지는 편이다. 이에 반해 인공피혁은 폴리우레탄 수지를 기층 위에 코팅하며 가소제를 사용하지 않기 때문에 내한, 내열성이 있다.

(3) 종류

① 비닐레더(vinyl leather)

직포 위에 PVC를 코팅하여 표면을 필름처럼 응고시키거나, 직포 위에 PVC를 시트(sheet)형태로 적층하여 만든다. 주로 가방, 의자 등의 제조 시 커버용으로 많이 사용된다.

② 나일론계 합성피혁

천연피혁과 섬유구조를 구현하기 위해 직포나 부직포 위에 폴리아마이드계 수지를 도포하거나, 양면에 함침시킨 후 물에서 응고시켜 만드는 것으로 폴리아마이드계 합성피혁이라고도 한다. 이는 폴리우레탄계 합성피혁과 같이 천연피혁에 가까워 오늘날 많이 사용되나 표면강도가 약하다는 단점이 있다.

③ 폴리우레탄계 합성피혁

직포 위에 폴리우레탄 수지를 코팅하거나 함침하여 비용제 중에서 응고시켜 만들며, 코팅된 수지층은 무수한 기포의 집합으로 되어 있어, 투습성이 천연피혁보다 우수하고 기계적인 강도도 뒤지지 않는다. 다만 천연피혁과는 달리 통풍성이 없다는 결정적인 단점을 가지고 있다.

④ 폴리아미노(polyamino)계 합성피혁

폴리우레탄계 합성피혁의 마무리 공정에서 폴리아미노산을 사용하여 표면의 감촉을 개선한 합성피혁이다. 폴리아미노산은 분자구조상 천연피혁과 가장 유사하여 표면강도, 흡습성 등이 우수하나, 수지자체가 딱딱하고 가격이 비싸며, 신축성이 폴리우레탄계 합성피혁에 미치지 못하여 제조가 어렵다는 결점을 가지고 있다.

5.2 세라믹재료(ceramic)

세라믹은 역사상 가장 오래된 재료 중 하나이다. 우리가 흔히 사용하고 있는 도자기가 바로 세라믹재료인데, 흙으로 그릇을 빚어 이를 불에 구워서 사용하게 된 것이 세라믹재료의 시작이라고 할 수 있다. 세라믹은 보통 한 가지 또는 두 가지 이상의 금속원소와 비금속원소와의 조합으로 된 물질로서, 후자는 산소일 때가 많다. 세라믹은 긴 역사 동안 거의 도자기나 타일 등의 건축용 재료로서 사용되어 왔으나, 최근에는 제조방법의 진보함에 따라, 전기 및 전자 기능재료, 내화재료 및 생체재료로서 그 용도가 주목받고 있다.

1. 세라믹의 분류

세라믹은 사용목적에 따라 세라믹(ceramic)과 뉴 세라믹(new ceramic)으로 분류할 수 있다. 보통의 세라믹은 이산화규소(SiO_2)를 주성분으로 한 가격이 싸고 양이 풍부한 천연원료를 사용한 것으로, 불순물이 많고 불균일한 조직, 성질을 가진 경우가 많은데 반하여, 뉴 세라믹은 Al_2O_3, MgO 등의 고순도 천연원료와 합성원료로 엄격히 제조된 제조과정에 의해 여러 가지 기능을 부여한 것이다.

표 5-2 세라믹의 분류와 용도

분 류	원 료	주요용도
보통 세라믹	SiO_2, Al_2O_3 등의 산화물	도자기, 내화물, 유리, 시멘트, 보석, 기타
	천연원료	
뉴 세라믹	산화물계 - 고순도의 천연원료 (Al_2O_3, MgO, TiO_2 등)	
	비산화물계 - 합성원료 (SiC, B_4C, TiC, Si_3N_4 등)	내열재료, 초경재료, 전자재료, 생체재료, 핵재료, 인조보석 등

(1) 산화물계

Al_2O_3는 산화물계 중에서 대표적인 것으로 융점이 2,050℃로서 비교적 높고, 강도(265~500 MPa, 압축강도 3,000~4,000 MPa)도 높다. 또한, 내약품성 및 전기절연성 등도 뛰어나다.

(2) 탄화물계

탄화물계는 융점이 2,200~3,877℃로 산화물계에 비하여 높고 경도도 높다. 또한, 고온강도가 크지만 내산화성이 떨어진다. 탄화규소(SiC)는 밀도가 낮고 열팽창도 비교적 작으므로 내열 충격성이 요구되는 부분의 재료로 사용된다. 탄화텅스텐(WC)이나 탄화타이타늄(TiC)은 경도가 높으므로 코발트를 결합제로 하여 수%~수십% 첨가한 소결제는 초경합금절삭공구로 널리 사용되고 있다. 탄화타이타늄은 경도, 내산화성, 내마모성 등은 뛰어나지만 취성이 낮아 탄화텅스텐에 비해 아직 용도가 제한되고 있다.

2. 세라믹의 특성과 응용

세라믹의 특징은 내열성, 내약품성, 경도가 뛰어난데, 이는 세라믹의 결정구조에 기인한다. 세라믹은 산소원자의 사이에 금속원자가 충전되어 있는 모양으로 되어 있고, 이온결합과 공유결합이 혼합되어 있어 매우 강한 결합력을 가지고 있다. 재료분야에서의 세라믹은 일반적으로 뉴 세라믹을 지칭하는 용어로 사용되며, 최근 들어서는 기술의 발달에 따라 많은 종류의 세라믹을 합성하게 되고, 임의의 형상으로 성형하거나 피복하는 것이 가능하게 되었다.

세라믹의 응용으로 최근 각광받는 분야는 전자분야이다. 즉, 컴퓨터의 메모리나 각종의 원자에 마그네타이트계의 세라믹이 사용되며, 반도체적 기능을 가진 세라믹도 최근 개발되고 있다. 절삭공구로 사용되는 세라믹은 순도 99.5% 이상의 Al_2O_3을 주성분으로 하고, 여기에 MgO, CaO, Na_2, SiO_2를 미량 첨가한 것이다. 내열재료로 사용되는 세라믹 파이버는 Al_2O_3-SiO_2계 조성의 배합물 혹은 순도가 높은 가오리나이트를 전기에서 용융, 불어내어서 섬유상으로 만든 것이며, 글라스 파이버나 암면보다 내열성이 높다.

≫ 표 5-3 세라믹의 분야와 용도

초경재료	칼날재료, 내마모재료, 절삭공구재료, 연삭재료, 고체윤활제
내열재료	디젤엔진부품, 가스터빈 부품, 열교환기
내식재료	발전용 파이프 밸브, 화학펌프 재료, 촉매
고강도재료	자동차 차체 스프링, 항공, 우주용 구조재, 스포츠 용구
전기기능재료	전극재료, 자성재료, 초음파발진재료, 압전재료, 전지, 절연재료, 발열체
전자기능재료	자성재료, IC기판 패키지재, 반도체, 적외선 검출, 콘덴서, 센서
내화재료	야금용, 화학용 필터, 반도체 제조장치, 내열 단열재, 주형
생체기능재료	인공뼈, 인공관절, 인공치아
방사선재료	핵융합로 노형, 원자로 제어봉, 핵연료
광학기능재료	방전브라운관, 내열투명재료

5.3 섬유재료(fabrics)

섬유재료는 일반적으로 피복의 재료로서 많이 사용되며, 흡습성이 우수하며, 피부 적합성이 뛰어나 보장구 제작에 널리 이용되어 왔다. 섬유재료는 <표 5-4>와 같이 일반적으로 천연섬유와 인공섬유로 분류할 수 있으며, 천연섬유는 식물성, 동물성, 광물성 섬유로 분류한다. 식물성 섬유는 면화, 케이폭, 코이어(코코넛 섬유)와 같이 씨에서 섬유를 직조하는 종자(種字)섬유, 마닐라 삼, 사이잘 삼과 같이 잎을 이용하는 엽맥(葉脈)섬유, 아마, 모시, 마와 같이 줄기를 이용하는 인피(靭皮)섬유로 나뉠 수 있다. 동물성 섬유는 양모, 낙타털, 캐시미어와 같이 털을 이용하는 수모(獸毛)섬유, 비단(silk)으로 대변되는 견(絹)섬유로 나뉘며, 석면은 광물성 섬유로 분류된다.

인공섬유는 재생섬유, 합성섬유, 무기질섬유로 나눈다. 이 중 재생섬유는 천연 고분자물질인 셀룰로오스를 비롯하여 동식물의 단백질 및 그 밖의 천연고무 등을 섬유상태로 재생시킨 것을 의미하며, 화학적 구조는 처음의 원료상태와 나중의 원료상태가 같기 때문에 이와 같은 섬유를 재생섬유라고 한다. 아세테이트섬유는 처음은 셀룰로오스이지만 제조과정에서 셀룰로오스 에스테르의 구조로 바뀌기 때문에 이는 반합성섬유로 분류할 수 있다. 이 이외에도 합성섬유와 무기섬유 등으로 분류할 수 있다.

표 5-4 섬유재료의 분류

천연섬유	식물섬유	종자섬유	면, 케이폭, 코이어, 카포크
		엽맥섬유	마닐라 삼, 사이잘 삼
		인피섬유	아마, 모시, 마, 줄기
		과실섬유	야자
	동물섬유	수모섬유	양모, 낙타털, 캐시미어
		견섬유	비단
	광물섬유	석면	
인공섬유	재생섬유	레이온, 비스코스 인견, 셀룰로오스 계	
	반합성섬유	아세테이트, 염화고무	
	합성섬유	나일론, 비닐론, 아크릴, 폴리에스터, 폴리우레탄	
	무기섬유	금속섬유, 탄소섬유, 초자섬유	

최근 들어서는 탄소섬유(carbon fiber)와 같이 강도가 강화된 합성섬유가 많이 이용되고 있는데, 이는 저분자물질을 연결하여 합성 제조하며, 합성된 고분자재료는 용제로 녹이거나 열로 용융하여 가는 구멍으로부터 압출해서 굳히고 감아서 제조된다. <표 5-5>에 각종 섬유의 기계적 성질을 비교하였다.

표 5-5 섬유재료의 기계적 성질

종 류		인장강도(MPa)	연신율(%)
천연섬유	면	0.34	10
	모(양털)	0.18	50
	생사(raw silk)	0.39	20
인공섬유	레이온	0.27	25
	비닐론	0.49	5
	나일론	0.59	30
	탄소섬유	6,867	

섬유재료는 천으로 직조된 형태로 흔히 하네스나 스트랩, 벨트, 절단단 양말(stump sock)에 사용되며, 경량이면서도 강도가 강화된 소켓을 만들기 위한 강화섬유의 형태로도 사용된다. 하네스나 스트랩류에 사용되는 섬유재료는 신축성이 뛰어나고, 땀에 강한 재료로서 흔히 마, 비닐론, 면, 나일론, 데이크론 등의 천연, 합성섬유가 사용되며, 산에 강하고, 땀을 잘 흡수하며 충격과 전단력을 흡수하고 피부적합성이 우수해야 하는 절단단 양말에는 양모, 견, 면, 마와 같은 천연섬유류가 주로 이용된다. 테트론이나, 나일론, 탄소섬유와 같은 강도 강화 합성섬유류는 충격에 강하고, 내후성이 뛰어나 경량의 소켓 적층용 재료로 사용되거나, 열경화성 폴리머의 보강재로 이용되기도 한다.

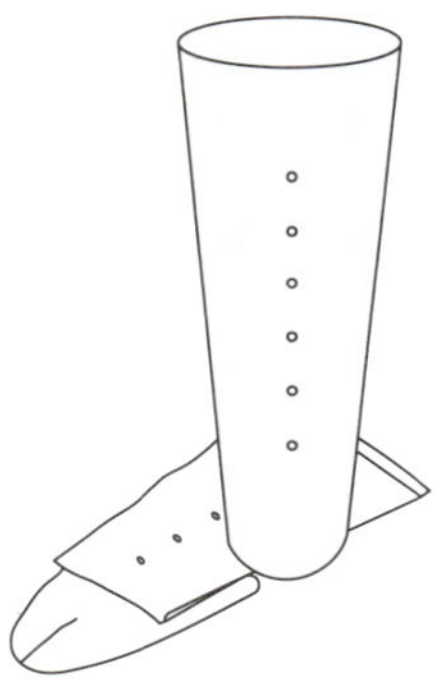

절단단 양말
(stump sock)

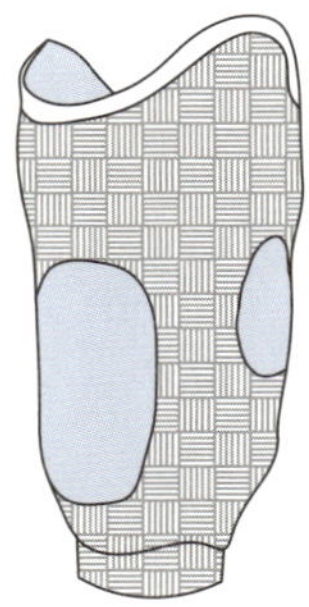

카본섬유를 사용한
초경량 소켓

그림 5-3 섬유재료의 사용

5.4 목재(wood)

1. 개요

목재는 수분과 땀에 강하고 통기성이 강하고, 가벼운 재료로 가공이 쉽다는 특성으로 인하여 오래전부터 의지·보조기의 제작에 이용되어 왔다. 특히, 현재와 같은 폴리머재료가 없던 과거에는 의지의 소켓, 외형, 족부, 관절 등에 이르기까지 광범위한 부분에서 목재가 사용되어 왔다.

의지에는 주로 포플러, 버드나무, 참피나무(basswood linden), 발사(balsa)나무 등이 주로 사용되며, 우리나라에서는 주로 오동나무, 버드나무, 은행나무 등이 흔히 사용된다. 어느 것이나 충분히 건조시킨 후 사용해야 하며, 우리나라의 기후에서는 최소 3~5년간 자연 건조 후 사용해야 한다. 최근 들어서는 폴리머의 발전에 따라 사용량이 점차 감소하는 추세에 있으나, 현재에도 속이 꽉 차 있는(solid wood core) SACH(solid ankle cushion heel) 발 등에는 목재가 주로 사용되고 있다. SACH 발의 내부는 단단한 용골(keel)을 가지고 있는 단풍나무나 히코리(hickory)가 주로 사용된다. 그 밖에 외골격식 의지의 부품 대부분은 목재를 사용하여 제작된다.

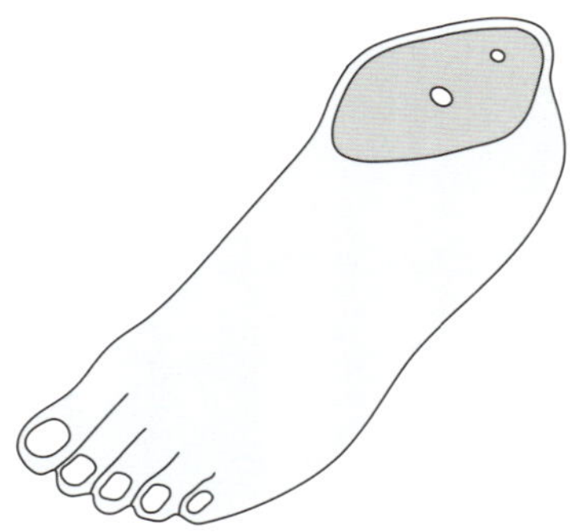

그림 5-4 SACH feet(solid wood core)

2. 목재의 기계적 특성

(1) 굽힘하중

목재는 굽힘하중에 대해 큰 강도를 가지고 있다. 목재의 파손은 주로 가장 바깥 껍질의 섬유부에서 압축이나 인장력에 의해 일어나는데, 굽힘하중에 의한 파손은 중심부에서의 전단력에 의해 발생한다. 건조한 공기에 의해 잘 건조되어 12%의 수분함량을 가지고 있는 목재의 경우 비례한계는 33 MPa(편백나무)~88 MPa(아카시아) 정도이다.

(2) 압축하중

목재는 결방향으로 작용하는 압축하중에 잘 반응하는데, 짧은 목재의 경우 압축력, 긴 목재의 경우 좌굴(buckling)에 의해 파손이 일어난다. 잘 건조된 목재의 경우 결방향으로 작용하는 압축하중에 의한 비례한계는 18 MPa(편백나무)~47 MPa(아카시아) 정도이며, 결과 직각방향으로 작용하는 압축하중에 의한 비례한계는 1.4 MPa(참피나무)~16 MPa(히코리나무) 정도이다.

(3) 인장력

잘 건조된 목재의 결방향 인장력에 대한 비례한계는 5.9 MPa(발삼 전나무)~17 MPa(아카시아) 정도이다.

(4) 탄성계수

목재의 탄성계수는 5×10^3 MPa(편백나무)~15×10^3 MPa(아카시아) 정도로 의지·보조기에 사용되는 다른 재료에 비해 상대적으로 낮은 값을 가지고 있다.

5.5 석고재료(plaster of Paris)

석고재료는 오랜 기간 동안 골절부위를 고정하기 위한 목적으로 사용되어 왔으며, 현재에는 석고를 스미게 해서 만든 석고붕대의 형태로 사용된다. 저가이면서 사용이 쉬워 의지와 보조기에서 가장 많이 사용되는 재료 중 하나이며, 주로 골절이나 염좌가 발생한 사지를 고정하거나, 보장구를 제작하기 위한 절단단의 최초 모형과 검사용 소켓의 제작을 위해 사용된다. 가공이 매우 쉽고 경도가 높아 의지·보조기의 양성 석고모형 재료는 대부분 석고로 제작된다.

석고재료의 역사는 1794년으로 거슬러 올라가는데, 터키에 주재하던 영국 외교관인 William Eton은 터키에서 골절된 사지를 석회를 녹인 상자에 넣어 이것이 굳기를 기다려 수송하는 것을 보고 이를 기록으로 남겼으며, 이 기록은 유럽에 큰 반향을 일으켰다. 그러나, 실제 병원에서 석고재료가 사용된 것은 한참 뒤였다. 1828년 베를린의 의사들은 골절된 사지를 젖은 모래가 가득 찬 상자에 넣어 고정시킨 뒤, 이를 석회로 대체하는 방법을 사용했으나, 캐스팅이 굳어질 때까지 환자가 침대에 고정되어야 했기 때문에 이 방법은 성공을 거두지 못했다. 석고붕대는 2명의 군 외과의에 의해 다른 형태로 소개되었다.

네덜란드 출신의 Antonius Mathijsen은 1851년 군의관으로 근무하던 중 석고붕대를 개발하였고, 그의 방법은 1852년 출판되었다. 그가 개발한 석고붕대는 붕대에 석회분말을 섞어 이것을 물에 적셔서 감는 방법으로 간단하면서도 저렴한 재료를 사용하면서도 어떤 도움 없이도 빠르게 골절부위를 고정할 수 있었으며, 빠르게 경화되어 아주 잘 맞는다는 장점을 가지고 있었다. 석고붕대가 대량의 인원에게 처음으로 적용된 것은 1850년대 크림전쟁 당시 러시아의 Nikolai Ivanovich Pirogov에 의해서였다. Pirogov는 석고붕대가 조각가가 모형을 만드는데 사용하는 것을 관찰한 뒤, 자신만의 방법을 개발해냈으며, 그의 방법은 붕대 위에 석회를 바른 뒤, 붕대를 다시 감고, 석회를 발라서 겹쳐 감는 방법으로 두 사람의 방법은 조금씩 개선되어가다가, 결국 1931년 독일에서 최초의 상업적 석고붕대가 생산되면서 널리 사용되기 시작하였다. 이러한 석고붕대는 통상 골절부위의 고정에 가장 많이 사용되며, 치과에서는 구강조직의 취형에 주로 사용된다.

1. 석고의 제조

석고광산에서 채취한 석회석은 황산칼슘 이수염(calcium sulfate dihydrate, $CaSO_4 \cdot 2H_2O$)으로 백색 혹은 유백색의 단단한 덩어리로 이것을 분쇄한 뒤 가열하면 분자식 중의 2몰의 물중에서 1.5몰의 물이 증발하여 소석회(calcined plaster) 또는 생석회라고 불리는 황산칼슘 반수염(calcium sulfate hemi-hydrate, $CaSO_4 \cdot 1/2H_2O$)으로 바뀐다. 이때의 반응식은 다음과 같다.

$$\underset{\text{gypsum 황산칼슘 이수염}}{CaSO_4 \cdot 2H_2O} + \text{heat(가열, 110}\sim\text{130℃)} \rightarrow \underset{\text{plaster 황산칼슘 반수염}}{CaSO_4 \cdot 1/2H_2O} + 3/2H_2O \qquad (5\text{-}1)$$

소석회(燒石灰)는 plaster of Paris라고도 불리는데, 이는 파리의 몽마르트 근교에 큰 석고광산이 있었던 데에 기인한다.

황산칼슘 반수염은 증기압 하에서 황산칼슘 이수염을 가열하여 만들기도 하는데, 이는 치과용 경석고(dental stone)의 필수성분으로 이를 알파형 반수염(calcium alpha-hemi hydrate)이라 하고, 일반적으로 대기압 하에서 생산한 석고를 베타형 반수염(calcium beta-hemi hydrate)라고 한다.

만들어진 황산칼슘 반수염을 물과 혼합하면 다음 화학식과 같이 열이 발생하면서 다시 황산칼슘 이수염의 형태로 환원하게 된다.

$$CaSO_4 \cdot 1/2H_2O + 3/2H_2O(\text{가열})^{\cdot} \rightarrow CaSO_4 \cdot 2H_2O + heat \quad (5\text{-}2)$$

plaster water gypsum
황산칼슘 반수염 황산칼슘 이수염

석고재료는 혼합 후 10분 정도면 굳어지기 시작해서 45분 정도면 완전히 굳어지게 되며, 72시간 정도가 되면 완전히 건조해지게 되는데, 의지·보조기의 제작 시 필요한 모형을 만드는데 주로 사용된다. 최근에는 합성재료로 만든 붕대가 사용되기도 하는데, 주로 유리섬유나 폴리우레탄, 어떤 경우에는 열가소성 플라스틱이 사용된다. 이러한 종류들은 일반적인 석고 붕대보다 더 빠르게 마르고 가볍지만 큰 비용을 요구하며, 좁은 부분에는 적합하지 않다.

2. 석고의 경화에 영향을 미치는 요인

석고의 경화에 영향을 미치는 요인은 다음과 같다.

(1) 혼합의 시간과 속도

일정한계 내에서 오랫동안 빠르게 혼합하면 경화시간이 짧아진다.

(2) 혼합에 사용하는 물의 온도

50℃ 이하에서는 변화가 거의 없으나 50℃ 이상에서는 경화시간이 짧아진다.

(3) 촉진제와 지연제

황산칼륨이 가장 좋은 촉진제이며, 일반 식염도 소량 사용할 경우 경화가 촉진되지만 많이 사용하면 경화시간을 증가시킨다. 구연산나트륨이나 아교(animal glue)는 지연제이다.

3. 석고재료의 혼합 및 관리, 안전상의 문제

(1) 석고재료의 혼합

경화된 석고산물의 강도는 혼합에 사용된 물의 양과 직접 관련이 있다. 즉, 물의 양이 너무 많을수록 석고산물은 약해진다. 이는 물이 석고결정들을 떨어뜨려 놓아 결정들의 얽힘이 줄게 되고, 이러한 결정들의 얽힘은 강도와 견고성을 좌우하기 때문에 물의 양이 너무 많을 경우 강도가 떨어지게 된다. 따라서, 석고 작업 시 강도나 경화시간을 적절히 조절하기 위해서는 석고와 물의 무게를 저울로 달아 비율을 맞추어서 사용해야 한다. 일단 혼합이 시작된 후 너무 묽어서 다시 석고 분말을 첨가할 경우에는 결정화 시간이 서로 다른 두 가지 혼합물이 생성되고, 혼합물이 너무 되어서 다시 물을 첨가하게 되면, 이미 형성된 석고 결정들이 다시 떨어지게 된다. 따라서, 석고 작업 시에는 분말이나 물의 추가 없이 처음부터 정확한 비율을 맞추어 혼합하는 것이 가장 이상적인 작업방법이라고 할 수 있다.

또, 혼합하는 과정에서 들어간 기포는 재료의 강도를 떨어뜨리고 표면이 매끄럽지 못하게 되는 원인이 되므로, 혼합하는 과정에서 혼합물 내에 공기가 섞이지 않도록 주의하여야 한다. 기포형성을 막기 위해서는 물을 먼저 혼합용기에 붓고, 그 물에 분말을 채로 치듯이 넣어야 하며, 만약 분말에 물을 붓게 되면 혼합물에 기포가 생길 가능성이 매우 높아지게 된다.

(2) 석고재료의 관리

혼합하지 않은 석고(황산칼슘 반수염)는 상대습도에 민감하므로 사용하지 않을 때에는 밀봉된 용기에 보관해야 하며, 용기는 필요 이상 열어 두어서는 안 된다. 습기에 오랫동안 노출된 석고는 얇은 막이 표면에 발생하여, 혼합과정에서 물의 접촉을 억제하거나 차단하기 때문에 불완전 경화의 원인이 된다. 따라서, 석고는 실온에 보관하며 주위에 수분이 많은 곳은 피하며 사용하지 않을 경우에는 밀봉하여 보관하는 것이 좋다.

(3) 안전상의 문제

석고는 물과 혼합될 경우 일어나는 화학적 반응은 발열이다. 많은 양의 석고가 발열할 경우 피부에 화상을 입을 수도 있는데, 실제로 2007년 영국에서는 학교 미술 수업 중에 손을 석고에 집어넣은 학생이 심각한 화상으로 인하여 8개의 손가락을 절단하는 사고가 있기도 할 만큼 석고의 발열반응은 주의 깊게 다루어져야 한다. 규소나 석면이 포함된 석고의 경우 심각한 건강상의 문제를 야기하기도 하는데, 석면은 흡입했을 경우 암을 유발하는 1급 발암물질이며, 규소는 규폐증(silicosis)을 유발하여 암으로 발전하기도 한다. 이러한 첨가물이 포함된 석고를 정기적으로 다루는 작업자는 가루상태의 석고를 흡입하지 않도록 특별히 주의를 기울여야 하며, 정기적으로 건강검진을 받는 것이 좋다.

Chapter 6

생체재료(biomaterial)

6.1 생체재료의 개요

생체재료는 좁게는 인체의 일부를 대체하여 사용되는 재료를 의미하며, 넓은 의미에서는 인체와 직접 또는 간접적으로 접촉되어 사용되는 모든 인공재료를 가리킨다. 예를 들어 콘택트렌즈, 수술용 실, 혈액 백, 혈액 채취용 주사기 등도 넓은 의미의 생체재료라고 할 수 있다. 어떤 재료가 생체재료로 사용되기 위해서는 생체적합성(biocompatibility)을 만족해야 하는데, 이는 해당 재료가 인체에 해를 끼치지 않아야 함을 의미한다.

의지·보조기 분야에서도 <그림 6-1>과 같이 현재 사용되고 있는 소켓 방식의 의지가 가지는 피부 짓무름이나 쓸림 등 소켓과 피부와의 마찰에서 오는 문제점을 해결하고, 사용자가 보다 직접 자신의 의지를 조절할 수 있는 골융합형 의지에 관한 관심이 증대되고 있으며, 일부 기관에 의해 상용화된 시술이 이루어지고 있다. 이런 관점의 의미에서 의지·보조기에 사용되는 재료도 넓은 의미에서는 생체재료라고 할 수 있으며, 최근 부각되고 있는 골융합 의지에 대한 관심으로 인해 의지·보조기 재료로서의 생체재료도 주목받고 있다.

이와 같은 연구는 골융합(osseointegration)의 아버지라 불리는 스웨덴 구텐베르크 대학의 Per-Ingvar Branemark 교수에 의해 발견된 골융합 현상에 그 뿌리를 두고 있다. Branemark는 1952년 골내의 혈액흐름을 관찰하기 위해 토끼의 뼈에 타이타늄으로 만든 이식물을 삽입했는데, 시간이 흐름에 따라 이 이식물이 뼈와 일체가 되어 제거하지 못하게 된 상태가 됨을 발견하였다. Branemark는 이러한 현상을 골융합이라고 불렀는데, 이는 뼈를 의미하는

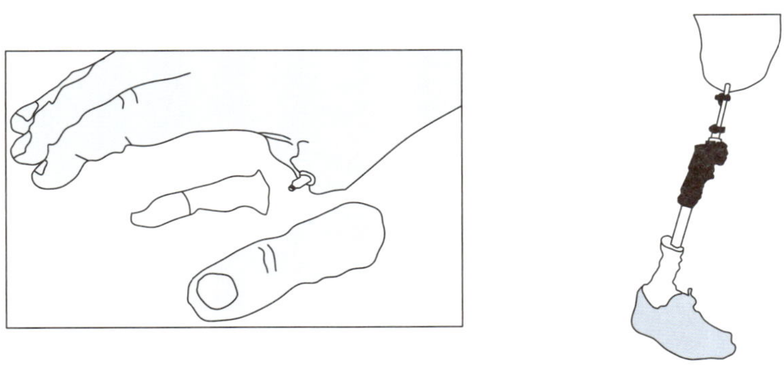

그림 6-1 인체골격 직접연결 골융합용 임플란트
(osseointegration in direct skeletal attachment)

그리스어인 osteon과 통합을 뜻하는 라틴어 integrare로부터 유래된 용어이다. 골융합 현상의 발견은 1960년대 들어 치과 분야의 진료에 응용되기 시작했는데, 최근 들어서는 보편화된 치료방법의 하나인 임플란트가 바로 이 골융합 현상을 이용한 대표적인 치료방법이라고 볼 수 있다.

재료의 생체적합성은 이식(implantation)의 위치나 재료의 역할에 따라 달라지지만 오랜 기간 뛰어난 생체적합성을 가진 재료들은 인체의 다양한 부분에 사용되어 왔다. 생체적합성의 개념은 생체재료가 인체와 접촉했을 경우의 현상을 이해하는데 필수적인 개념이나 이를 명확하게 정의하는 것은 매우 어려운 일이다.

6.2 생체재료의 역사

인공관절이나 인공의수족 혹은 인공장기는 현대 의학에 있어 가장 정교한 도구 중 하나이다. 사실 고대의 외과의들도 그들의 환자를 위한 인체 대체물들을 사용했었다. 생체재료의 초기 연구는 주로 상처부위를 봉합하기 위한 자연 혹은 인공의 봉합사의 개발 및 사용에 집중되었다.

이와 같은 생체재료의 역사는 다음과 같이 세 개의 시기로 나누어 설명할 수 있다.

첫 번째 시기는 1850년 이전으로 이 기간은 목재나 상아와 같은 비금속 물질들이 금이나 은, 동과 같은 물질들과 함께 치아나 코, 골절의 고정용 보조기구로 사용되었다. 1829년 Levert는 개를 대상으로 납과 금, 은, 백금선을 사용하는 실험을 했으나 이러한 금속들은 생체재료가 가져야 하는 기계적 특성을 만족시키지 못하였으며, 당시에는 마취기술이 없었기 때문에 환자는 생체재료를 시술할 만큼의 긴 수술을 견딜 수가 없었다.

생체재료의 두 번째 시기는 1850년에서 1925년 사이로 수술방법의 급격한 발전과 밀접한 연관이 있다. 19세기 중반에 발전한 마취기술로 인해 환자들은 긴 수술을 견딜 수 있게 되었으며, 이로 인해 외과의는 보다 더 정교한 수술이 가능하게 되었다. 또한, 1800년대 후반 뢴트겐에 의해 발견된 X-레이로 인해 전에는 잘 알 수 없었던 골격상의 문제점들을 알 수 있게 되었다. 마지막으로, Lister에 의해 제기된 수술 과정 및 수술 후의 감염방지를 위한 처치방법은 수술 후 감염비율을 합리적인 수준으로 낮추게 되었다. 현대 이식기술의 대부분은 긴 뼈와 골절의 대체에 중점을 두고 진행되어 왔다. 1900년대 초반 영국의 Lane은 골절판을 고안하였다. 피츠버그대학의 Sherman은 Lane이 고안한 골절판의 응력집중 현상을 완화하기 위해서 모서리를 둥글게 처리하였으며, 바나듐 합금을 사용하였다. 1924년 Zieroid는 인체매식에 있어서 가장 불활성한 재료로 구리 - 코발트 합금인 Stellite를 사용하였으며, 곧이어 내식재료로서의 특징으로 인해 18-8 스테인리스강과 체액에 대한 내식특성이 좋은 18-8s Mo(2～4% Mo) 스테인리스강이 도입되었다.

생체재료 역사의 마지막 시기는 1925년 이후부터 현재까지로 이 시기에는 다음과 같은 세 가지 중요한 발전으로 인하여 생체재료 기술은 급격한 발전을 이루게 된다. 첫 번째는 1930년대와 40년대에 개발된 코발트 크롬과 스테인리스강의 제조기술로, 이로 인해 생체조직에 의한 부식을 방지할 수 있는 금속재료의 사용이 자유로워질 수 있었으며, 두 번째는 1940년대와 50년에 발전된 고분자 화학 및 플라스틱에 관한 기술로, 이로 인해 현재와 같은 다양한 형태의 기구들을 제조할 수 있게 되었다. 세 번째는 페니실린과 다른 항생제의 사용방법에 대한 급격한 발전으로, 이와 같은 기술의 발전은 수술 감염률의 급격한 감소를 가져와 외과의로 하여금 보다 정교한 수술을 가능하게 만들었으며, 수술 후 인체 내의 생체재료에 대한 처치도 보다 수월하게 되었다. 오늘날 사용하는 대부분의 생체재료들은 최소한 25년 이상의 개발역사를 가지고 있으며, 이들 재료들은 점진적으로 개선되고 개량되어 왔다. 오늘날 많은 종류의 재료들이 생체재료로서 사용되고 있으나 여전히 해결해야 할 과제들은 많이 남아 있다. 이러한 문제들을 해결하기 위해서는 재료에 대한 명확한 이해가 선결되어야 할 것이며, 이는 생체재료에 대한 끊임없는 연구를 통해서만 이루어질 것으로 예측할 수 있다.

생체재료의 주요한 역사가 <표 6-1>에 정리되어 있다.

표 6-1 생체재료의 주요 역사

연 도	연구자	내 용
18세기 후반 ～19세기 초		골절에 대한 다양한 재료 사용 시도 : 철, 금, 은, 백금 등
1860～1870	J. Lister	수술시 감염방지 기술 도입
1886	H. Hansmann	니켈강 골절판
1893～1912	W. A. Lane	골절고정을 위한 강 스크루 및 판
1909	A. Lambotte	황동, 알루미늄, 은, 동 판
1912	W. D. Sherman	바나듐 강 판
1924	A. A. Zierold	Stellite(코발트 - 크롬 합금)

연 도	연구자	내 용
1926	M. Z. Large	18-8s Mo 스테인리스강
1925	Hey-Groves	경추부 골절에 스크루 사용
1929	Venable, Stuck	바이탈륨(Vitallium)
1931	Smith-Petersen	스테인리스강을 사용한 경추부 골절고정장치 개발
1938	P. Wiles	고관절 대체 수술 도입
1946	J. and R. Judet	생체역학적으로 설계된 인공고관절 제작(인공관절 재료로 플라스틱을 최초로 사용)
1947	Cotton	타이타늄 합금
1940s	Dorzee, Franceschetti	아크릴로 인공각막 제조
1952	Voorhees, Jaretzta	섬유로 만든 최초의 인공동맥
1958	Furman, Robinson	심장의 직접 시뮬레이션 성공
1958	Charnley	인공고관절 수술에 아크릴 뼈 시멘트 사용
1960	Starr, Edwards	인공심장 동맥
1970s	Koff	인공심장

6.3 생체재료에 대한 생체조직의 반응

비생물학적 재료를 생체조직 내에 이식하게 되면 인체는 이에 반응하게 된다. 어떤 재료는 특정 위치에 이식할 경우 그 반응이 미약하여 관찰하기 어려운 경우가 있는데, 이러한 재료를 해당 용도에 대하여 '생체적합(biocompatible)'한 재료로 간주할 수 있다. 그러나, 그 반응의 정도가 미약하더라도 장기적으로 사용할 경우의 영향은 예측하기가 무척 어렵다. 이러한 예는 가슴확대 수술을 위해 사용한 다우코닝사의 실리콘 보형물이 수십 년이 지난 후에 부작용이 나타나 이를 배상한 사례에서 볼 수 있다. 이식물에 대한 인체의 반응은 이식의 위치나 종류, 이식과정에서 발생하는 상처의 정도, 상처 치유과정과 관련된 다양한 변수에 따라 광범위하게 달라진다. 또한, 이식재료의 화학적 구성과 미시적 혹은 거시적 구성 또한 인체의 반응에 영향을 미친다.

1. 이식물에 대한 지엽적(세포수준의) 반응

일반적으로 외부 물질에 대한 인체의 기본적인 반응은 인체로부터 그것들을 내보내려는 것이다. 외부 물질은 그것들이 제거 가능한 경우라면 인체로부터 축출되어지거나, 제거가 불가능한 경우라면 격리될 수 있다. 만약 물질이 작은 입자나 액체라면, 그것들은 대식 세포(macrophages or giant cells)에 의해 소화되거나 제거된다.

이러한 반응은 상처의 치유과정과 연관되는데, 이 과정에서 이식물은 또 다른 요인으로 존재한다. 전형적인 인체조직의 반응은 대식세포에 이어 이식물 주변으로 다형핵 백혈구(polymorphonuclear leukocyte)가 등장하는 것이다. 그러나, 이식물이 화학적 혹은 물리적으로 생체조직에 대해 불활성일 경우에는 이식물 주변의 대식세포는 나타나지 않을 수도 있으며, 얇은 콜라겐성 조직이 이식물을 감싸게 된다. 이식물이 화학적 혹은 물리적으로 주변 조직을 자극하게 되면, 이식 위치에 염증반응이 일어나게 된다. 이러한 염증반응은 정상적인 치료의 과정을 지연시키게 되는데, 이는 육아조직(granulation tissue)과 열상의 결과를 낳는다.

이와 같은 반응은 <그림 6-2>와 같이 몇 단계로 나누어 설명할 수 있다. 첫째, 혈액과 체액의 단백질이 보형물의 표면에 흡착한다. 일반적으로 단백질은 금속과 폴리머를 포함한 대부분의 재료의 표면에 흡착한다. 이렇게 흡착한 단백질은 세포의 고착을 위한 기질(substrate)을 내놓는다. 많은 전문가들은 세포는 재료 표면과 직접적으로 반응하는 대신에 이 단백질층과 반응하는 것으로 믿고 있다. 거의 대부분의 이식재료들은 이물반응이라는 독특한 염증반응을 일으키는데, 이러한 이물반응은 단백질 흡착, 세포 부착, 거대한 이종 세포의 형성을 유발한다. 이러한 세포들은 재료의 표면에 직접적으로 형성되게 되며 이는 보형물에 섬유질의 캡슐을 형성하여 혈관을 막게 된다. 섬유질의 캡슐 조성 및 크기는 재질과 이식위치에 따라 크게 변동된다.

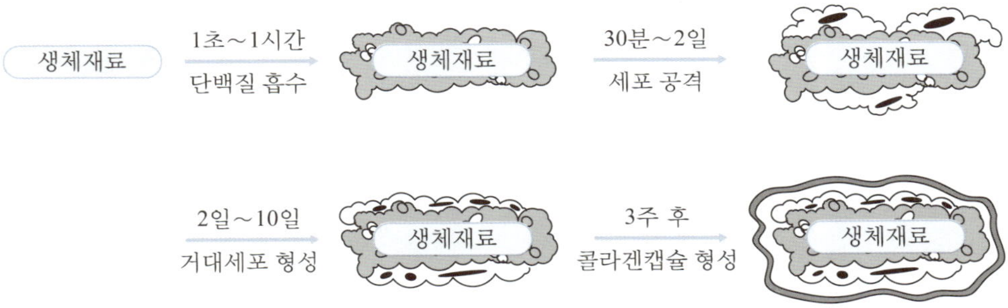

그림 6-2 생체재료에 대한 이물반응

다양한 이식물에 대한 생체조직을 평가하는 것은 일반적으로 매우 어려운데, <표 6-2>에 다양한 봉합 재료들에 대한 생체조직의 반응들이 정리되어 있다. 생체조직의 반응 정도는 이식물의 물리적 혹은 화학적 성질에 따라 달라지는데, 대부분의 순금속들은 생체조직에 격렬한 반응을 유발한다. 이것은 순금속의 높은 에너지 준위 혹은 높은 자유에너지와 연관되는데, 이는 산화과정이나 부식과정을 통하여 자유에너지를 낮추려는 작용을 하기 때문이다. 타이타늄은 생체조직에 대한 반응이 가장 적은데, 이는 결합력이 강한 산화피막이 경계면에서 금속이온이나 산소가스의 확산을 방지하기 때문이다. 이와 같이 산화피막은 표면을 마치 세라믹과 같이 만들어주는 역할을 하게 되고, 불활성 물질이 되게 한다. 이 밖에 코발트 크롬이나 스테인리스강, 타이타늄 합금과 같은 내식 금속들은 생체조직에 비슷한 효과를 가지게 된다.

표 6-2 다양한 봉합 재료에 대한 이식물 반응

재 료	상처의 인장응력	봉합 인장응력	생체 반응
일반 봉합사(흡수성)	약화됨	3～6일 후 0(zero)	매우 격렬
크롬 봉합사(흡수성)	약화됨	변동	적절(일반보다는 덜 하는 비흡수성 재료에 비해서는 격렬)
실크(비흡수성)	무영향	잘 유지됨	미미함
다중 필라멘트 나일론	무영향	6개월 뒤 매우 낮음	적절함
모노 필라멘트 나일론	무영향	잘 유지됨	미미함
PET	무영향	잘 유지됨	아주 미미함
PTFE(테플론)	무영향	잘 유지됨	거의 없음

생체조직 적합성을 만족시키기 위해 사용하는 이산화타이타늄(TiO_2), 산화알루미늄(Al_2O_3), 이산화지르코늄(ZrO_2), 메타 타이타늄산 바륨($BaTiO_3$)과 같은 세라믹재료들과, $CaO\text{-}Al_2O_3$, $CaO\text{-}ZrO_2$, $CaO\text{-}TiO_2$과 같은 다상 세라믹재료들은 산화물이다. 이러한 재료들은 이식물 주변의 얇은 캡슐막만을 가진 최소한의 생체반응만을 가지게 된다.

폴리머들은 충전재나 산화방지제와 같은 부가물질이 없으면 생체조직에 대해 원래 불활성이다. 이와는 반대로 단량체들은 그들의 반응도에 따라 역생체조직 반응을 유발하기도 한다. 따라서, 중합(polymerization)의 정도는 생체조직의 반응에 어떻게든 연관이 되어 있다. 왜냐하면 100% 중합이라는 것은 거의 불가능하므로, 폴리머로부터 침출된 다양한 크기의 폴리머 분자들이 존재하게 되고, 이들로 인해 활성도가 매우 낮은 폴리머재료라고 할지라고

생체반응을 유발하게 된다. 그 예로 막대기나 섬유상 형태의 덩어리 상태에서는 활성도가 매우 낮은 PTFE(테플론)도 분말 형태로 만들 경우 생체조직에 대해 격렬한 반응을 유발하게 된다.

이식에 사용되는 다양한 종류의 재료들로 인한 종양의 형성 가능성에 대해 오랜 기간 동안 염려가 있어 왔고, 또 실제로 쥐를 이용한 실험에서 많은 이식재료들이 발암성으로 판정되기도 했지만, 인체에 대해서는 아직 명백한 증거는 없는 상황이다. 이에 대한 결론은 아직 나지 않은 상태인데, 이는 인체에 있어서는 그 잠재기간이 20～30년에 이르기 때문이다. 그러나, 현재 행해지는 외과적 이식수술의 숫자가 상당함을 감안하면, 이식재료로 인한 종양의 발생은 특정종에 국한되는 현상이며, 인체에는 직접적으로 연관이 없는 것으로 추정되고 있다.

2. 이식물에 대한 전체적 반응(systematic effect)

이식물에 의한 전체적 반응은 고관절 교체 수술에서 잘 관찰되어진다. 예를 들면, 대퇴골 간부(femoral shaft)에 적용된 반죽 상태의 폴리메틸 메타크릴산(polymethyl methacrylate, PMMA) 뼈 시멘트는 혈압을 심각하게 낮추는 부작용을 유발하기도 하며, 흡수성 복합사나 외과적 고정장치와 같은 흡수성 이식물과 금속 임플란트로 인한 마모 및 부식입자들로 인한 부작용은 오랜 기간 동안 고민거리가 되어 왔다.

내식 금속 합금들은 구조적으로 완벽하게 안정적이지 못하며, 어떤 원소들은 체내에서 방출되기도 하는데, 이는 체내의 다양한 장기에서 이온 레벨을 상승시켜 정상적인 생리적 가능을 방해하는 결과로 나타난다. 또한, 2가 금속 이온들은 효소나 호르몬과 같은 다양한 생화학적 물질들의 활동도 방해할 수도 있다.

첨가물이 포함된 폴리머재료들은 순수 폴리머에 비해 세포수준뿐만 아니라 전체적 수준에서도 더 큰 반응을 유발한다. 흔히 사용되는 실리콘 고무(polymer dimethylsiloxane)는 기계적 물성을 강화하기 위해 실리카(silica) 분말을 충전재로 포함하고 있다. 실리카 분말은 그 자체로는 불활성 물질이고, 아무런 문제도 일으키지 않는 것처럼 보이지만, 생체조직이나 다양한 장기 속으로 많은 양이 침투하게 되면 어떤 결과가 일어날지에 대해서는 확신이 없는 상태이다.

6.4 생체적합성(biocompatibility)

생체재료로 사용되기 위해서는 인체의 조직과 장기간 직접 접촉하여 사용되기 때문에 사용 시 생화학적으로 인체 내에서 부식에 대한 저항성이 크고 특별한 이상이나 부작용을 일으키지 않는 생체안정성(biostability)과 생체친화성(bioaffinity)을 고려해야 한다. 때문에 생체재료로서 사용하기 위해서는 생체적합성(biocompatibility)이라는 조건을 만족시켜야 한다.

1. 생체적합성(biocompatibility)

생체적합성이란 인체 내에서 이식물 주위에 있는 생체조직의 적절한 세포분열을 막지 않으면서, 급성 또는 만성 염증반응을 일으키지 않는 성질을 말한다. 일반적으로 생체재료가 생체 내에 매식될 경우 생체는 주변의 혈액이 응고되며, 혈소판이 응집되거나, 급성 염증반응을 일으키거나 캡슐(콜라겐성 결합조직)화가 일어나는 등의 반응이 일어날 수 있으며, 재료 또한 재료 내에 존재하는 물, 산소, 염류이온 등의 영향으로 가수분해, 산화, 부식 등이 일어나 장기간에 걸친 매식 뒤에는 강도, 탄성, 강성, 마모성 등의 역학특성이 저하되기도 한다. 이와 같은 현상이 최소화 되도록 생체재료는 생체적합성이 좋은 재료여야 하며, 이 생체적합성은 다음과 같이 세 가지로 세분화할 수 있다.

(1) 생화학적 적합성(biological compatibility) : 독성, 염증 야기성, 면역성 등
(2) 화학적 적합성(chemical compatibility) : 흡착성, 열화성, 용출성, pH 등
(3) 기계적 적합성(mechanical compatibility) : 강도 영율, 피로강도, 마도 등

이 중 기계적 적합성은 역학적 적합성이라고도 하며, 재료의 기계적 강도가 가져야 하는 특성이다. 재료의 강도가 높을수록 소형화가 가능하나, 생체조직에 비해 강도나 탄성계수가 클 경우에는 생체조직에 스트레스가 부가되어 경우에 따라서는 생체조직의 흡수와 과잉형성이 발생하기도 한다. 이러한 기계적 적합성은 인공관절이나 골절 고정재 등의 경조직 뿐 아니라 인공혈관이나 인공판막 등과 같은 연조직에서도 중요한 요소이다.

생체재료는 인체에 독성이나, 암유발성, 항원성이 아주 적거나 없어야 하며, 여기에다 주위 생체조직과 반응하여 원하는 목적을 달성할 수 있는 생체활성이 요구된다. 즉, 생화학적으로 주위조직과 강도나 탄성계수가 비슷하여 상당기간 원래 조직의 기능을 대치할 수 있어야 하며 주위조직의 치유를 방해하거나 지연시키지 않아야 한다.

2. 생체친화성(bioaffinity)

일반적으로 생체친화성에는 기계적 친화성과 계면 생체친화성으로 구분되며, 기계적 친화성으로는 강도, 마모, 탄성, 취성, 내구성 등이 있으며, 계면 생체친화성은 또 다시 능동적 조직 결합형, 즉 생체활성(bioactive)과 수동적 비이물형, 즉 생체불활성(bioinert) 등으로 구분된다. 생체활성이란 주위조직에 부착하면서 그 표면을 제외한 모양이 유지되는 경우를 의미하며, 생체안정성이란 인체에 대해 발열반응, 세포 유해성, 비독성, 항원성, 발암성 등 유해작용이 없으면서 생체 내에서 시간이 경과해도 재료의 모양이나 구조가 유지되며 주위조직에 부착되지 않는 것을 말한다. 생체분해성(biodegradable)이란 주위조직과 부착되면서, 수주, 수개월 동안 모양과 구조가 유지되나 차차 모양과 구조를 상실하면서 조직으로 대체되는 것을 말한다.

6.5 생체재료

1. 금속재료

금속재료는 페니키아에서 치과 치료에 금을 이용했다는 기록이 나올 만큼 생체재료로서 긴 역사를 가지고 있으나, 본격적으로 사용된 것은 1870년 소독법이 개발되면서부터이다. 이식용으로 특별히 개발된 최초의 금속은 “Sherman의 바나듐 강”으로써 골절 고정용 판과 스크루에 사용되었다. 철, 크롬, 코발트, 니켈, 몰리브덴, 텅스텐과 같이 이식용으로 사용되는 대부분의 금속들은 체내에서 미량으로 존재하면서 철(Fe)과 같이 혈액의 생성에 관여하거나, 코발트(Co)와 같이 비타민 B_{12}의 합성에 필수적인 역할을 하지만, 대량으로 존재할 경우 생체조직은 이를 받아들이지 못한다. 이식용 금속은 가혹한 체내 환경으로 인한 부식이 가장 큰 고려 사항인데, 부식이 발생하게 되면 재료 자체가 마모되어 이식물의 약화를 가져올 뿐 아니라, 부식된 물질이 주변 조직에 스며들어 바람직하지 못한 결과를 가져오게 된다. 생체에 사용되는 인공관절은 전체 금속재료 중 60% 이상을 차지하며, 정형외과 수술의 40% 정도가 금속 임플란트와 관련이 있을 만큼 그 중요도가 높아지고 있는데, 2005년을 기점으로는 실제 뼈의 구조와 같이 기공성 금속(porous metal)으로 만든 금속 임플란트가 도입되기도 하였다. 이와 같은 금속 임플란트 재료의 구조는 포유류를 대상으로 한 임상실험에서 기공에 혈관이 형성되어 실제 골아세포(osteoblast)와 유사한 활동을 유발하는 것으로 밝혀졌다. 또, 기공성 금속은 주로 폼(foam) 형태로 타이타늄이나 탄탈럼이 사용되고 있으며, 임플란트 내에 연조직에 대한 고착과 혈관의 생성을 도와, 현재 인공고관절, 무릎관절 수술과 치과용 임플란트 수술에 사용되고 있다.

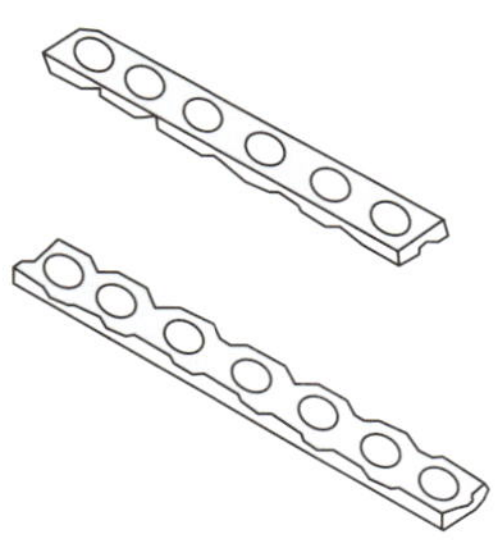

(a) 골절 고정용 금속판(bone plate)

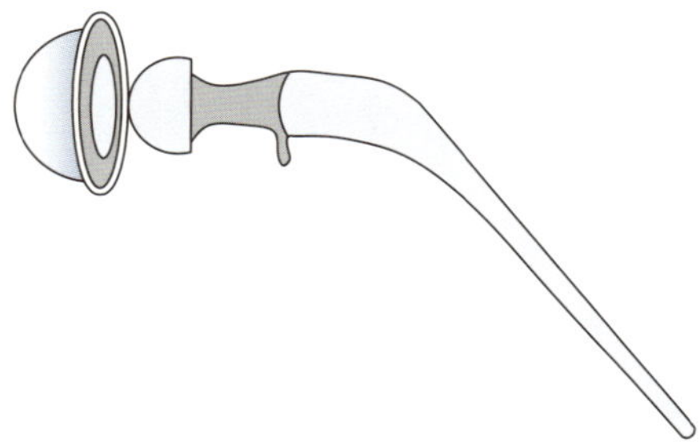

(b) 인공고관절

그림 6-3 생체재료로 사용되는 금속재료의 예

표 6-3 이식용 금속재료와 뼈의 물성치 비교

물성치	뼈	마그네슘	타이타늄 합금	코발트 - 크롬 합금	스테인리스	인공뼈
밀도 (g/cm^3)	1.8 ~ 2.1	1.84 ~ 2.0	4.4 ~ 4.5	8.3 ~ 9.2	7.9 ~ 8.1	3.1
탄성계수 (GPa)	3 ~ 20	41 ~ 45	110 ~ 117	230	189 ~ 205	73 ~ 117
압축항복응력 (MPa)	130 ~ 180	65 ~ 100	758 ~ 1,117	450 ~ 1,000	170 ~ 310	600
파괴인성 ($MPam^{1/2}$)	3 ~ 6	15 ~ 40	55 ~ 115	N/A	50 ~ 200	0.7

(1) 스테인리스강

이식재료로 사용된 최초의 스테인리스강은 18% Cr - 8% Ni 스테인리스 합금강(18-8 or 302 스테인리스강)인데, 이는 골절판 제조에 사용되는 바나듐(vanadium)강 보다 더 강인하고, 부식에 더 강하다. 이후 소금물에서의 내식성을 강화시키기 위한 목적으로 몰리브덴을 포함한 18-8s Mo 스테인리스강(316 스테인리스강)이 개발되었다. 1950년대 들어 내식성을 향상시키기 위한 목적으로 316 스테인리스강의 최대 탄소함유량을 0.08%에서 0.03%로 감소시켰는데, 이것이 316L 스테인리스강이다.

316L 스테인리스강조차도 체내에서는 부식이 일어나는데, 그럼에도 불구하고 그 부식의 양은 골절판이나 스크루, 고관절용 나사 등과 같은 임시 기구에서는 받아들일만한 수준이다. 스테인리스강의 부식은 다음의 이유로 인해 발생하게 된다.

첫째, 부적절한 조성과 야금학적 조건

몰리브덴의 추가가 스테인리스강의 소금물에 대한 부식특성을 개선시키지만, 너무 많은 양의 추가는 스테인리스강의 인성을 악화시킬 수 있다. 이와 같은 현상을 방지하기 위해서는 316L 스테인리스강을 사용하거나 적절한 열처리를 해야 한다.

둘째, 이식물의 부절절한 선택 및 취급

이는 다양한 종류의 이식물들로부터 여러 종류의 성분들을 혼합해서 사용할 경우에 발생한다. 예를 들어 최근 어떤 회사는 카탈로그 상에서 수십 가지의 골절판과 고관절 기구, 수 종류의 연결용 핀을 생산하는데, 이런 경우 종류가 다른 이식물들을 혼합하여 사용할 가능성이 커지게 된다. 혼합하여 사용할 경우에는 요소들이 적절히 맞지 않아 틈이 발생하여 부식이 발생하거나, 재료와 제조과정이 동일하지 않을 경우 경계면에 이종금속 접촉부식(galvanic corrosion)이 발생할 가능성이 존재하게 된다.

셋째, 요소의 부적절한 조합

스크루, 판, 나사 등과 같은 여러 요소로 이루어진 경우에는 이종금속 접촉부식이나 찰과부식(fretting corrosion), 틈새부식(crevice corrosion) 등이 발생하게 된다. 이종금속 접촉부식은 내식성의 기준을 각각 만족하는 각각의 금속들이 접촉하는 경우에도 약간의 야금학적 상태의 차이로 인해 발생하게 된다. 예를 들어 본 스크루(bone screw)는 대개 골절판(bone plate)과는 다르게 냉간가공 상태로 가공되어 공급되게 된다. 틈새부식은 재료 자체의 문제는 아니지만 이식물 부식의 가장 흔한 요인이다. 이를 방지하기 위해서는 이식 시 틈이 없도록 견고하게 조립하거나, 견고한 조립이 어려운 부분에서는 플라스틱으로 만든 스페이서(spacer) 등을 사용하여 발생가능성을 저감할 수 있다.

(2) 코발트 합금

코발트를 기초로 한 코발트 합금은 치과분야에서 코발트 - 크롬 합금의 형태로 먼저 도입되었다. 이는 기본적으로 대개 주조되어 사용되는 코발트 - 크롬 - 몰리브덴(CoCrMo) 합금과 단조되어 사용되는 코발트 - 니켈 - 크롬 - 몰리브덴(CoNiCrMo) 합금으로 나뉜다. CoCrMo 합금은 치과분야에서 인공관절을 만드는데 수십 년간 사용되어 왔으며, CoNiCrMo 합금은 비교적 최근에 개발된 재료로 고관절과 같은 큰 하중이 걸리는 관절의 줄기를 만드는데 사용되어 왔다.

CoNiCrMo 합금은 대략 35%의 코발트와 니켈을 각각 포함하고 있으며, 소금물에서의 내식특성을 개선하기 위해 개발되었다. 냉간가공이 합금의 강도를 상당부분 증가시키지만 고관절의 줄기부분과 같은 큰 기구를 만드는 데에는 상당한 어려움이 있다. 합금을 분말로 만든 뒤 등방성 소결공법(hot isostatic pressing)으로 제조하게 되면 입자가 고운 균질한 강도가 높은 구조를 만들 수 있다.

CoNiCrMo 합금의 마모특성은 0.14 mm/년으로 CoCrMo 합금과 유사하지만 마찰특성이 좋지 않아 인공관절의 베어링재료로는 사용되지 않지만, 우수한 피로특성 인장강도로 인해 고관절의 줄기와 같이 내구성과 강도가 요구되는 부분에 주로 사용되어 왔다.

이와 같은 뛰어난 내식특성에도 불구하고 텅스텐 불활성 가스(TIG) 용접을 하는 곳에서의 이종금속 접촉부식에 대한 가능성이 존재한다. CoNiCrMo 합금과 316L 스테인리스강은 37℃의 링거액에서 상당량의 니켈이 방출되는데, 코발트 합금의 초기 니켈이온 방출량이 많았음에도 불구하고, 5일 뒤의 방출량도 두 합금이 거의 유사하게 유지되는 것은 CoNiCrMo 합금의 니켈 함유량이 316L에 비해 거의 3배임을 감안하면 놀라운 현상이다.

(3) 타이타늄과 타이타늄 합금

타이타늄을 이식물로 이용하려는 시도는 1930년대 후반에 일어났으며, 고양이를 대상으로 한 실험결과 스테인리스강이나 바이탈륨(CoCrMo 합금)만큼이나 이식물로 적합한 것으로 판정되었다. 타이타늄은 낮은 밀도(316 스테인리스강이 7.9 g/mL, CoCrMo이 8.3, CoNiCrMo이 9.2인데 반해 4.5)와 이식물로서의 좋은 기계적, 화학적 성질을 가지고 있는데, 생체재료에 주로 사용되는 순수 타이타늄은 <표 6-4>와 같이 조성원소에 따라 4개의 Grade로 나누어진다. 또한, 타이타늄 합금 중 Ti_6Al_4V는 생체재료로서 널리 사용되는데, 주요 합금원소는 알루미늄(5.5～6.5%)과 바나듐(3.5～4.5%)이다.

≫ 표 6-4 타이타늄의 Grade별 화학적 조성(ASTM F67)

<table>
<tr><th rowspan="3">원소
(최대량)</th><th colspan="8">조성(%)</th></tr>
<tr><th colspan="2">Grade 1</th><th colspan="2">Grade 2</th><th colspan="2">Grade 3</th><th colspan="2">Grade 4</th></tr>
<tr><th>판</th><th>빌렛</th><th>판</th><th>빌렛</th><th>판</th><th>빌렛</th><th>판</th><th>빌렛</th></tr>
<tr><td>질소</td><td>0.03</td><td>0.03</td><td>0.03</td><td>0.03</td><td>0.05</td><td>0.05</td><td>0.05</td><td>0.05</td></tr>
<tr><td>탄소</td><td>0.10</td><td>0.10</td><td>0.10</td><td>0.10</td><td>0.10</td><td>0.10</td><td>0.10</td><td>0.10</td></tr>
<tr><td>수소</td><td>0.015</td><td>0.0125</td><td>0.015</td><td>0.0125</td><td>0.015</td><td>0.0125</td><td>0.015</td><td>0.0125</td></tr>
<tr><td>철</td><td>0.20</td><td>0.20</td><td>0.30</td><td>0.30</td><td>0.30</td><td>0.30</td><td>0.50</td><td>0.50</td></tr>
<tr><td>산소</td><td>0.18</td><td>0.18</td><td>0.25</td><td>0.25</td><td>0.35</td><td>0.35</td><td>0.40</td><td>0.40</td></tr>
</table>

타이타늄은 882℃까지는 조밀육방격자(HCP) 구조(αTi)를 가지고, 그 이상의 온도에서는 체심입방격자(BCC) 구조(βTi)를 가지는 동소체이다. 또한, 합금원소의 추가에 따라 다양한 성질을 가지게 된다. 순수 타이타늄과 Ti_6Al_4V의 물성치가 <표 6-5>에 나타나 있다. 재료의 탄성계수는 대략 110 GPa이고, 이것은 코발트 합금의 절반 정도에 해당하는 값이다. <표 6-5>를 살펴보면 높은 불순물 정도가 강도의 강화와 연신율의 감소와 연관되어 있음을 알 수 있는데, 그 강도는 316 스테인리스강이나 CoCrMo 합금보다 낮다. 그러나, 타이타늄 합금은 비강도(밀도당 강도)에서는 <그림 6-4>와 같이 다른 모든 재료를 능가한다. 따라서, 타이타늄 합금은 본 스크루나 이와 비슷한 기구에 사용된다.

≫ 표 6-5 타이타늄과 타이타늄 합금의 물성치(ASTM F136)

<table>
<tr><th rowspan="2">물성치</th><th colspan="4">순수 타이타늄</th><th rowspan="2">Ti_6Al_4V</th></tr>
<tr><th>Grade 1</th><th>Grade 2</th><th>Grade 3</th><th>Grade 4</th></tr>
<tr><td>인장강도(MPa)</td><td>240</td><td>345</td><td>450</td><td>550</td><td>860</td></tr>
<tr><td>항복응력(MPa)</td><td>170</td><td>275</td><td>380</td><td>485</td><td>795</td></tr>
<tr><td>연신율(%)</td><td>24</td><td>20</td><td>18</td><td>15</td><td>10</td></tr>
<tr><td>단면감소율(%)</td><td>30</td><td>30</td><td>30</td><td>25</td><td>-</td></tr>
</table>

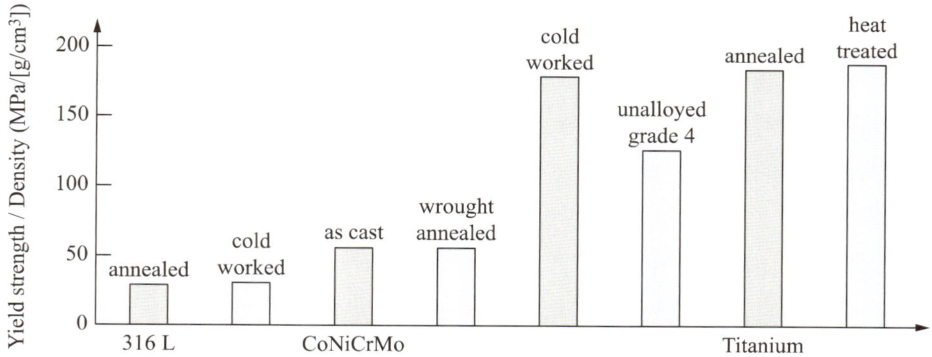

그림 6-4 생체재료의 비강도 비교

(4) 기타 금속

특별한 생체재료로 다양한 형태의 몇몇 금속들이 사용된다. 동물을 대상으로 한 이식용 연구 재료로 탄탈럼(tantalum)이 사용되기도 하고 생체적합성도 뛰어난 것으로 나타나고 있으나, 좋지 못한 물성치와 높은 밀도(16.6 g/mL)로 인해 사용처가 봉합선이나 신경외과적 수술로 그 사용처가 제한된다.

2. 폴리머재료

폴리머재료는 파이버, 섬유형태, 필름 등의 다양한 형태로 쉽게 가공되기 때문에 이식재료로 다양하게 이용되고 있다. 폴리머는 다른 물질과 쉽게 결합되는 콜라겐과 같은 생체조직과 유사하다.

(1) 폴리올레핀(polyolefins)

폴리올레핀은 폴리에틸렌(PE)과 폴리프로필렌(PP) 그리고 그들의 공중합체를 지칭한다. 폴리올레핀은 선형 열가소성 플라스틱으로 그 중 폴리에틸렌은 상업적으로는 저밀도, 고밀도, 초고밀도로 나눠진다. 초고분자량 폴리에틸렌(UHMWPE)은 고관절이나 무릎관절과 같이 부하를 받는 정형외과 임플란트용 재료로 광범위하게 사용되며, 폴리프로필렌은 굽힘강도가 뛰어나 수지의 관절 힌지재료로 사용된다.

(2) 폴리아마이드(polyamides, nylon)

나일론 재질은 흡습성으로 체내에 이식될 경우 그 강도가 떨어지게 된다. 물분자들은 비정질 구역을 공격하는 가소제(plasticizer)로 작용한다. 단백질 분해효소들도 또한 아미드 그룹들을 공격하여 용해를 돕는다.

(3) 아크릴 폴리머(acrylic polymers)

이 폴리머들은 콘택트렌즈나 이식용 안렌즈, 본 시멘트와 같은 의학분야에서 광범위하게 이용된다. 또한, 뛰어난 물리적 특성과 착색성으로 인하여 의치나 턱, 얼굴의 보철을 만드는데 사용된다. 아크릴의 기본적인 구조는 다음과 같다.

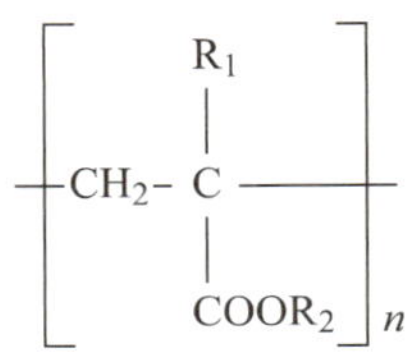

그림 6-5 아크릴의 기본 구조

폴리메틸아크릴레이트(polymethylacrylate, PMA)와 폴리메틸메타크릴레이트(polymethyl methacrylate, PMMA)의 유일한 차이점은 R 그룹(R_1, R_2)으로, 각각 PMA는 H와 CH_3이고 PMMA는 CH_3이다. 이 폴리머들은 다양한 방법으로 부가중합하여 만들어진다. 큰 가지들로 인해 이 폴리머들은 맑은 결정상태로 얻어지며, 같은 이유로 PMMA는 PMA(7 MPa, 33℃)보다 높은 인장강도(60 MPa)와 연화온도(125℃)를 가진다. PMMA는 높은 투명성(92% 투광)과 높은 굴절률(1.49)을 가지며 뛰어난 화학적 저항성으로 인해 높은 생체적합성을 지닌다. 최근 들어서는 고관절과 무릎관절과 같은 관절 부위의 강한 고정을 위해 뼈 시멘트의 사용빈도가 많아지고 있는데, PMMA 분말과 액체형태의 PMA 단량체가 이 뼈 시멘트의 주원료로 사용된다.

(4) 탄화플루오르 폴리머(fluorocarbon polymer)

탄화플루오르 폴리머 중 가장 잘 알려져 있는 것은 테플론(teflon)으로 잘 알려진 폴리테트라플루오르에틸렌(polytetrafluorethylene, PTFE)이다. 플루오린이 함유된 다른 폴리머들은 polytrifluorochloroethylene(PTFCE), polyvinylfluoride(PVF) 등이 있지만, PTFE를 제외하고는 열악한 화학적, 물리적 성질로 인하여 생체재료로는 잘 사용되지 않는다. 이 폴리머는 높은 밀도(2.15～2.2 g/mL), 낮은 인장강도(17～28 MPa), 낮은 탄성계수(0.5 GPa)를 가지고 있으며, 매우 낮은 표면장력(18.5 ergs/cm^2)과 마찰계수(0.1)를 가지고 있다.

(5) 고무(rubbers)

생체재료로서는 실리콘, 천연고무, 합성고무의 세 가지 종류가 사용된다. 고무는 미국재료협회(ASTM)의 정의에 따르면 "실온에서 최소한 원 길이의 두 배 이상 늘어나고, 응력을 제거하면 원 길이로 빠르게 복구하는 재료"로 정의된다. 천연고무에 존재하는 가교결합의 정도가 고무의 유연성을 조절하게 되며, 2～3%의 황을 추가하면 고무를 더욱 유연하게 하지만, 30% 정도의 황을 첨가하게 되면 고무를 더욱 딱딱하게 만드는 원인이 된다. 고무는 산화를 방지하기 위해 산화방지제를 첨가하며, 물리적 특성의 개선을 위해 카본블랙, 함수 실리카, 석영 등을 충전재로 첨가하기도 한다.

합성고무는 천연고무의 대체물로서 개발되었으며, 뷰틸 고무, 스타이렌 - 뷰타다이엔 고무(SBR) 등이 있다. 실리콘 고무는 의학적 목적을 위해 개발된 몇 안 되는 폴리머 중 하나이다. 기본적인 폴리머는 실리콘과 염화메틸을 반응시켜 만든다.

(6) 고강도 열가소성 폴리머

최근 들어 경금속의 성질과 유사한 새로운 폴리머물질들이 개발되어 왔다. 이러한 폴리머들은 강화된 연쇄고리로 인하여 뛰어난 기계적, 열적, 화학적 성질을 가지고 있다. 폴리아세탈(polyacetal)과 폴리설폰(polysulfone)이 생체재료로서의 적용이 시도되어 왔으며, 폴리카보네이트(polycarbonate)는 최근 들어 심장/폐 보조기구에 사용되고 있다. Derlin으로 알려진 폴리폼알데하이드(polyformaldehyde)는 합리적인 분자량(＞20,000 g/mol)과 뛰어난 기계적 성질, 탁월한 화학적 저항성으로 인해 최근 고관절 대체용 재료로 시험되고 있다.

(7) 폴리머의 열화

폴리머는 화학적, 열적, 물리적 요인들에 의해 열화한다. 이러한 요인들이 복합적으로 작용하면 열화를 가속시키기도 하고 지연시키기도 하는데, 이러한 열화는 폴리머의 줄기, 가지, 교차 링크들 모두에 영향을 미친다.

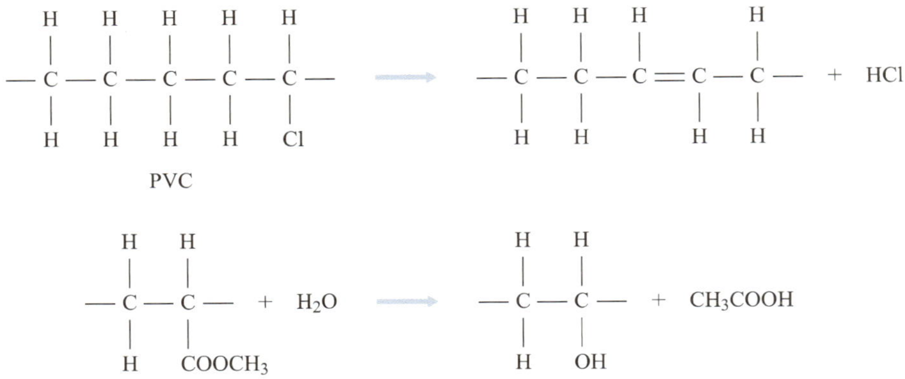

PVC

폴리비닐 아세테이트 폴리비닐 알코올(수용성)

그림 6-6 폴리머의 열화

① **화학적 효과**

선형 폴리머가 열화과정을 겪고 있으면, 줄기는 대개 랜덤하게 잘린다. 간혹 반중합(depolymerization)이 일어나기도 하는데, 이는 부가중합 사슬의 불균형한 절단의 역과정에 해당한다. 저밀도 폴리에틸렌과 같은 선형 폴리머의 교차링크는 열화로 나타나지만, 폴리아이소프렌 고무의 경우 산소 혹은 오존 공격에 의한 교차링크의 파괴는 고무가 취성이 되는 결과로 나타난다. PVC나 폴리비닐아세테이트의 경우처럼 결합의 변경은 바람직하지 않게 된다.

② **소독 효과**

소독과 연관하여 열적 효과는 폴리머 열화에 큰 영향을 미친다. 건조열을 이용한 소독과정에서 온도는 160~190℃ 사이인데, 이 온도는 폴리에틸렌, PMMA와 같은 많은 선형 폴리머들의 녹는 온도와 연화 온도 위이다. 폴리아마이드의 경우 건조 소독 온도가 녹는 온도 아래지만 산화가 일어날 수 있다. 안전한 건조열 소독이 가능한 유일한 폴리머는 PTFE와 실리콘 고무 밖에는 없다. 스팀 소독은 비교적 낮은 온도(120~135℃)에서 높은 스팀 압력 하에서 이루어진다. 이 경우에도 수증기에 의해 손상을 받는 폴리머의 경우에는 이 방법이 사용될 수 없는데, PVC, 폴리아세탈, 폴리에틸렌(저밀도), 폴리아마이드가 이 범주에 속한다.

에틸렌이나 프로필렌 산화가스와 같은 화학약품에 의한 소독도 사용되는데, 이는 저온에서의 소독이 가능하기 때문이다. 화학약품은 실온에서 일어날 때도 폴리머의 열화가 일어날 수 있으나, 노출시간이 상대적으로 짧기 때문에 대부분의 폴리머 생체재료는 이 방법으로 소독하게 된다. 코발트 동위원소를 이용한 방사선 소독 또한 폴리머를 열화시킬 수 있는데, 폴리에틸렌 같은 경우에는 높은 용량에서는 취성재료가 되게 된다.

③ 기계화학적 효과

반복적 혹은 지속적으로 가해지는 부하는 폴리머를 열화시키게 되는데, 기계적 반응과 화학적 반응을 동시에 받을 경우 열화효과는 가속되게 된다. 따라서, 만약 폴리머가 물이나 염화용액 안에 보관되게 되면, 그 강도는 약화되게 된다.

④ 생체내의 환경효과

체내에 이식된 재료가 빛, 자외선, 산소, 오존 또는 온도 변화에 직접적으로 노출되지 않더라도, 체내의 열악한 환경은 생체재료에 매우 가혹하다. 이러한 열화의 원인으로 추정되는 것은 이온의 공격(특히 OH^-)과 용존산소이다. 만약 체외에서 생리용액에 열화를 보이는

표 6-6 생체재료에 사용되는 폴리머들

폴리머	사용처
Polyurethane(PEU)	카테터(catheter), 심장박동 조절기
Polytetrafluoroethylene(PTFE)	심장밸브, 인공혈관, 봉합사, 카테터, 안면이식용 재료(facial prosthesis)
Polyethylene(PE)	고관절, 카테터
Polysulfone(PSu)	심장밸브
Polyethylene terephthalate(PET)	인공혈관, 봉합사
Polymethyl methacrylate(PMMA)	골절고정용 재료, 렌즈, 치과용 재료
Poly 2-hydroxyethyl methacrylate(PHEMA)	콘택트렌즈, 카테터
Polyacrylonitrile(PAN)	투석용 멤브레인
Polyamides	투석용 멤브레인, 봉합사
Polypropylene(PP)	혈장 분리용 멤브레인, 봉합사
Polyvinyl chloride(PVC)	혈장 분리용 멤브레인, 혈액 백
Polyethylene-co-vinyl acetate(EVAc)	Drug-delivery devices
Polystyrene(PS)	조직 배양용 플라스크
Polyvinylpyrrolidone(PVP)	혈액 대체물
Polydimethylsiloxane, silicone elastomers(PDMS)	가슴, 고환 보형물, 카테터, drug-delivery device, 심장밸브

폴리머라면 체내에서도 동일한 결과를 보일 것으로 예측할 수 있다. 폴리아마이드, PVA와 같은 대부분의 수용성 폴리머들은 체액에 반응하고, 급격한 열화현상을 겪는다. 반면 PTFE나 폴리프로필렌과 같은 수용성 폴리머들은 체내에서의 열화현상이 적은 경향이 있다. 열화현상은 생체조직의 반응을 유발하는데, 체내에서의 열화는 재료의 물성치를 변동시키게 된다. 예를 들어 폴리올레핀은 체내에 이식될 경우 유연성을 잃어버리고 경화되게 된다. 또, 폴리아마이드의 비정질 영역은 가소제로 작용하는 물 분자에 의해 공격을 받게 되고, 이로 인해 폴리아마이드는 더욱 유연해지게 된다.

3. 세라믹재료

생체용 세라믹재료는 바이오세라믹스(bioceramics)라로 불리며, 대부분은 골 결손부의 충진 즉, 인공뼈와 인공관절의 접촉부에 사용되며, 그 이외에도 뼈 조직과 직접 접촉하는 금속 부부의 코팅이나 인공치아, 치과용 시멘트 등에 사용된다. 세라믹재료는 치과분야에서 널리 사용되어 왔지만, 이식분야에서의 사용은 최근 들어 사용되기 시작했다. 다른 생체재료 대비 세라믹의 가장 중요한 장점은 낮은 화학적 반응에 기인한 "불활성"이나 "생체적합성"이다. 어떤 세라믹은 경조직과 직접적으로 결합되거나, 흡수되는 용도로 사용된다. 이식용 재료로서의 탄소는 심장 밸브와 같이 혈액과 직접 접촉하는 용도에 사용되기도 하며, 뛰어난 비강도로 파이버 형태로 복합 생체재료의 보강재로 사용되기도 한다.

4. 생체 흡수성 재료

생체 흡수성 재료는 역학적 특성, 항원성, 공급 안정성 등의 문제로 지금까지 많이 이용되지 않았다. 흡수성 재료는 의약품과 동일하게 그 역할을 다하면 소멸되어 이물로 체내에 남지 않는 장점이 있어, 최근 들어 그 연구가 활발하게 이루어지고 있다. 수술용 복합사나 스테이플러, 지혈제, 접착제 등이 대표적인 생체 흡수성 재료이며, 최근에는 골절부의 고정이나 턱뼈 재건 등에 생체 흡수성 재료를 사용하기 위한 노력이 계속되고 있다. 또, 약품용 캡슐과 같은 재료도 가장 흔하게 볼 수 있는 생체 흡수용 재료라고 할 수 있다.

참고문헌

김장환, 박윤서, 송준찬, 신헌석, 장영재, 의지 보조기학, 탑 메디오피아, 2006.

남정환 외, 쉽게 풀이한 재료역학, 미전사이언스, 2002.

신홍철 외 역, Jiro Kawamura 저, 보장구의지학, 고문사, 2004.

이종철, 신발재료학, 도서출판 글로벌, 2003.

정기현, 플라스틱 이론과 실제, 보진재, 1990.

홍석주, 한길영, 박영소 공저, 최신 기계재료학, 보문당, 2002.

한광동, 피혁공업화학, 선진문화사, 1999.

김원주, 피혁과 환경, 어드북스, 2006.

Daniel Rosenthal, Robert M. Asimov, Introduction to Properties of Materials, 2nd Ed., Van Nostrand Reinhold, 1971.

Joon Bu Park, Biomaterials Science and Engineering, Plenum Press, 1984.

Keyser, Materials Science in Engineering, 3rd Ed., A Bell & Howell Company, 1980.

Kenneth G. Budinski, Engineering Materials, Prentice-Hall, 1996.

Mohinder L, Nayyar, Pipe Handbook, 7th Ed., McGraw-Hill, 2000.

Rickard Branemark 외, "Osseointegration in skeletal reconstruction and rehabilitation : A review", Journal of Rehabilitation Research and Development Vol.38, No.2, pp.175-181, 2001.

S. A. Berger, W. Goldsmith, E.R.Lewis, Introduction to Bioengineering, Oxford University Press, 1996.

Serope Kalpakjian, Steven R. Schmid, Manufacturing Processes for Engineering Materials in SI Units, 5th Ed., Prentice Hall, 2008.

Stephan M. Pribut, "Materials : Leather as an Orthotic Material", Biomechanics, Vol. 4, No. 4, pp.4-61, 1997.

Thomas R. Lunsford, Strength of Materials in Orthotic and Prosthetic Design, AAOP, 1996.

W. J. Patton,, Materials in Industry, 3rd Edition, Prentice-Hall, 1986.

W. Mark Saltzman, Biomedical Engineering, Cambridge University Press, 2009.

William Clover Jr., Lower Extremity Thermoplastics : An Overview, Journal of American Academy of Orthotics & Prosthetists,, Vol. 3, No.1, pp.9-13, 1990.

William D. Callister, Jr. Materials Science and Engineering an Introduction(7th Ed.), John Wiley & Sons, Inc., 2007.

William F. Smith, Principles of Materials Science and Engineering, McGraw-Hill, 1986.

William A. Cordon, Properties, Evaluation, and Control of Engineering Materials, 1979.

찾아보기

ㅎ

영문

· 조문선 국립한국복지대학교 의료보장구학과

· 양성환 국립한국복지대학교 의료보장구학과

· 손병창 나사렛대학교 재활공학과

· 장인수 순천제일대학교 의료재활과학과

· 이진복 한서대학교 재활과학기술학과

· 오유성 충북보건과학대학교 의료보장구과

의지 보조기 재료학 정가 18,000원

인 쇄 2013년 9월 1일 초판 1쇄
발 행 2013년 9월 10일 초판 1쇄
저 자 조문선·양성환·손병창·장인수·이진복·오유성
발행인 정우용
발행처 도서출판 동화기술
경기도 파주시 문발동 파주출판도시 500-13(광인사길 201)
Tel (031)955-4211~6 donghwae@kornet.net
Fax (031)955-4217 www.donghwapub.co.kr
(등록) 1977년 12월 19일/9-16호

Printed in Korea
ISBN 978-89-425-1803-6